国家卫生健康委员会"十三五"规划教材

高等卫生职业教育应用技能型规划教材

供护理、助产专业用

急危重症护理

第 2 版

主　审　蔡志刚

主　编　狄树亭　万紫旭

人民卫生出版社

·北　京·

图书在版编目（CIP）数据

急危重症护理 / 狄树亭，万紫旭主编 . —2 版 . —
北京：人民卫生出版社，2020.8（2024.12 重印）
ISBN 978–7–117–30214–2

Ⅰ.①急… Ⅱ.①狄…②万… Ⅲ.①急性病 — 护理
学 — 教材②险症 — 护理学 — 教材 Ⅳ.①R472.2

中国版本图书馆 CIP 数据核字（2020）第 126828 号

人卫智网	www.ipmph.com	医学教育、学术、考试、健康，购书智慧智能综合服务平台
人卫官网	www.pmph.com	人卫官方资讯发布平台

急危重症护理
Jiweizhongzheng Huli
第 2 版

主　　编　狄树亭　万紫旭
出版发行：人民卫生出版社（中继线 010-59780011）
地　　址：北京市朝阳区潘家园南里 19 号
邮　　编：100021
E - mail：pmph @ pmph.com
购书热线：010-59787592　010-59787584　010-65264830
印　　刷：人卫印务（北京）有限公司
经　　销：新华书店
开　　本：850×1168　1/16　印张：12
字　　数：314 千字
版　　次：2016 年 7 月第 1 版　　2020 年 8 月第 2 版
印　　次：2024 年 12 月第 10 次印刷
标准书号：ISBN 978-7-117-30214-2
定　　价：37.00 元

打击盗版举报电话：010-59787491　E-mail：WQ @ pmph.com
质量问题联系电话：010-59787234　E-mail：zhiliang @ pmph.com

编者名单

主　审　蔡志刚

主　编　狄树亭　万紫旭

副主编　张　瑜　乔　萍　张　孟　周夕坪

编　者　(以姓氏笔画为序)

万紫旭 (承德护理职业学院)

王　鑫 (黑龙江护理高等专科学校)

王英敏 (邢台医学高等专科学校)

乔　萍 (沧州医学高等专科学校)

向　阳 (安康职业技术学院)

刘春梅 (重庆三峡医药高等专科学校)

巫章华 (赣南卫生健康职业学院)

杨　林 (大庆医学高等专科学校)

李凤娇 (呼伦贝尔职业技术学院)

邱福翠 (通辽职业学院)

狄树亭 (邢台医学高等专科学校)

张　孟 (合肥职业技术学院)

张　瑜 (甘肃卫生职业学院)

武晓升 (皖北卫生职业学院)

周夕坪 (四川中医药高等专科学校)

徐　智 (萍乡卫生职业学院)

舒芳芳 (安徽卫生健康职业学院)

戴友军 (重庆三峡医药高等专科学校)

数字内容编者名单

主　审　蔡志刚

主　编　狄树亭　万紫旭

副主编　张　瑜　乔　萍　张　孟　周夕坪

编　者　（以姓氏笔画为序）

万紫旭（承德护理职业学院）

王　鑫（黑龙江护理高等专科学校）

王英敏（邢台医学高等专科学校）

乔　萍（沧州医学高等专科学校）

向　阳（安康职业技术学院）

刘春梅（重庆三峡医药高等专科学校）

巫章华（赣南卫生健康职业学院）

杨　林（大庆医学高等专科学校）

李凤娇（呼伦贝尔职业技术学院）

邱福翠（通辽职业学院）

狄树亭（邢台医学高等专科学校）

张　孟（合肥职业技术学院）

张　瑜（甘肃卫生职业学院）

武晓升（皖北卫生职业学院）

周夕坪（四川中医药高等专科学校）

徐　智（萍乡卫生职业学院）

舒芳芳（安徽卫生健康职业学院）

戴方军（重庆三峡医药高等专科学校）

修订说明

2017年国务院办公厅印发《关于深化医教协同进一步推进医学教育改革与发展的意见》(以下简称《意见》),对医学教育的改革与发展提出了新要求,也为卫生职业教育改革指明了方向。为进一步落实《意见》精神,2018年,在新一届高等卫生职业教育应用技能型规划教材评审委员会全程指导和参与下,人民卫生出版社启动了第二轮高等卫生职业教育应用技能型规划教材修订工作。

2019年1月,国务院印发了《国家职业教育改革实施方案》(以下简称《实施方案》),指出:"建设一大批校企'双元'合作开发的国家规划教材,倡导使用新型活页式、工作手册式教材并配套开发信息化资源","专业教材随信息技术发展和产业升级情况及时动态更新",为教材体系建设与改革进一步指明了科学方向。

新一轮应用技能型规划教材修订紧密对接新时代健康中国高质量卫生人才培养需求,依据最新版《高等职业学校护理专业教学标准》,坚持立德树人,继续着力体现"以服务为宗旨,以就业为导向,以能力为本位"的人才培养模式,强调应用技能型人才成长规律,在教材编写和资源建设两个方面全面推进。尤其是教学资源,以原有成果为基础,突出新思路、新技术、新形式,体现新内涵、新资源、新变化。本轮修订基本原则:

1. 适应人才培养需求 教材修订按照《实施方案》中"从2019年开始,在职业院校、应用型本科高校启动'学历证书+若干职业技能等级证书'制度试点(以下称1+X证书制度试点)工作"的要求,着重夯实"1"所代表的卫生职业院校教育教学基本要求,同时兼顾"X"所代表的卫生与健康行业需求及职业能力体现。尝试卫生职业教育与卫生行业能力需求同向同行,适应卫生职业教育人才培养需求,贯彻"思维与技能并重,医学与人文融通,学习与服务互动"的卫生职业教育改革理念,将医德养成、医学人文教育融入专业教育。

2. 服务专业发展 突出新时代育人导向,体现"敬佑生命、救死扶伤、甘于奉献、大爱无疆"的卫生与健康工作者精神。强化护理、助产专业特色,重视整体护理观,贯穿"以人的健康为中心"的优质护理理念,应用护理程序工作方法,提高学生的整体职业素养。

3. 强化"医教协同、产教融合" 校企"双元"编写,临床一线专家参与教材编写。注重学生临床思维能力训练,注重与职业岗位需求对接,将临床实践融入教材与教学资源。

4. 继续"融合"创新 融合需求、融合情感、融合标准、融合准入、融合资源,在封面设置开放式二维码——"主编说"。通过AR、视频、动画等形式,进一步增强纸数资源的适用性与协同性,打造具有新时代内涵的高等卫生职业教育融合教材。

第二轮高等卫生职业教育应用技能型规划教材共48种,将于2020年3月前陆续出版,供各卫生职业院校选用。

教材目录

序号	申报教材	专业	主编	
1	人体解剖学与组织胚胎学（第2版）	供护理、助产、临床医学等相关专业用	任 晖	乔跃兵
2	正常人体结构（第2版）	供护理、助产专业用	夏广军	陈地龙
3	正常人体功能（第2版）	供护理、助产专业用	彭 波	杨宏静
4	生物化学（第2版）	供护理、助产、临床医学等相关专业用	张又良	刘 军
5	生理学（第2版）	供护理、助产、临床医学等相关专业用	杨桂染	周晓隆
6	病原生物与免疫学（第2版）	供护理、助产、临床医学等相关专业用	曹德明	吴秀珍
7	病理学与病理生理学（第2版）	供护理、助产、临床医学等相关专业用	张军荣	李 夏
8	疾病学基础	供护理、助产等相关专业用	夏广军	吴义春
9	药理学（第2版）	供临床医学、护理、助产等相关专业用	孙宏丽	田卫东
10	护理药理学（第2版）	供护理、助产专业用	黄 刚	刘 丹
11	健康评估（第2版）	供护理、助产专业用	杨 颖	高井全
12	护理学基础（第2版）	供护理、助产专业用	程玉莲	赵国琴
13	护理学导论（第2版）	供护理、助产专业用	张琳琳	王慧玲
14	基础护理技术（第2版）	供护理、助产专业用	周春美	陈焕芬
15	内科护理（第2版）	供护理、助产专业用	马秀芬	王 婧
16	外科护理（第2版）	供护理、助产专业用	郭书芹	王叙德
17	妇产科护理（第2版）	供护理、助产专业用	李淑文	王丽君
18	儿科护理（第2版）	供护理、助产专业用	张玉兰	卢敏芳
19	母婴护理	供护理、助产专业用	单伟颖	蒋 莉
20	儿童护理	供护理、助产专业用	罗玉琳	熊杰平
21	成人护理（上册）	供护理、助产专业用	黄永平	王荣俊
22	成人护理（下册）	供护理、助产专业用	王荣俊	周俊杰

序号	申报教材	专业	主编
23	老年护理（第2版）	供护理、助产专业用	刘梦婕
24	急危重症护理（第2版）	供护理、助产专业用	狄树亭　万紫旭
25	眼耳鼻咽喉口腔科护理（第2版）	供护理、助产专业用	桂　平　张爱芳
26	中医护理（第2版）	供护理、助产专业用	屈玉明　才晓茹
27	精神科护理（第2版）	供护理、助产专业用	高健群　马文华
28	社区护理（第2版）	供护理、助产专业用	姜新峰　王秀清
29	营养与膳食（第2版）	供护理、助产专业用	林　杰　唐晓武
30	传染病护理（第2版）	供护理、助产专业用	孙美兰
31	遗传与优生	供助产专业用	王洪波　王敬红
32	助产学	供助产专业用	郭艳春　王玉蓉
33	妇科护理	供助产专业用	杨淑臻　郭雅静
34	母婴保健	供助产专业用	王黎英
35	护理管理（第2版）	供护理、助产专业用	周更苏　周建军
36	护理礼仪与美学（第2版）	供护理、助产专业用	袁慧玲　蔡季秋
37	护理心理学基础（第2版）	供护理、助产专业用	孙　萍　崔秀娟
38	护理伦理学基础（第2版）	供护理、助产专业用	杨金奎　杨云山
39	护理技能综合实训（第2版）	供护理、助产专业用	卢玉彬　臧谋红
40	医护英语	供高等卫生职业教育各专业用	秦博文　刘清泉
41	医用化学（第2版）	供高等卫生职业教育各专业用	段卫东　陈　霞
42	医学生应用文写作（第2版）	供高等卫生职业教育各专业用	冉隆平　舒　洁
43	计算机应用基础（第2版）	供高等卫生职业教育各专业用	敬国东　王　博
44	卫生法律法规（第2版）	供高等卫生职业教育各专业用	苏碧芳　陈兰云
45	体育与健康（第2版）	供高等卫生职业教育各专业用	李连芝　郭章杰
46	大学生心理健康（第2版）	供高等卫生职业教育各专业用	王江红
47	人际沟通（第2版）	供护理、助产专业用	韩景新
48	职业生涯规划与就业指导（第2版）	供高等卫生职业教育各专业用	周武兵　施向阳

第二届高等卫生职业教育应用技能型规划教材评审委员会

前　言

急危重症护理是研究急危重症病人抢救、护理和科学管理的一门综合性应用学科。在面对急危重症病人时，护士不仅需要熟悉各种急危重症护理的基础知识、临床专业知识，还要能够熟练运用急危重症护理的各项操作技能。只有这样，才能在紧急情况下，准确判断、快速反应，对病人实施及时有效的救治与护理。根据急危重症护理临床工作特点，我们在第 1 版《急危重症护理》的基础上进行了必要的更新和修订。本版教材在继续保持原有编写风格的同时，在纸质书中更新并增加了国内外急危重症护理的新理念、新进展，保证了教材的先进性；在数字内容中丰富了视频、动画、图片等素材，使知识、技能的表现更加直观和生动。

本教材的编写力求打造突出技能、对接岗位、考学衔接、纸媒与数字内容互补的立体化教材，从而更加便于学生自主学习，满足学生为主体、教师为指导的教学需要。

本教材共 10 章，内容包括概述、院前救护、急诊科管理及护理、重症监护病房管理及护理、心搏骤停与心肺脑复苏、突发灾难救护、急性中毒的救护、环境及理化因素损伤的救护、重要器官功能障碍的救护、常用救护技术。实训指导包含 14 个常用实训项目，附录列举 10 个临床常见急症的抢救流程。教材旨在注重培养学生的实践能力、团队协作能力、评判性思维能力，充分体现"工学结合"特色，培养具有良好职业道德、职业素养、专业知识和执业能力的高素质技能型人才。

本教材主要供全国高等卫生职业教育护理、社区护理、老年护理、助产、涉外护理等专业学生使用，也可供在职护理工作者参考。本教材在编写过程中，得到各参编单位领导和行业专家的大力支持和帮助，在此深表谢意！由于时间仓促，编者水平有限，难免存在疏漏和不当之处，敬请广大读者指正。

教学大纲
（参考）

狄树亭　万紫旭

2020 年 6 月

目　录

实训指导 ·· 152

附录　临床常见急症的抢救流程 ······························· 167

中英文名词对照索引 ·· 176

参考文献 ··· 178

第一章 概　　述

0101

扫一扫，
自学汇

 学习目标

1. 掌握急救医疗服务体系的组成。
2. 熟悉急危重症护理的研究范畴；急危重症护理人员的素质要求。
3. 了解急危重症护理的起源与发展；急救医疗服务体系的管理。
4. 具有强烈的责任感和使命感，以及救死扶伤的职业奉献精神。

急危重症护理是研究各类急危重症病人的抢救、护理和科学管理的一门综合性应用学科。遵循"生命第一，时效为先"的急救护理理念，它是以挽救患者生命、提高抢救成功率、降低伤残率以及提高生命质量为目的。在广大医护人员的共同努力下，急危重症护理专业发展日趋完善，并在社会医疗中发挥越来越重要的作用。

一、急危重症护理的起源与发展

现代急危重症护理的起源可追溯到 1854—1856 年克里米亚战争时期，英国前线战伤士兵死亡率高达 42% 以上，南丁格尔率领 38 名护士前往前线进行战地救护，仅约半年时间伤病员死亡率从42% 就下降到 2%，这充分说明急危重症护理工作在抢救危重伤病员中的重要作用。

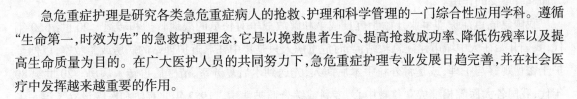 **知识链接**

南丁格尔简介

南丁格尔于 1820 年 5 月 12 日出生在意大利的佛罗伦萨城，毕业于剑桥大学。在 19 世纪50 年代的克里米亚战争时期，她自愿率领 38 名护士抵达英国开展战地救护，仅约半年时间伤病员死亡率从 42% 下降到 2%，被推崇为"民族英雄"。1860 年，她创建了世界上第一所正规的护士学校。1901 年，她因操劳过度双目失明。1907 年，她被英王授予南丁格尔功绩勋章，后来还发起组织国际红十字会。1908 年 3 月 16 日南丁格尔被授予伦敦城自由奖。1910 年 8 月 13日，南丁格尔在睡眠中溘然长逝，享年 90 岁，终身未嫁。1912 年，国际护士理事会倡议世界各国医院和护士学校在每年 5 月 12 日南丁格尔诞辰日举行纪念活动，并将南丁格尔的生日 5 月12 日定为国际护士节，以此缅怀和纪念这位伟大的女性。

随着急诊和危重病医学实践日益发展,出现了危重症护理的雏形。1923 年,美国约翰霍普金斯医院建立了神经外科术后病房。1927 年,芝加哥建立了第一个早产婴儿监护中心。第二次世界大战期间,建立了休克病房。20 世纪 50 年代初期,北欧发生了脊髓灰质炎大流行,许多病人伴有呼吸肌麻痹,不能自主呼吸进而出现呼吸衰竭,而将这些危重病人集中起来,辅以"铁肺"治疗,配合相应的特殊护理技术,在当时挽救了很多人的生命,这就是世界上最早的用于监护呼吸衰竭病人的"监护病房"。20 世纪 60 年代,随着人工呼吸机、心电监护仪、电除颤器、血液透析机等现代监护和急救设备广泛应用于临床,急危重症护理进入了有抢救设备配合的新阶段。20 世纪 60 年代后期,现代抢救监护设备的集中使用,促进了重症监护病房(intensive care unit,ICU)的建立。20 世纪 70 年代中期,在国际红十字会参与下,原联邦德国召开了医学会议,提出了急救事业国际化、国际互助和标准化的方针,要求急救车装备必要的仪器,国际间统一紧急呼救电话号码及交流急救经验等。20 世纪 80 年代初期,美国医学专业委员会确立在麻醉、内科、外科和儿科中设立危重症医学专业。此后,在国际医护人员的共同努力下,急危重症护理在国际上迅猛发展,并在社会医疗中发挥越来越重要的作用。

急危重症护理起源于 19 世纪中期,在近 30 年作为一门独立的学科得到迅猛发展。1970 年美国危重病医学会成立;1972 年美国医学会正式承认急诊医学为一门独立的学科;1979 年国际上正式承认急诊医学为医学科学中的第 23 个专业学科;1983 年危重病医学成为美国医学界一门最新的学科。到 20 世纪 90 年代,急救医疗服务体系迅猛发展,研究拓展至院前急救、院内急诊、危重病救治、灾害医学等多项内容,美国急诊护士学会、危重病护士学会相继成立,在培训急诊护士、危重症护士方面起着重要的作用。

我国急危重症护理事业开始于抗日战争和解放战争对伤员的战地救护和转运。20 世纪 50 年代,我国开始在大中城市建立急救站,当时危重病人只是集中在靠近护理站的病房或急救室,以便于护士密切观察与护理,或是将外科手术后病人,先送到术后复苏室,清醒后再转入病房。20 世纪 80 年代,我国各大医院相继成立急救中心、专科或综合监护病房。1982 年北京协和医院设立了第一张 ICU 病床,1984 年正式成立了作为独立专科的综合性 ICU。

我国急危重症医学及护理学成为独立学科与国外相比较晚。1983 年卫生部和教育部正式承认急诊医学为独立学科。1985 年,国家学位评定委员会正式批准设置急诊医学研究生点。此后中华医学会急诊医学、重症医学及灾难医学分会相继成立,中华护理学会也分别成立了急诊护理和危重症护理专业委员会。1988 年,第二军医大学开设了国内第一门急救护理学课程。此后,国家教育部将急救护理学确定为护理专业的必修课程,中华护理学会及护理教育中心设立了多个培训基地,培训了大量急危重症护士。急危重症护理理念着眼于人的整体护理包括生理、病理、心理、社会和精神要求,急危重症护理工作由医院延伸到现场乃至社会,向前迈进一大步。全国各城市普遍设立了"120"急救专线电话,部分地区试行医疗急救电话"120"、公安报警电话"110"、火警电话"119"以及交通事故报警电话"122"等系统联动机制,全国急救医疗网络在不断完善。20 世纪 90 年代以来,随着我国经济实力的不断增强,社会对急危重症救护的认识不断提高,各种新的抢救技术、监测技术层出不穷,急救医疗服务体系逐步建立、健全,我国的急危重症护理工作得到日臻完善和发展。

国际急救标志——生命之星
(拓展阅读)

二、急危重症护理的研究范畴

急危重症护理随着急诊医学的发展,其内涵也在不断延伸。狭义上讲,急危重症护理的范畴仅包括院前急救、急诊科

考点提示:急危重症护理的研究范畴

救护和重症监护。广义上讲,现代急危重症护理包括以下研究范畴:

(一) 院前急救

院前急救是指急、危、重症伤病员到达医院之前这段时间的救护。主要包括呼救、现场救护、转运与途中监护。

(二) 急诊科救护

急诊科救护是指医院急诊科医护人员对来院的急危重症病人紧急诊治、抢救、监护、留院观察等。经急诊科处理后,部分病人离院,部分病人治愈出院,部分病人住院继续治疗,而危重症病人需收入重症监护病房进一步救治。

(三) 重症监护病房救护

重症监护病房救护是指专门受过培训的医护人员在备有先进救护设备的重症监护病房,对危重症病人进行全面监护及治疗。

(四) 灾难救护

灾难救护是指对自然灾难(如地震、洪水、台风、雪崩、泥石流等)和人为灾难(战争、交通事故、放射性污染、化学中毒等)所造成的人员伤害迅速有效地进行救治。

> 🎗 考点提示:常见的自然灾难和人为灾难

(五) 急危重症护理教学、管理和科研

包括急危重症护理人员的技术业务培训、急危重症护理工作的管理、急危重症护理的科学研究和情报交流等。

三、急救医疗服务体系的组成与管理

(一) 急救医疗服务体系的组成

急救医疗服务体系(emergency medical service system,EMSS)是集院前急救、院内急诊科救护、重症监护病房救护和各专科的"生命绿色通道"为一体的急救网络,即院前急救负责现场急救和途中救护、急诊科和重症监护病房负责院内救护,适合平时的急危重症救护、大型灾害救

> 🎗 考点提示:急救医疗服务体系的组成

护以及意外事故救护。急救医疗服务体系强调急诊的即刻性、连续性、层次性和系统性,完善的急救医疗服务体系能确保为急危重症病人在现场提供快速而有效的救治,并将病人安全地运送到医院,在院内得到进一步有效的救治。

(二) 急救医疗服务体系的管理

随着我国经济实力的不断增强和急诊医学的不断发展,我国急救医疗服务体系也得到不断完善和提高。

1. 建立完善的通信指挥系统　建立、健全完善的通信网络是提高急救应急能力的基础,对重要单位、重点部门和医疗机构设立专线电话,以确保在紧急呼救时通信畅通,提高反应时效。

2. 配备足够的必要救护设备的急救运输工具　急救运输工具不仅是运送伤病员的载体,还要为现场救护、途中转运及抢救复苏提供必要的监护、抢救设备,可实施氧气吸入、简易呼吸器辅助通气、静脉输液、气管插管、心电监护、血氧饱和度监护、血压监护、电击除颤、外伤及骨折处理等。

3. 配备足够数量的急救专业救护人员　建立院前救护人员准入制度,保证院前救护人员都经过专业培训并具备相应的救护水平。建立急救专业救护人员培训和考核制度,促进急救专业救护人员的业务水平不断提高。

4. **大力普及社会急救技术** 政府和社会各级各类医疗卫生机构应广泛宣传培训,普及初级急救技术,如伤口止血包扎、骨折现场固定、徒手心肺复苏等。意外灾害发生的第一时间,现场人员能够自救和互救。

5. **组建合理的急救网络** 卫生行政部门根据实际情况,在县以上地区应组建本地区急救站、医院急诊科(室)、社区卫生服务中心等相结合的急救网络。在省(自治区、直辖市)应建立急救中心,掌握急救信息,承担院外救护、院内救护、培训和科研等工作。通过建立统一管理机构,优化急救网络,合理利用急救资源,促进急救医疗服务体系更加完善。

四、急危重症护理人员的素质要求

扫一扫,
看总结

扫一扫,
测一测

1. **具备较强的应急能力** 急危重症护理工作应急性较强,不能计划和预测。因此要求急危重症护理人员思维敏捷,应变力强,观察病情有预见性,能迅速做出判断和处理。

2. **具备熟练的急救技能** 时间就是生命,必须熟练掌握各种抢救、监护技能,如氧气吸入、静脉穿刺、心肺复苏、外伤止血包扎、骨折现场固定等抢救技能,以及输液泵、注射泵、心电图机、多功能监护仪、电除颤器、呼吸机等仪器设备的应用。

3. **具备全科护理专业素质** 急诊救护病人可涉及内、外、妇、儿等多学科,要求急危重症护士必须具备全科护理知识和技能,具备良好的专业素质。

4. **具备良好的职业道德** 急危重症护士要自觉运用护理伦理来规范自己的言行,牢固树立"时间就是生命"的观念,具备救死扶伤的职业奉献精神。时刻为病人着想,急病人所急,全力以赴为病人解除病痛,抢救病人生命。

5. **具备可持续发展的能力** 急救护士在工作过程中,要不断学习和掌握急危重症护理领域的新进展,要不断总结经验、进行科研与创新,不断提高自己的专业水平,以便更好地为病人服务。

(狄树亭)

第二章 院前救护

 学习目标

1. 掌握院前救护的现场评估、救护措施和院前救护原则。
2. 熟悉院前救护的任务和紧急呼救方法。
3. 了解院前救护重要性和特点。
4. 学会对伤病员在院前进行现场救护和呼救以及安全转运伤病员。
5. 具有急救意识、应变能力和良好的沟通协调能力。

院前救护是急诊医疗服务体系的首要环节。院前救护(prehospital emergency care),也称院外急救(outhospital emergency care)是指对各种危及生命的急症、创伤、中毒、灾害事故中的伤病者在进入医院前所进行的救护。广义讲是指伤病员进入医院前,由救护人员或第一目击者对其进行急救,以维持基本生命体征、减轻痛苦的医疗活动和行为的总称;狭义讲是指专门从事急救的医护人员为急危重症病人提供现场急救、分诊、分流、转运和途中监护服务的医疗活动。及时有效的院前救护,对于维持病人生命、减轻病人痛苦、提高抢救成功率,防止再损伤,降低伤残率,都有重要临床意义。

第一节 概 述

一、院前救护的重要性

1. **从医疗角度看** 院前救护是整个急救医疗服务体系的一个重要组成部分,被视为急救医疗服务体系的首要环节,及时有效的现场救护,快速、安全地转送伤病员,可以赢得抢救时机,达到最佳医治效果。

2. **从社会救灾角度看** 院前救护涉及社会各方面,是整个城市和地区应急管理部门的重要组成部分,与红十字会、消防、公安等多部门联动及时、有效地开展院前救护,可以为挽救更多伤者的生命赢得宝贵的时间,为后续院内救护打下良好基础。

因此,加强院前救护工作建设,是做好急诊医疗服务关键的第一步,对提高伤病员抢救成功率,降低伤残率和死亡率是至关重要的。

二、院前救护的特点

1. 随机性　伤病员何时呼救,重大事故或灾难何时发生、考点提示:院前救护的特点在何地发生均不可预知。尤其是突发公共安全事件,伤员人数多,现场环境混乱,易造成次生灾害。院前救护医护人员要保持戒备状态,随时准备展开专业救援。对民众普及现场救护的知识和技能,一旦出现突发事件,能及时进行自救和互救。

2. 紧迫性　救治对象多是急危重症,如不及时救治,短时间内可能导致死亡。院前救护要牢固树立"时间就是生命"的观念,不能拖延一分一秒,做到一有呼救必须立即出车,一到现场必须迅速抢救。紧迫性还表现在伤病员及其亲属心理上的焦虑和恐惧,要求我们在做好心理疏导同时迅速将伤病员送往医院进行紧急抢救。

3. 艰难性　院前救护人员不足,设备仪器受限,环境恶劣,伤病员病史不详,车辆运送途中的颠簸、噪声等常影响院前救护工作。

4. 复杂性　伤病员病种多、病情复杂,院前救护人员必须具备扎实的急救知识、熟练的急救技能,针对不同病情迅速进行合理的紧急救护。

5. 多样性　呼救病人的疾病种类多样,涉及临床各科且未经筛选;灾难事故发生时,伤员多,受伤程度轻重不一。因此,要求救护人员需要在尽可能短的时间做好伤病员病种的初步筛选、诊断和处理工作。

6. 灵活性　急危重症发生时,在现场缺医少药的情况下,就地取材,机动灵活地在伤病员周围寻找代用品,挽救垂危生命,等待救援到达。

我国院前急救
主要模式
(拓展阅读)

三、院前救护的任务

院前救护是社会保障的重要组成部分,是基本医疗服务和公共卫生服务的提供者,其主要的工作任务:

1. 提供日常情况下院外呼救伤病员的院前急救服务。

2. 承担突发公共卫生事件或灾害性事故发生时的医疗救护任务。

3. 提供大型集会或活动、重要会议、国际赛事、贵宾来访时的急救医疗保障。

4. 面向社区群众和服务行业人员开展急救知识宣传、普及和教育工作。

5. 承担急救信息通信网络的枢纽任务。

四、院前救护的原则

考点提示:院前救护的原则

院前救护的总原则是"先救命后治病,先重伤后轻伤",具体原则分述如下:

1. 先排险后救护　到达急救现场,首先应评估现场环境是否安全,排除险情或使伤病员脱离险情后再实施救护。

2. 急救与呼救并重　面对伤病员时,若有多人在现场,急救和呼救可分工同时进行,以尽快争取到急救外援。如只有一人在现场时,如果伤病情紧急,应先紧急施救,后在短时间内进行呼救。

3. 先复苏后固定　遇有心搏、呼吸骤停合并骨折者,先进行心肺复苏至心跳、呼吸恢复,再固定骨折处。

4. 先止血后包扎　遇有开放性损伤合并出血者,立即用指压、止血带、药物等方法进行止血,防

现场安全评估
的重要性
(拓展阅读)

止因持续性失血而导致失血性休克,然后再进行消毒包扎。

5. 先重伤后轻伤　当伤病员有多处伤情时,要先处理危及生命的伤情,再处理一般伤情。遇有成批伤病员时,应优先抢救危重者,后抢救较轻者。

6. 先救护后转送　在急救现场,应先争分夺秒挽救伤病员生命,待生命体征稳定后再进行运送。运送途中要密切观察病情,不中断救护。

医疗救护员(EMT)是指应用救护知识和技能,在各种急症、意外事故、创伤和突发公共卫生事件现场施行初步紧急救护的人员。在欧美等发达国家,从事院前医疗急救的专业人员除医生、护士外,还有 EMT。2013 年 11 月,国家卫生和计划生育委员会颁布《院前医疗急救管理办法》,规定"从事院前医疗急救的专业人员包括医师、护士和医疗救护员。医疗救护员应当按照国家有关规定经培训考试合格取得国家职业资格证书"。因此,从该办法实施起,医疗救护员为我国院前医疗急救新增力量。

第二节　院前救护流程

📖 **导入情景**

大二学生李明,假期乘车回家途中,遇到高速公路发生车祸,一辆小轿车与一辆大货车发生追尾事故,小轿车变形严重,车内满载 5 人被困,有鲜红色血液从车内流出。李明表明在学校接受过红十字急救培训,已取得医疗救护员(EMT)证书,在"120"急救车尚未到达前迅速组织在场人员开展救援工作。

工作任务

1. 正确进行现场安全评估。

2. 正确现场紧急呼救和救护。

3. 现场救护应遵循的原则。

一、现场评估

(一)现场安全评估

迅速判断伤病现场是否存在对伤病员或救护人员造成二次伤害的危险环境,如现场仍存在危险,应先排除险情,确保伤病员及救护人员的安全。

(二)危重病情评估

对急危重症伤病员快速评估危重病情,包括意识、瞳孔、气道、呼吸、循环等方面,注意尽量减少不必要的搬动,以免加重伤病情。

🖐 考点提示:危重病情评估方法

1. 意识　成人可通过大声呼唤、轻拍双肩等方法,观察伤病员有无反应,判断是否意识丧失。对婴儿则可拍打足或掐捏上臂看是否哭泣。如对上述刺激无反应,表明意识丧失,病情危重。一旦初步确定病人神志昏迷,应立即呼救,请求援助。

2. 气道　检查伤病员气道是否通畅。若伤病者出现呼吸困难、神志清楚但不能说话、咳嗽、口唇发绀等,需迅速查明原因,口鼻内有异物的要及时清理,有活动性义齿者需取出,保持气道通畅。昏迷并排除头颈部损伤者,可采用仰面举颏法(见第五章)开放气道。

3. 瞳孔　观察瞳孔的大小、形状、对光反射。双侧瞳孔散大,应考虑颅脑损伤、颠茄类药物中毒或濒死状态;双侧瞳孔缩小,应考虑有机磷杀虫药、吗啡、氯丙嗪中毒;单侧瞳孔散大则提示同侧颅内病变或小脑幕切迹疝。

4. 呼吸　检查者面颊靠近伤病员口鼻,通过观察胸廓有无起伏、感觉有无气流判断伤病员自主呼吸是否存在。有呼吸者,应观察呼吸频率、节律、深度等是否正常。若伤病员呼吸变快、变慢、变浅、不规则或呈叹息样,提示病情危重。若无呼吸者,则立即进行人工呼吸。

5. 循环　通过检查伤病员脉搏的频率、节律判断循环。成人常规触摸桡动脉,若未触及,则可触摸股动脉或颈动脉,儿童可触摸股动脉,婴儿则应触摸肱动脉或股动脉。若桡动脉未触及,说明收缩压 <80mmHg;若股动脉未触及,说明收缩压 <70mmHg;若颈动脉未触及,说明收缩压 <60mmHg。若脉搏快速、变弱,提示可能有严重缺氧、心力衰竭、休克等。若脉搏不规则,提示病人有心律失常。还可以通过检查伤病员皮肤的颜色、温度、湿度判断末梢循环情况。若面色苍白、皮肤花斑、皮肤湿冷,提示末梢循环障碍。若脉搏、呼吸消失,则应立即进行心肺复苏。

二、紧急呼救

(一) 快速启动急救医疗服务体系(EMSS)

当意外事故和急症发生后,需快速评估现场和判断病情,立即对危重病人实施现场救护,同时应紧急拨打"120"急救电话或大声求救,快速启动 EMSS。有效的呼救对危重病人获得及时的医疗救护至关重要。如果现场目击者只有一人,病人呼吸、脉搏消失,应先紧急行心肺复苏 1~2 分钟后再尽快拨打"120"电话呼救;如果现场有多位目击者,则应呼救与抢救同时进行。

(二) 电话呼救时说明的内容

包括伤病员性别、年龄,目前最危急的情况(呼吸或脉搏消失、大出血、昏迷、呼吸困难等),第一目击者的救治能力,现场已经采取的救治措施,事件发生详细地址(周围明显地标),呼

> 考点提示:电话呼救的内容

救人有效电话号码及姓名,便于急救医务人员与呼救人随时保持联系。若为灾害事故,有多位伤病员时,则要说明伤害性质、发生原因、受伤人数及严重程度。

无论何种模式,"120"急救电话是我国统一的急救呼叫电话,遇到意外或急危重症时,拨打"120"急救电话是启动急救医疗服务体系最直接、最有效的方法。拨打呼救电话时,语言必须要精练,地点位置报告准确,通信信号清楚,可采用信息化手段如 GPS 定位、微信定位等,便于急救人员赶到事发地点后迅速开展院前救护。

知识链接

国内外常用急救电话

在紧急事件发生时,为了尽早启动 EMSS 系统,各国均设有统一的、易于记忆的专门急救呼叫电话:美国为"911",法国为"15",日本"119"。我国 1986 年将"120"定为医疗急救电话。近年来,中国红十字会系统建立了"999"急救电话,我国香港地区急救电话也为"999"。

三、现场救护措施

对伤病员快速评估判断后,急救人员立即按病情轻重缓急对伤病员实施救护,救护措施的实施可穿插在评估和体检的过程中。

(一) 体位安置

根据伤病员病情安置不同体位,原则是在不影响抢救的情况下,为伤病员安置安全舒适体位。

1. 无意识、无呼吸且无心跳者 应立即安置复苏体位,于平坦地面或硬木板上,立即进行现场心肺复苏。

2. 意识不清、有呼吸和心跳者 应将伤病员置于恢复体位即侧卧位或平卧位头偏向一侧,以防止分泌物、呕吐物吸入气管导致窒息。

3. 特殊病情体位要求 急性左心衰竭取端坐位,胸腹部外伤病人取半坐卧位,咯血病人取患侧卧位,腹痛病人屈双膝于腹前,毒蛇咬伤病人下肢要放低,脚扭伤则应抬高患肢等。

(二) 检伤与分类

在灾害事故现场伤员较多,为了减少抢救的盲目性,能按照伤情轻重缓急进行有组织的救护,救护人员在检伤同时根据伤员病情轻重进行分类。遵循边检伤、边分类、边抢救的原则。

1. 检伤 在快速完成危重病情评估后,根据实际情况,对伤员的生命体征、头部、颈部、胸部、腹部、骨盆、脊柱及四肢进行全身系统或有针对性重点检查。可采用国内外普遍倡导的"撞击计划(CRASH PLAN)"方法进行检查。

📖 **知识链接**

撞击计划(CRASH PLAN)

撞击计划是一种便于记忆、突出重点、疏而不漏、简便快速的检查方法,帮助诊断全身多发性复合伤,其中每一个字母代表一个脏器或者解剖部位。C=cardiac(心脏)、R=respiration(呼吸)、A=abdomen(腹部)、S=spine(脊柱脊髓)、H=head(头颅)、P=pelvis(骨盆)、L=limb(四肢)、A=arteries(动脉)、N=nervers(神经)。检伤时注意倾听伤员或目击者的主诉,尤其与创伤有关的细节,有助于判断伤情。

0206

伤病员伤情
标识卡(图片)

2. 伤员分类 按照病情轻重分为四类,分别用红、黄、绿、黑不同颜色的标记卡将伤员分类标记并分区安置。

(1)重度:标记为红色,表示病伤危重,随时有生命危险。

(2)中度:标记为黄色,表示病伤严重,但短时间内得到有效抢救没有生命危险。

(3)轻度:标记为绿色,表示受伤较轻,没有生命危险,属于普通急诊病员。

📍 **考点提示**:现场为伤员分类的方法

(4)死亡:标记为黑色,代表死亡伤员。

3. 伤员分区安置

(1)收容区:为伤病员集中区,在此区挂上分类标志,并提供必要紧急复苏等抢救工作。

(2)急救区:接受重度伤病员(红色和黄色卡标记),做进一步抢救工作,用红色彩旗或牌显示。

(3)后送区:接受轻度的伤病员,用绿色彩旗或牌显示。

(4) 太平区:停放死亡者,用黑色旗或牌显示。

(三) 安全松解或脱去伤病员衣物

1. **脱上衣法** 解开衣扣,将衣服尽量推向同侧肩部,背部衣服向上平拉。若有一侧上肢受伤者,脱衣袖时应先健侧后患侧,提起健侧手臂,使其屈曲,将肘关节、前臂及手从腋窝部位拉出。再将衣服从颈后平推至患侧,拉起衣袖,使从患侧上臂脱出。如情况紧急或穿套头衣服,可直接用剪刀剪开衣袖,争取急救时间。

2. **脱长裤法** 伤病员平卧,解开腰带及裤扣,从腹部将长裤推至髋下,保持双下肢平直,不可随意抬高或屈曲伤肢,将长裤平拉脱去。

3. **脱鞋袜法** 应托起并固定踝部,再向下、向前顺脚形方向脱去鞋袜。

4. **脱除头盔法** 如伤员无颅脑损伤且呼吸良好,不主张去除头盔;如头部创伤且影响施救时,需要及时去除头盔,用力将伤员头盔外侧板掰开,再将头盔向后上方脱去,整个动作应稳妥,以免加重伤者病情。

(四) 维持循环功能

严密监测伤病员脉搏、血压、心电及皮肤的颜色和温度等循环指标。快速建立静脉通路,对急性心力衰竭、急性心肌梗死、各种严重心律失常、高血压急症、休克等病人实施相应的救治措施。发生心搏骤停,立即进行心肺复苏。

(五) 维持呼吸功能

除去伤病员口、鼻腔分泌物,保持呼吸道通畅。有条件时给予吸氧。呼吸停止者,立即实施口对口人工呼吸或面罩 - 气囊通气,或协助医生行气管插管后呼吸支持,张力性气胸要进行穿刺排气。

(六) 维持中枢神经系统功能

监测伤病员的意识、瞳孔、肢体的感觉和运动、有无颅内压增高的表现等,对颅内压升高病人,迅速建立静脉通路,积极脱水降颅压,减轻症状。

(七) 保护脊柱,避免瘫痪

疑有脊柱损伤者应立即给予制动,以免造成瘫痪。对颈椎损伤者,有条件可用颈托或头部固定器加以制动保护。搬运时必须保持脊柱制动,以免造成或加重脊髓损伤而发生截瘫。

> 📖 **考点提示**:现场为脊柱损伤者正确搬运方法

(八) 紧急对症处理

协助医生采用止血、镇痛、止吐、止喘、解痉等救护措施,如对抽搐惊厥病人给予镇静、抗惊厥处理;对急性哮喘发作病人给予止喘;协助医生对伤者进行止血、包扎、固定,为进一步安全转运创造有利条件。

四、转运及途中监护

转运包括搬运与运输。快速安全的转运,使伤病员及时得到进一步的救治,对提高抢救成功率、减少伤残率有重要作用。转运过程中要加强监测和救护,防止转送途中病情恶化,防止损伤加重,尤其是避免脊髓再次受损伤,成为院前救护成败的关键。

(一) 搬运

搬运是指把伤病员从发病现场搬至担架,从担架搬至救护车、船艇、飞机等,然后再搬下,送到医院内。搬运是急救过程的重要组成部分,搬运伤病员时应根据伤病员病情特点,因地制宜地选择合适的搬运工具。最常用的搬运方法是担架搬运及徒手搬运。

0207
常用的转运
工具与特点
(拓展阅读)

(二) 转送及途中监护

由于现场救护条件有限,在伤病员病情允许的情况下,应尽快安全地将病员就近转运至有条件的医院,尽早接受进一步的诊断与治疗。正确、稳妥、迅速转运对伤病员的抢救、治疗和预后至关重要,如操作不当会加重病情,引发严重后果。

转运伤病员的车辆、船艇、飞机等,不仅是交通工具,同时也是抢救伤病员的场所。在转运途中要注意以下事项:

1. 根据不同的运输工具和伤、病情安置合适体位,一般采取平卧位,恶心、呕吐伤病员采取侧卧位,意识障碍者应去枕平卧头偏一侧。担架水平行进中,伤病员头部在后,下肢在前;上、下楼梯时,头部在上;急救车转运病人时,伤病员头部方向与汽车行驶方向相反;空运中,将伤病员横放在机舱内,休克者头朝向机尾;颅脑外伤导致颅内高压者应减压再空运。

2. 在运送前要评估道路状况,救护车在行驶过程中要尽量保持平稳,在拐弯、上下坡时要防止颠簸,以免伤病员病情加重或发生坠落。

3. 要密切观察伤病员的意识、呼吸、脉搏、瞳孔、血压、面色以及主要伤情的变化。途中一旦出现心搏骤停、窒息、呼吸停止、休克等紧急情况,应立即进行急救处理。

4. 转运途中要加强生命支持,做好输液、吸氧、吸痰、保暖等相关护理,保证气管插管等各种管道的畅通与妥善固定。

5. 做好转运途中抢救、监护、观察等有关医疗文件记录,为伤病员的交接做好准备。

6. 加强转运途中心理护理,急症伤病员普遍有恐惧、焦虑的心理,因而救护人员要热情体贴、和蔼可亲、言语温柔,给人以充分的信任感,也可给予适度的病情介绍,以减轻或消除其恐惧感。

7. 做好伤病员的交接,安全运送伤病员到达急救中心或医院急诊科时,应向接诊护士详细交接班,如伤病员现场情况、途中变化、已采取的急救措施及目前情况等,以便对伤病员做进一步的救治及护理。

院前救护任务完成后,应及时补充急救药品,维护急救仪器,并对救护车进行消毒处理,使其处于完好的备用状态,急救人员待命。

(张　瑜)

院前救护流程
(图表)

扫一扫,
看总结

扫一扫,
测一测

第三章　急诊科管理及护理

扫一扫，
自学汇
（PPT）

> **学习目标**
>
> 1. 掌握急救绿色通道、急诊分诊的概念，急诊护理工作流程。
> 2. 熟悉急诊科的任务、急诊护理工作特点及护患沟通。
> 3. 了解急诊科的设置原则、急诊科护理人员的素质要求、工作制度。
> 4. 学会对急诊病人接诊、分诊、处理及急危重病人急诊抢救护理工作。
> 5. 具有急救意识、应变能力和良好的沟通协调能力。

急诊科救护是急救医疗服务体系的重要组成部分。急诊科接受各种急诊病人，对其进行抢救和护理，并根据不同的病情给予立即手术、收住重症监护病房、留急诊观察等救护措施，是抢救急、危、重症病人的重要场所。急诊科救治水平的高低直接体现了医院的管理和医疗水平。

第一节　急诊科的设置与管理

一、急诊科的设置

（一）急诊科（室）人员组成

1. 急诊科人员组成　500 张床以上的医院设立急诊科，实行科主任负责制。有固定的急诊医生、护士，且不少于在岗医生、护士的 75%。大型综合性医院一般要求设有科护士长 1 名、护士长若干名；高级职称、中级职称、初级职称人员若干，形成 I、Ⅱ、Ⅲ级人员负责制的合理梯队。急诊护士应当具有 3 年以上临床护理工作经验，经规范化培训合格，掌握急诊危重症病人的急救护理技术。急诊科以急诊医生和急诊护士为主，承担各种病人的抢救、诊断和应急处理。门急诊病人数与护士比例根据医院规模配置，急诊抢救室和监护室护士与床位之比为（2.5~3）∶1，同时配有一定数量的护理辅助人员如卫生员、担架员、安全保卫人员及有关医技人员等。

2. 急诊室人员组成　500 张床以下的医院设立急诊室，实行业务副院长负责制，由门诊部指派 1 名副主任负责急诊室工作。急诊室护理人员相对固定，各临床科室要选派有临床经验的医师专人负责急诊工作和急诊值班，以保证急诊急救的工作质量。

3. 急救领导小组人员组成 医院应成立急救领导小组,由业务副院长任组长,成员由医务科主任、各大专科主任、急诊科主任或急诊室负责人、护士长等组成,遇有重大抢救任务时负责领导与协调急救工作。

(二) 急诊科的布局与设备

急诊科作为医院的独立科室,既要处置常见急危重症,又要承担各种意外灾难事故伤员的抢救,一切医疗护理过程均应以急诊伤病员为中心,布局要从应急出发,最大限度地缩短就诊时间。

1. 布局原则

(1)医院急诊科独立设置或相对独立成区,位于医院的一侧或前部。

(2)标志醒目,路标明显,夜间有路灯指示。

(3)急诊科面积应与全院总床位数及急诊就诊总人数成合理比例。

(4)急诊科应有独立的进出口,门口应方便车辆出入,门厅宽敞,方便担架、病人、家属、工作人员的流动。

(5)急诊科配备的设施与布局合理,绿色通道畅通无阻,急救环境良好。

2. 基础设施与布局

(1)预检分诊处:是急诊病人就诊的第一站,应设在急诊科门厅入口明显位置,标志清楚,室内光线充足,面积足够。设有分诊台、候诊椅、血压计、听诊器、体温表、电筒、压舌板、平车、轮椅等检查用物;电话传呼系统、对讲机、信号灯、呼叫器等通信设备;各种书写表格、病人就诊登记本等。

(2)抢救室:设在靠近急诊室进门处,有充足的照明。抢救室内需备有抢救必需的仪器设备、物品、药品和各类疾病的抢救程序示意图。抢救床 2~3 张,每床应有足够的空间,净使用面积不少于 $12m^2$。床旁最好配有多功能型吊塔、环形静脉输液架、遮帘布,抢救设备仪器包括给氧和吸引装置、除颤仪、呼吸机、心电图机、洗胃机、起搏器、监护仪、血气分析仪、快速血糖仪等。

(3)诊察室:设有内科、外科、妇科、儿科、眼科、口腔科、骨科、耳鼻咽喉科等诊察室,室内除必要的诊察床、桌、椅外,尚须按各专科特点备齐急诊需用的各科器械和物品,做到定期清洁、消毒、灭菌和定期检查。

(4)清创室或急诊手术室·位置应与抢救室、外科诊察室相邻。外伤病人视病情进行清创处理或经抢救和生命体征不稳定且随时有危及生命可能者,应在急诊手术室进行抢救手术。手术设备仪器包括麻醉机、多功能手术床、无影灯、双极电凝器、CO_2 激光刀、除颤仪、心电监护仪、各类急救手术器械等。

(5)治疗室:位置一般靠近护士站,便于为急诊病人进行各种护理操作。根据各医院条件不同,可分为准备室、注射室、输液室、处置室等,各室内应有相关配套设施。

(6)观察室:急诊科应当根据急诊病人流量和专业特点设置观察床,收住需要在急诊临时观察的病人。观察床位一般可按医院总床数的 5% 设置,观察室内设备与普通病房基本相似。留观时间一般 3~5 天,不得超过 7 天。留观室的护理工作包括入室登记、建立病历、观察病情、书写病情报告和护理记录、处理医嘱、对病人采取分级管理、完成各项护理工作、做好心理护理。

(7)急诊重症监护室(emergency intensive care unit,EICU): 位置最好和急诊抢救室相近。床位数主要根据医院急诊人数、危重病人所占比例以及医院有无其他相关 ICU 等因素来确定。EICU 为各种休克、严重创伤、急性

考点提示:留观时间

13

中毒、急性呼吸衰竭、心力衰竭、多脏器功能衰竭及急诊术后病人进行持续监护和强化治疗。

(8)隔离室:医院应设有隔离室,并配有专用厕所。遇有疑似传染病病人,护士应及时通知专科医生到隔离室内诊治,病人的排泄物要按隔离原则及时处理。凡确诊为传染病的病人,应及时转送传染病科或传染病院诊治。

(9)洗胃室:有条件的医院设有洗胃室,用于中毒病人洗胃、急救,室内备有洗胃机至少2台,以备洗胃机故障时进行替换。

3. 辅助设施与布局　急诊医技部门包括急诊药房、急诊X线检查室、急诊检验室、急诊超声室、急诊CT室等。辅助支持部门包括急诊挂号室、急诊收费处、后勤服务处及保安等部门。

二、急诊科的任务

1. 接收紧急就诊的各种病人　急诊科24小时随时应诊,急诊护士负责接收、预检分诊、救治和护理工作。

考点提示:急诊科的任务

2. 接收院外救护转送的伤病员　随时接受由院外救护转送而来的伤病员,并对其进行及时有效的后续救治与监护。

3. 承担灾害、事故的急救工作　当突发事件或自然灾害发生时,医护人员前往第一现场,尽最大的努力参加有组织的救护活动。必要时将"流动急诊室"搬到病人身边进行现场救护。同时,在医疗监护下把病人安全护送至医疗单位进行继续救治。

4. 开展急救护理的科研、教育和培训工作　积极开展有关急危重症病因、发病机制、护理诊断、护理措施等研究工作,提高急救质量;建立健全各级各类急诊人员的岗位职责、规章制度和技术操作规程;对医护人员进行专业培训,不断地更新知识,加速急诊人才的成长;开展急救知识的宣传教育活动。

三、急诊护理工作特点

1. 急　急诊病人发病急,病情变化快。急诊护理工作要突出一个"急"字,必须分秒必争,迅速处理,争取抢救时机,提高抢救成功率。

考点提示:急诊科护理工作特点

2. 忙　急诊病人来诊时间、人数、病种及危重程度难以预料,随机性大,可控性小,尤其是发生意外灾害、事故、急性中毒、传染病流行时,更显得工作繁忙。因此,平时要做到既有分工,又有合作。遇成批伤病员时,要有高效能的组织指挥系统和协调体制,使工作忙而有序。

3. 杂　急诊病人病情涉及多学科性,疾病谱广,病种复杂,与其他部门相比,急诊护理工作要复杂得多,需临床各科室人员多方协作,共同完成任务。因此,急诊护士应具备较强的应变能力、管理协调能力以及良好的职业道德修养。

4. 险　急诊病人可能涉及法律与暴力事件,如吸毒、自杀、他杀、车祸、打架斗殴、恶性事故等,工作中充满风险和不确定性。因此,工作期间要提高自控力,增强法律意识,做好自我防护,防止医患冲突引发医疗纠纷而危及人身安全。遇有传染病病人,护理人员应严格遵守隔离技术及各项操作规程。

5. 重　急危重症病人病情危重,病情变化快,随时有生命危险,医护人员肩负着病人的生命,所以责任重大。

四、急诊科的护理管理

(一) 急诊科(室)护理人员素质要求

1. 医德高尚　工作认真负责,具有高度的责任心和同情心,急病人之所急,想病人之所想,视病人如亲人,解除病人痛苦,全心全意为病人服务,具备良好的职业素质和医德修养。

2. 业务娴熟　具有多专科疾病的医疗护理知识,熟练掌握各项急救技术,熟悉抢救药品的应用,掌握抢救仪器及监护设备的性能与使用,在急救护理中能及时、高效完成各项护理工作。

3. 身心健康　急诊护士必须身体健康,能承受急诊抢救护理工作的压力和劳累。对工作满腔热情、作风严谨、干净利落,并要始终保持头脑清醒,思维敏捷,有条不紊。

4. 团队精神　能与科室人员及医院有关部门团结协助,相互理解和支持。抢救工作需要医护人员同心协力,团队合作,以保证急诊病人得到有效的救治。

(二) 急诊科的工作质量要求

1. 完善的急诊护理组织管理系统　急诊科护理管理实行医疗(护理)副院长、护理部主任、科护士长、护士长、护士分级管理。护士长负责急诊科的管理工作,包括安排护士工作、检查护理质量、监督医嘱执行情况及护理文件书写等情况。

2. 稳定的急诊护理专业队伍　急诊护理专业队伍人员需相对固定,经过专业训练,熟练掌握心肺复苏技术及其他急救技术,能够胜任急诊救护工作。

3. 明确的各级护士职责　每名护士、每个岗位的职责和责任需明确化、制度化。明确各类人员职责并加以落实,可提高急诊护理质量,减少医疗护理纠纷。

4. 健全的规章制度　制度的建立、完善和执行是质量管理的核心。特别是保证护理质量、护理安全的核心制度,如绿色通道制度、急诊分诊制度、首诊负责制度、危重病人抢救制度等。

5. 优化的急诊工作流程　①分诊流程:当病人进入急诊区域,分诊护士对病人快速评估,依据病情决定就诊优先顺序和接诊方式;②抢救流程:抢救室护士接到分诊护士的抢救通知后立即实施抢救;③转归流程:病人经抢救处理病情缓解后,可转入专科病房、急诊监护室或观察室,并与接受病人的科室做好交接工作。

6. 完善的急救备用物资管理机制　各种抢救药品、物品要实行“五定”,即定数量品种、定点放置、定人保管、定期消毒灭菌及定期检查维修,使急救物品完好率达到100%。每周检查仪器设备功能及保养清洁,并记录在册,有清晰明确的操作流程标示牌。急诊医护人员必须熟练使用各种抢救设备。

7. 具有法律效应的医护记录　急诊抢救护理文书书写应及时、规范、字迹清晰。紧急抢救时医生下达口头医嘱,护士执行口头医嘱应遵循“三清、一复核”的用药原则,听清、问清、看清药物的名称、浓度、剂量,并与医生核对,避免用错药物。用过的空瓶暂时保留,以便核对,切忌发生差错事故。医护人员应该在抢救结束后6小时内据实补记医嘱。病情告知内容必须保持医护一致,采用文字告知,要求病人或家属签名,依法保管医疗文件。

8. 完善的护理质量管理体系　①明确的质量控制指标:预检分诊准确率应≥95%,抢救准确率应为100%,危重病例抢救成功率不低于80%,危重病人护理合格率≥90%,抢救器械灭菌消毒合格率100%等;②先进的质量管理方法:以病人满意为最高标准,实行持续质量改进,抢救病人强调零缺点的质量要求,全程应用全面质量管理,以保持急诊护理达到高标准、高水平的质量要求。

> 考点提示:护士执行口头医嘱应遵循“三清、一复核”的用药原则

第二节 急诊护理工作

导入情景

某日,急诊科小王值夜班,23:50时,病人刘某,28岁,右下腹疼痛伴头晕大约1小时,其丈夫发现刘某疼痛难忍、表情痛苦、面色苍白、大汗淋漓,急送急诊科就诊。

工作任务

1. 请说出该病人急诊护理工作程序。

2. 病人经监测 HR 138 次/min,BP 60/40mmHg,正确为该病人分诊。

3. 正确处理该病人。

一、急诊护理工作流程

急诊护理工作流程可分为接诊、分诊和处理3个步骤。急诊病人可及连续式服务流程(图3-1)

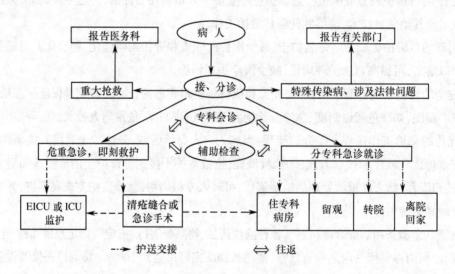

图3-1 急诊护理工作流程

(一) 急诊接诊

接诊护士对到达急诊科就诊的病人要热情接待,将病人按轻、重、缓、急分别处理。一般急诊病人可坐着候诊,对危重病人应根据不同病情合理安置体位。如果由救护车等运输工具送来的急诊病人,应主动到急诊室门口接应,并与护送人员一起将病人搬运到诊查床上。

(二) 急诊分诊

急诊分诊是指对来院急诊的就诊病人进行快速、重点地收集资料,并将资料进行分析、判断,按轻、重、缓、急安排救治程序及隶属专科就诊。时间一般应在2~5分钟内完成。同时登记急诊病人信息。

1. 分诊方法

(1)病情评估

1)诱导问诊:通过询问病人、家属或其他知情人,得到病人主诉、发病的经过及当前的病情,并了解与现病史有关的既往史、用药史、过敏史等。

一般用OLDCART记忆公式询问现病史。OLDCART七个字母,正好组成OLD和CART两个英文单词便于记忆。其中O(Onset of symptoms):症状发生的时间;L(Location of problem):有问题的部位;D(Duration of symptoms):症状持续的时间; C(Characteristics the patient uses to describe the symptom):病人描述的症状特点;A(Aggravating factors):激发症状加重的因素;R(Relieving factors):可以缓解症状的因素;T(Treatment administered before arrival):来院就诊前所接受过的治疗。

> 🕮 **考点提示**:疼痛病人病情评估PQRST公式的含义

对疼痛病人可采用PQRST公式询问现病史。PQRST 5个字母相连,刚好是心电图的五个波形字母顺序,因而极易于记忆和应用。其中P(Provoke,诱因):疼痛发生的诱因、缓解与加重的因素;Q(Quality,性质):疼痛的性质,如闷痛、绞痛、钝痛、压榨痛、刀割样痛、针刺样痛等;R(Radiate,放射):有无放射痛,向哪些部位放射;S(Severity,程度):疼痛的程度如何,常用数字疼痛分级法,0代表无痛,10代表病人能想象的最剧烈的疼痛,让病人根据自己的疼痛体验在直线上画出一个数字,来表示疼痛的程度;T(Time,时间):疼痛开始、持续、缓解、终止的时间。

2)护理体检:分诊护士运用眼、耳、鼻、手等感官,还可借助压舌板、电筒、体温计、血压计、听诊器等进行护理体检。神志清楚的病人重点放在与主诉相关的部位;神志不清或昏迷的病人,应按各系统全面进行护理体检。①视诊。用眼去观察病人全身或局部表现,病人的一般状况以及身体各个部位、四肢、骨骼的异常情况等。通过视诊还可以观察呕吐、排泄和分泌物的色、量、质的改变所代表的临床意义。②触诊。用手可触及脉搏,了解心律、心率及周围血管充盈度。可以探知皮温、毛细血管充盈度;触摸疼痛部位,了解涉及范围及程度。③叩诊。叩诊在胸、腹部检查方面尤为重要,用于确定肺尖的宽度和肺下界的定位、心界的大小与形态、肝和脾的边界等。④听诊。借助听诊器和仪器辨别观察身体不同部位发出的声音,如呼吸音、咳嗽音、心音和心律、肠鸣音等,分析所代表的临床意义。⑤嗅诊。嗅诊以辨别观察病人发出的特殊气味所代表的临床意义。

创伤病人
病情评估
(拓展阅读)

3)辅助检查:评估病人已有的与发病相关的辅助检查结果。根据需要留取标本,以便上报医生及时送检,还可做心电图、快速血糖等检查。

(2)初步判断:依据病情评估收集到的资料进行综合分析,初步判断病种及其严重程度,以便进一步确定救治程序和科别。

(3)合理分诊:依据病人初步判断的病种及其严重程度,按轻、重、缓、急安排救治程序及隶属专科就诊。

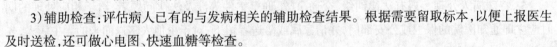

📖 **知识链接**

分诊技巧

采用SOAPIE公式,容易记忆,实用性强。分诊护士应掌握好该分诊技巧,及时准确分诊,做到分诊准确率≥95%。

> 🕮 **考点提示**:分诊技巧SOAPIE公式的含义

S(subjective data,主观资料):收集病人的主观感受资料,包括主诉及伴随的症状。

O(objective data,客观资料):收集病人的客观资料,包括体征、异常征象、辅助检查结果。

A(assess,估计):将收集的资料进行综合分析,得出初步判断。

P(plan,计划):根据初步判断结果,按轻、重、缓、急计划分诊安排。

I(implementation,实施):按计划为病人挂号,按轻重缓急安排病人到相应专科就诊。

E(evaluation,评价):注意评价候诊病人的病情是否有变化,根据病人具体情况调整或安排就诊顺序。

2. 病情分类　根据病情一般可将病人分为四类。

Ⅰ类:危急症,病人生命体征极不稳定,目前有生命危险,如心跳呼吸骤停、休克、大出血、急性重度中毒、致命性的创伤、大面积烧伤等。

Ⅱ类:急重症,有潜在危险,病情有可能急剧变化,需要紧急处理与严密观察,如胸痛怀疑心肌梗死、外科危重急腹症、严重创伤、严重烧伤、高热等。

Ⅲ类:亚紧急,一般急诊,病人生命体征尚稳定,没有严重的并发症,如闭合性骨折、小面积烧伤等。

Ⅳ类:非紧急,可等候,也可到门诊诊治,如轻、中度发热,皮疹,皮擦伤等。

(三) 急诊处理

1. 急危重病人处理　先进行抢救,然后再办理各手续。在医生到达之前,护士可酌情给予急救处理,如吸氧、建立静脉通路、胸外心脏按压、人工呼吸、吸痰、止血等。协助医生做好各种紧急抢救工作。

2. 一般病人处理　由专科急诊就诊处理,根据病情可将病人送入专科病房、急诊观察室或带药离院。

3. 传染病病人处理　疑患传染病病人应将其隔离,确诊后及时转入相应病区或转传染病院进一步处理,同时做好消毒隔离措施及传染病报告工作。

4. 成批伤病员处理　应快速检伤、分类,尽快使病人得到分流处理。护士除积极参与抢救外,还应做好协调工作,立即报告上级及有关部门组织抢救。

5. 特殊病人处理　遇有法律纠纷、交通事故、刑事案件等涉及法律问题者,给予相应处理的同时应立即通知医院的保卫或公安部门,并请家属或陪送者留下;对于由他人陪送而来的无主病人,先予分诊处理,同时做好保护工作,设法找到其亲属。神志不清者,应由两名以上的工作人员将其随身所带的钱物收拾清点并签名后上交保卫科保存,待亲属来后归还。

6. 病人转运处理　危重症病人抢救后根据病情需要送留观室,手术室、ICU 或转院,途中均须由医护人员陪送监护,不间断治疗,并做好交接工作。

7. 清洁、消毒处理　按规定要求做好用物、场地、空间的清洁消毒,以及排泄物的处理。

8. 处理记录　做好各项急诊处理工作记录,抢救时无书面医嘱或记录,应及时补上。

二、急救绿色通道

📖 **导入情景**

2015 年 11 月 20 日,6:10,医院急诊科,交警送来一位车祸伤的男性病人。没有陪同人员,身份不详。值班护士小方接诊发现该病人神志不清,瞳孔一侧对光反射消失,立即通知创伤科医生接诊,并马上开通绿色通道。

工作任务
1. 说出急救绿色通道的范围。
2. 说出急救绿色通道的流程。
3. 说出急救绿色通道的管理要求。

急救绿色通道即急救绿色生命安全通道,是指对急危重症病人一律实行优先抢救、优先检查和优先住院的原则,而医疗相关手续按情况补办。

(一) 进入急救绿色通道的范围

原则上所有生命体征不稳定和预见可能危及生命的各类急、危、重症病人均可进入急救绿色通道。此外,还包括需急诊处理而无家属陪伴的病人、突发群体事件的病人。

(二) 急救绿色通道的流程

在急救大厅设立简单明了的急救绿色通道流程图,方便病人及家属快速进入急救绿色通道的各个环节(图 3-2)。

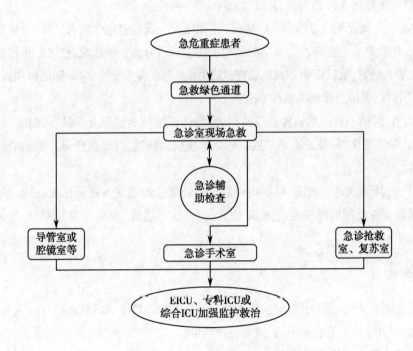

图 3-2　急救绿色通道流程图

(三) 急救绿色通道的人员要求

1. 急救绿色通道的各个环节 24 小时均有值班人员随时准备投入抢救,并配备 3~4 名护士协助工作。院内急会诊 10 分钟内到位。

2. 急救绿色通道的各个环节人员均应熟练胜任各自工作,临床人员必须有两年以上的急诊工作经验。

3. 急救绿色通道的各个环节人员应定期进行座谈协商,探讨出现的新问题及解决办法,不断完善急救绿色通道的衔接工作。

4. 设立急救绿色通道抢救小组,由医院业务院长领导,急诊科主任、护士长和各相关科室领导组成。

(四) 急救绿色通道的管理要求

1. 流程通畅、通信方便　根据各医院急诊科布局,急救大厅或急救通道入口处张贴急救绿色通道流程图。设立急救绿色通道专线,不间断地接收院内、外急救的信息。

2. 抢救优先、标志醒目　急救绿色通道的分诊台、抢救通道和抢救室,急诊手术室、留观室和输液室等相关科室应有醒目的标志,收费处、药房、检验科等设绿色通道病人专用窗口,CT 室、B 超室、X 线室门旁张贴急救绿色通道病人优先的标志。

3. 配置合理、培训规范　根据《急诊科建设与管理指南(试行)》的基本要求,合理配置急诊科人力资源、药品,急诊仪器和设备。在全院开展急救技术操作规程的培训,医护人员实行持证上岗,依法行医。

4. 分诊准确、救治及时　分诊护士快速分辨求诊者的轻重缓急,急危重症病人得到优先、及时的救治。

5. 首诊负责、无缝衔接　首诊负责是指第一位接诊医生(首诊医生)对其接诊病人的检查、诊断、治疗、会诊、转科、转诊及转院等工作负责到底的制度。合作的基层医疗机构建立急诊、急救转接服务机制,使急危重症病人得到连续、有效的治疗。

6. 分区救治、分级管理　急诊病人病情分为"四级",一级是急危症病人,二级是急重症病人,三级是急症病人,四级是非急症病人。从功能结构上将急诊科分为三大区域:红区即抢救监护区,适用于一级和二级病人处置;黄区即密切观察诊疗区,适用于三级病人处置;绿区即四级病人诊疗区。实行"三区四级"管理,保障急诊病人医疗安全。

7. 规范文书、医护一致　急诊抢救应及时、详细记录抢救全过程,包括给药剂量、时间、方法及各项技术操作、病情变化等,医护记录一致。建立危重病人转运、气管插管等各类知情同意书,要求医患双方签名。

8. 定期评价、持续改进　医院、科室均应制定急救绿色通道服务评价标准,定期评价急诊医疗服务体系对紧急事件处理的反应性,急诊高危病人在"绿色通道"平均停留时间,并且对评价、监管有持续改进的措施。

三、护患沟通

急诊护理工作中,护士必须了解急诊病人及其家属的心理特点,加强沟通,与病人及其家属建立良好的护患关系,消除他们的心理压力,提高救护质量。

(一) 急诊病人及家属的心理特点

1. 恐惧感　急危重症病人因病情造成躯体不适,往往使病人感到预后难测、心神不安,产生焦虑与恐惧;周围急诊病人的痛苦表现,也加重了病人的恐惧感。

2. 优先感　急诊病人及家属往往认为自己的疾病最重,希望得到优先处理。对分诊护士安排的轻、重、缓、急的就诊次序不理解,出现不满的情绪,易加重病情。

3. 陌生感　急诊病人及家属对急诊科的特殊环境,如特殊设备、嘈杂声、仪器信号闪烁和报警声等,以及面对陌生的医护人员,均会产生陌生感。

4. 无助感　某些病人病情复杂,反复多科的会诊、多项多次的检查等,病人及家属较长时间得不到医疗结果的信息,使他们产生焦虑与无助感。

(二) 加强沟通,建立良好的护患关系

1. 分诊护士应将急诊病人进行快速、准确地分诊、分流,使他们尽快就诊。暂时不能满足病人

即刻就医的需要时,应做耐心解释以取得理解,避免病人与家属出现负性的情绪和心理反应,造成不良的后果。

2. 护士应主动向病人及家属介绍急诊科的设置和布局、作息时间和治疗安排以及医院的相关规定,使他们尽快熟悉环境,消除陌生感与恐惧感,自觉遵守医院规定和配合诊疗。

3. 对待病人要热情和真诚,处理问题要沉着果断,技术操作熟练,从而赢得病人及家属的信任。在救护过程中,随时将健康教育渗入其中,取得病人的合作、提高救护效果。

4. 尽量安排检查、治疗和护理操作相对集中进行,避免医疗救治时间的延搁,减少病人的痛苦与潜在危险。

5. 尊重病人及家属的知情权,注意保护病人的隐私,及时向他们解释或告知病情、治疗方案和预后的变化。耐心倾听家属的诉说,及时解答疑问,消除顾虑,以利于病人的救治与康复。

6. 对家属提供适当的心理安慰,指导他们配合医疗护理工作及关心与支持病人。在不影响治疗的情况下,尽量让家属陪伴病人,消除其孤独感与无助感,使病人心理得到支持与稳定。

7. 对有可能抢救无效的病人,应事先通知其家属,使他们做好心理准备。一旦抢救无效死亡,做好家属的心理疏导,做好死者的善后护理。

在急诊科这一特定的工作环境里,面对的大多为急危重症病人,时间紧、病情重,要充分体现人性化的护理,达到高水平的救护质量,加强沟通,建立良好的护患关系显得尤为重要。但在沟通过程中,要有法律意识,不能随意承诺或保证预后等,以免使自己的工作处于被动局面。

(狄树亭)

扫一扫,
看总结

扫一扫,
测一测

第四章　重症监护病房管理及护理

扫一扫，
自学汇

学习目标

1. 掌握ICU的收治程序、收治对象及感染管理；肠内及肠外营养的主要并发症及护理；各系统功能监测的方法、指标值的临床意义与护理监测重点。

2. 熟悉ICU监护内容及分级；危重症病人营养支持；各监护技术的目的与临床意义。

3. 了解ICU的模式及人员配备；危重症病人的代谢特点；各项监护技术的监测要点。

4. 学会按照ICU的管理要求对病人实施监护及护理；综合分析监测指标评估病人功能状态的能力。

5. 具有ICU护理意识，对工作认真负责，耐心细致，能体谅病人病痛。

重症监护病房（ICU）又称加强监护病房，是重症医学学科的临床基地，它对因各种原因导致一个或多个器官与系统的功能障碍危及生命或具有潜在高危因素的病人，及时提供系统的、高质量的医学监护和救治技术，是医院集中监护和救治重症病人的专业科室。ICU的建设是现代医学发展的需要，也是体现医院急救水平的重要标志。

第一节　ICU的设置与管理

一、ICU的设置

（一）ICU的模式

根据医院的规模及条件，ICU大致可分为综合ICU、专科ICU、部分综合ICU。

1. 综合ICU　是医院的一个独立科室，也是医院集中监护和救治重症病人的专业科室。其特点是克服了专业分割的缺陷，体现现代医学整体序贯性理论的观点，有利于学科建设，充分利用各种资源。

2. 专科ICU　是指各专业将本专业范围内的危重病人进行集中管理和监测的病房，如心内科监护病房（CCU）、呼吸内科监护病房（RICU）等。其特点是对本专业的急危重症病人的诊断与处理经验丰富，专科以外的紧急情况救治能力有限。

3. 部分综合ICU 介于综合ICU与专科ICU之间,是由医院内较大的一级临床科室为基础组成的ICU,如外科ICU、内科ICU等。

(二) ICU 的病房设置

1. 床位 ICU的病床数量根据医院等级和实际收治病人的需要,一般以该ICU服务病床数或医院总病床数的2%~8%为宜,一个ICU单元以8~12张床为宜,ICU床位使用率在75%左右,全年床位使用率平均超过85%时应扩大规模,病房内每天至少应保留1张床以备急用。开放式病床每床占地面积为15~18m²,床间距大于1m,每个病房最少配备一个单间病房,使用面积为18~25m²,用于收治隔离病人。鼓励在人力资源充足的条件下,多设计单间或分隔式病房。

2. 位置与布局

(1)位置:应设置于方便病人转运、检查和治疗的区域,并宜接近手术室、急诊科、医学影像科、检验科和输血科等,在横向无法实现"接近"时,应该考虑楼上楼下的纵向"接近"。

(2)布局:ICU病房应包括医疗区域、医疗辅助用房区域、污物处理区域和医护人员生活区域等。设计时要求布局合理,各区域需相对独立,以减少彼此之间的互相干扰并有利于感染的控制。

(3)室温、通风与噪声要求:具备良好的通风、采光条件,病室空气调节系统能独立控制室内的温度和湿度。室温控制在(24±1.5)℃,湿度以55%~65%为宜。有条件的ICU最好安装空气净化系统。在不影响工作情况下,应尽可能将各种监护仪器发出的声音减到最小。根据国际噪声协会建议:ICU白天最好不要超过45分贝,傍晚不要超过40分贝,夜晚不要超过20分贝。地面覆盖物、墙壁和天花板应尽量采用高吸音的建筑材料。

(4)手卫生设施:配备足够的洗手设备,单间病房每床1套,开放式病床至少每2床1套,每套设施包括非接触性洗手池、洗手液及擦手纸,每床放置快速手部消毒装置一套。

3. 仪器设备设置

(1)床单位:应配备适合ICU使用的病床,配备防压疮床垫。每床配备完善的功能设备带或功能架,提供电、氧气、压缩空气和负压吸引等功能设备。每床装配电源插座12个以上,氧气接口2个以上,压缩空气接口2个和负压吸引接口2个以上。医疗用电和生活照明用电线路分开。每个ICU床位的电源应该是独立的反馈电路供应。ICU最好有备用的不间断电力系统和漏电保护装置,最好每个电路插座都在主面板上有独立的电路短路器。

(2)监护系统:每床配备床旁监护系统,进行心电、血压、脉搏、血氧饱和度、有创压力监测等生命体征监护。为便于安全转运病人,每个ICU单元至少配备便携式监护仪1台。

(3)呼吸机:三级医院的ICU应该每床配备1台呼吸机,二级医院的ICU可根据实际需要配备适当数量的呼吸机。每床配备简易呼吸器。为便于安全转运病人,每个ICU单元至少应有便携式呼吸机1台。

ICU 的设置与
布局(微课)

(4)注射泵:每床均应配备输液泵和微量注射泵,其中微量注射泵每床两套以上,另配备一定数量的肠内营养输注泵。

(5)其他设备:心电图机、血气分析仪、除颤仪、血液净化仪、连续性血流动力学与氧代谢监测设备、心肺复苏抢救装备车(车上备有喉镜、气管导管、各种接头、急救药品以及其他抢救用具等)、纤维支气管镜、电子升降温设备等。

(6)辅助检查设备:医院或ICU必须有足够的设备,随时为ICU提供床旁B超、X线检查、生化和细菌学检查等。

（三）ICU人员配备

1. **ICU专职医师** 经过严格的多学科培训，精通危重症病人救治并善于组织管理工作的临床医师，固定编制人数与床位数之比为(0.8~1):1以上。每个管理单元至少应配备1名具有副高级以上专业技术职务任职资格医师全面负责医疗工作。

2. **ICU专职护士** 经过严格的专业培训，熟练掌握重症护理基本理论和技能，考核合格后取得专科护士资格证方可独立上岗，护士固定编制人数与床位数之比为(2.5~3):1以上，护士是ICU的主力军，负责危重症病人的日常护理，24小时监测病情变化，收集、评估并及时反馈病情变化信息，因此必须保证足够的护理人力资源。

3. **其他相关人员** 可根据需要配备适当数量呼吸机治疗师、临床药师、营养师以及相关的技术与维修人员。

二、ICU的管理

（一）ICU病人收治程序与对象

1. 收治程序

(1) ICU医护人员接到收治病人通知时，要简要询问病人的年龄、性别、诊断和病情，同时通知值班医生。

(2) 准备床单元，根据掌握的病情准备相应的抢救设备及仪器，以便做好抢救准备工作。

(3) 病人入科后，与护送人员认真交接病情、病人用物，并填写交接记录单。

(4) 认真评估病人生命体征、意识状态、各种引流管情况、实验室检查结果，了解专科护理要求，清醒病人可询问饮食结构、生活习惯、心理需求等。

(5) 建立ICU的护理记录单，告知病人及家属相关事宜，并签订ICU安全告知书。

(6) 根据医嘱执行治疗和护理，实行严密监测。

2. **收治对象** ICU的收治对象是经过集中强化治疗和护理，能度过危险期而有望恢复的各类危重病人。主要包括：①创伤、休克和感染等引起多器官功能衰竭病人；②心肺脑复苏术后需要对其功能进行较长时间支持者；③严重的多发性复合伤病人；④物理、化学等因素导致的急危病症，如中毒、溺水、触电、虫咬伤和中暑者；⑤有严重并发症的心肌梗死、严重的心律失常、急性心力衰竭和不稳定型心绞痛病人；⑥术后病情危重或年龄较大术后易发生意外的高危病人；⑦严重水、电解质、渗透压和酸碱平衡紊乱病人；⑧严重的代谢障碍性疾病，如甲状腺、肾上腺、胰腺和垂体等内分泌器官功能障碍的危重病人；⑨各类大出血、突然昏迷、抽搐和呼吸衰竭等引起各系统器官个全需支持治疗病人；⑩脏器移植术后需要加强护理者。

> 🔖 考点提示：ICU的收治对象

（二）监护内容及分级

1. **监护的内容** 临床上ICU监护的内容为：心率、心电图、动脉血压、体温、脉搏血氧饱和度、中心静脉压、血常规、电解质、动脉血气、肝肾功能、肺毛细血管楔压、心排血量等项目。

2. **监测分级** 在ICU，根据病人全身脏器的功能状况及对监测水平的不同需求，从重到轻一般分为Ⅰ~Ⅲ级监测。

(1) Ⅰ级监测：凡病情危重，多系统功能障碍，支持治疗监护项目需累及两个脏器以上者。

(2) Ⅱ级监测：凡病情危重，支持治疗监护项目为1个脏器以上者。

(3) Ⅲ级监测：凡病情危重，保留无创监测，仍需在ICU观察治疗者。

0403

分级监测内容
（拓展阅读）

(三) 探视管理

ICU 实行半封闭式或全封闭式管理,不允许家属陪护。半封闭式允许家属按规定时间探视,探视者进入 ICU 前穿隔离衣、戴口罩和穿鞋套。进入病室前后应洗手或用快速手消毒液消毒双手。婴幼儿禁止进入 ICU 探视。探视人疑似或已有呼吸道感染症状时,应禁止进入 ICU 探视。探视时间和频度以不影响正常医疗护理工作为宜,每次探视不超过两人。全封闭式管理不允许家属直接探视病人,现代化的 ICU 常设计有一圈玻璃墙与专用外走廊,家属可以透过玻璃墙看到病人,并可以通过有线电视电话系统与病人交流,既解决了探视需求,又减少了因探视带来污染或对正常医护工作的干扰。

> 🔖 考点提示:ICU 探视管理方法

(四) ICU 的感染管理

重症监护病房在成功救治许多危重病人的同时,因收治的病人病情危重、病种复杂,感染病人相对集中,免疫功能低下,侵入性操作多及病原体的医源性传播等原因,使院内感染的发生率明显增高,是普通病房的 5~10 倍。因此加强重症监护病房感染管理是保障病人安全,提高治疗护理质量的一项重要措施。

1. 病人管理 感染病人和非感染病人应分开安置,同类感染病人相对集中诊治,对疑似有特殊感染的病人应隔离于负压病房,以避免交叉感染。接受器官移植等免疫功能低下者,应安置于正压病房。对各类感染病人应分组护理,固定人员,防止交叉感染。

2. 工作人员管理 限制人员出入,严格执行更衣、换鞋制度,医护人员进入 ICU 换专用工作服、换鞋、戴口罩、洗手,外出必须更衣或穿外出衣。接触特殊感染病人或处置病人血液、体液、分泌物、排泄物时均应按标准预防要求进行隔离预防。洗手是预防院内感染的主要方法之一,应严格执行手卫生规范及正确使用手套。

📖 **知识链接**

"标准预防"的定义

标准预防(standard precaution,SP)由美国疾病控制与预防中心(CDC)提出,于 1996 年在全美实施。"标准预防"的概念是指将所有血液、体液、排泄物、分泌物等均视为具有传染性,进行隔离预防。它包含两层意思:一是面向所有的病人,不关心其诊断是否有传染性,均实施"标准预防";二是针对有传染性或疑似有传染性的病人或有重要流行病学意义的病原菌,按其传播途径(接触传播、飞沫传播、空气传播),采取相应的预防隔离。

---

3. 环境管理 定期对病室进行彻底清洁和消毒,保持空气清新与流通:每日通风不少于两次,每次 15~30 分钟;卫生工具专室专用,标识清楚,悬挂晾干;湿式拖擦地面每日两次,擦拭床单元、仪器设备表面及物体表面每日 1 次,遇到污染时,随时擦拭。多重耐药菌感染或院内感染暴发期间必须采用消毒剂消毒地面,每日至少 1 次。每日定时进行空气消毒,每月对空气、物体表面及医护人员的手进行细菌学监测。室内禁止摆放干花、鲜花或盆栽植物。

4. 物品管理 规范使用一次性物品,定期对非一次性物品进行清洁、消毒或灭菌处理,医疗用品尽可能一人一用,如血压计、听诊器等,病人出院后进行终末处理,降低交叉感染。

5. 医疗操作流程管理 各项医疗、护理操作严格执行无菌原则。各种引流管应保持通畅及密闭,每日对导管进行评估,尽早拔管。做好呼吸机辅助通气病人的肺部护理及口腔护理,防止呼吸机相关性肺炎的发生。

6. 医疗废物及排泄物管理　及时处理医疗废物与排泄物,处理时做好自我防护,锐器使用后放入锐器盒,防止体液接触暴露和锐器伤,医疗废物按要求分类收集,规范处理。

7. 感染监测　成立 ICU 院内感染质量控制小组,设置负责院内感染的联系医生和护士,对院内感染的发病率、感染类型、常见病原体、耐药状况及抗菌药物的应用等情况进行监测,发现异常情况及时采取干预措施。医院内感染管理人员应经常巡视和监督感染控制措施的落实情况,发现问题及时纠正解决。

第二节　危重症病人的营养支持

> **📖 导入情景**
>
> 　　某天,李某正在街边人行道上行走,突然一轿车失控撞上人行道的李某,导致其全身多处损伤,呈昏迷状态。入院后初步诊断:肝破裂、多发性肋骨骨折、右肺挫裂伤、右胫骨开放性骨折。急诊紧急输血后,做剖腹探查、半肝切除术、肋骨复位固定、胸腔闭式引流、腹腔双套管引流,同时对右腿清创缝合,石膏固定牵引。术后送 ICU 进一步监护。
>
> 　　**工作任务**
>
> 　　1. 正确评估病人的营养状态。
>
> 　　2. 针对病情,正确为病人选择营养支持方式。
>
> 　　3. 正确为病人做好营养支持的护理工作。

　　近年来,现代医学科学有了长足的进步,但重症病人营养不良的发生率却未见下降。原因主要有社会人口老龄化;医学水平的提高使得重症病人生命延长,使病情更加复杂迁延;应激时的无氧代谢使得各种营养底物难以利用;严重的病理生理(意识、体力、消化器官功能)损害妨碍重症病人进食;部分慢性病病人往往有长期的基础疾病消耗;病理性肥胖病人增多等。对重症病人进行正确、合理的营养评估极其重要。每一位进入重症监护病房的病人都需要进行营养状态评估,了解是否有营养不良的风险。

一、危重症病人的代谢特点

　　危重症病人机体处于应激状态,交感神经系统兴奋性增强,体内促进分解代谢的激素分泌增加,而胰岛素的分泌减少或正常。在物质代谢方面对机体产生如下影响。

> 🕭 考点提示:危重症病人的代谢特点

　　1. 糖原分解加强,糖异生活跃形成高血糖　与饥饿时的代谢紊乱情况不同,危重症病人糖的产生成倍增加,出现胰岛素抵抗现象,即无论血浆胰岛素水平如何,原先对胰岛素敏感的组织变为不敏感,使细胞膜对葡萄糖的通透性降低,组织对葡萄糖的利用减少,进一步促成高血糖反应。

　　2. 蛋白质分解代谢加强,肌肉组织释放氨基酸　支链氨基酸在肝外器官氧化功能加强,血中支链氨基酸减少,血清氨基酸谱紊乱。尿氮排出量增加,机体出现负氮平衡。与饥饿时不同,蛋白质的分解呈进行性。这种分解代谢的持续难以被一般外源性营养所纠正,称为自身相食现象。

3. 脂肪动员、分解代谢增强　脂肪分解氧化仍然是体内主要的供能方式,与饥饿时的营养障碍有所不同,周围组织利用脂肪的能力受损,即脂肪分解产物不能得到充分利用,致使血中游离脂肪酸和三酰甘油都升高,分解代谢加速。

4. 严重创伤或感染可导致水、电解质与酸碱平衡失调　应激反应时抗利尿激素和醛固酮分泌增多,有水钠潴留的倾向。

二、营养状态的评估

营养状态评估是通过人体组成测定、人体测量、生化检查、临床检查及多项综合营养评定方法等手段,判定人体营养状态,确定营养不良的类型及程度,评估营养不良所致后果的危险性,并监测营养支持疗效的方法。

完整的营养评估包含:①测量身高、体重、体重指数(body mass index,BMI);②与营养不良相关的体征,如面色苍白、水肿、腹水等;③生化检查,包括血清蛋白、胆固醇、三酰甘油、低密度脂蛋白胆固醇以及血红蛋白、血细胞比容、红细胞平均体积、淋巴细胞计数、测量氮平衡等指标;④询问饮食习惯、酗酒、体重变化等。

(一)营养状态的测定方法

1. 人体测量　包括身高、体重、BMI、皮褶厚度、上臂围的测量等。

(1)体重与身高:体重是营养状态的重要测量指标,若 6 个月内减少 10% 的体重,或 1 个月内减少 5% 体重,提示病人处于营养不良的风险中;若病人的体重比标准体重低 20%,提示营养不良。体重变化虽然可以反映营养状态,但是要排除病人因缺水或水肿等因素所造成的影响。身高是反映人体营养状态的一项基本指标,但是它不像体重可以反映短期身体营养状况的变化,它需要长时间的监测才能说明问题。BMI 是与体内脂肪总量密切相关的指标,该指标考虑了身高和体重两个因素,正常值为 $18.5 \sim 24 kg/m^2$,若 BMI$>24 kg/m^2$ 为超重;BMI$<18.5 kg/m^2$ 为慢性营养不良;BMI$<14 kg/m^2$ 的危重病人存活的可能性很小。

(2)皮褶厚度:人体皮下脂肪含量约占全身脂肪总量的 50%,通过皮下脂肪含量的测量可以推算体脂总量,并间接反映热量代谢变化。正常参考值男性为 12.5mm,女性为 16.5mm。实测值在正常值的 90% 以上为正常,80%~90% 为体脂轻度亏损,60%~80% 为中度亏损,<60% 为重度亏损。

(3)上臂围和上臂肌围:测量上臂围时,被测者上臂自然下垂,取上臂中点,用软尺测量上臂的周径,男性 <23mm、女性 <22mm 表示有营养消耗。上臂肌围代表体内骨骼肌量,男性 <15cm、女性 <14cm,表示骨骼肌有明显消耗。

2. 生化及实验室检查

(1)蛋白质测定:血红蛋白(Hb)、血清蛋白(Alb)、肌酐身高指数(creatinine height index,CHI)、氮平衡(nitrogen balance,NB)及血浆氨基酸谱测定等方法。

(2)细胞免疫功能评定:细胞免疫功能在人体抗感染中起重要作用。蛋白质缺乏常伴有细胞免疫功能的损害,从而增加了病人术后感染和死亡的概率。①总淋巴细胞计数(total lymphocyte count,TLC):是评价细胞免疫功能的简易方法。计算公式为:TLC= 淋巴细胞百分比 × 白细胞计数。TLC$>20 \times 10^8$/L 时为正常;TLC 为 $(12 \sim 20) \times 10^8$/L 时为轻度营养不良,TLC 为 $(8 \sim 12) \times 10^8$/L 时为中度营养不良;TLC$<8 \times 10^8$/L 时为重度营养不良。②皮肤迟发性超敏反应(skin delayed hypersensitivity, SDH):将不同的抗原在前臂屈侧面不同部位进行皮下注射,量为 0.1ml,48 小时后测量接种皮肤硬结直径,若大于 5mm 为正常。常用试验抗原包括链激酶 / 链道酶、流行性腮腺炎病毒素、白色念珠菌提取液、植物血凝素和结核菌素试验。

3. 综合营养评定 临床目前多采用综合性营养评定方法,以提高灵敏性和特异性。常用指标包括预后营养指数、营养评定指数、主观全面评定和微型营养评定。应对其营养状况进行全面评价,判断病人有无营养不良。

(二) 能量与蛋白质需要量的评估

1. 能量需要量评估 一般病人能量需要量为 25~35kcal/（kg·d）。不同个体、不同病情及不同活动状态下的能量需要量差别较大,评估时要综合考虑。目前常采用 Harris-Benedict 公式计算基础耗能 BEE(basic energy expenditure, BEE),并且以 BEE 作为参考指标计算实际耗能 AEE(actual energy expenditure, AEE)。其中 BEE 与 AEE 的单位均为千卡(kcal),W 为体重(kg),H 为身高(cm),A 为年龄(岁),AF 为活动系数,IF 为应激系数,TF 为体温系数。

$$男性 BEE=66.5+13.7W+0.5 小时 –6.8A$$

$$女性 BEE=66.5+9.6W+1.7H–4.7A$$

$$AEE=BEE \times AF \times IF \times TF$$

2. 蛋白质需要量评估 利用氮平衡来评价蛋白质的实际水平及需要量。若氮摄入量大于排出量,为正氮平衡,反之为负氮平衡。评价氮平衡的公式:

$$氮平衡(g/d) = 摄入氮量(g/d) – [尿氮量(g/d)+3]$$

三、营养支持方式

营养支持是指经口、肠内管饲及肠外等方式提供营养,目的是提供适当营养以支持人体所需,减少合并症,促进康复等。根据营养素补充途径不同,临床营养支持分为肠外营养(parenteral nutrition, PN)与肠内营养(enteral nutrition, EN)两种方法。肠外营养主要通过外周或中心静脉途径给予机体营养液;肠内营养主要通过口服或喂养管经胃肠道途径给予机体营养物质。80% 的病人可耐受完全肠内营养(TEN),另外 10% 可接受 PN 和 EN 混合形式营养,其余 10% 不能应用肠内营养的选择完全肠外营养(TPN)。特别是重症病人,肠内营养不耐受的发生率高于普通病人,对于合并胃肠功能障碍的重症病人,肠外营养支持是其综合治疗的重要组成部分。

(一) 肠外营养

1. 适应证

(1)病人有肠道梗阻者。

(2)胃肠道功能异常,如肠道吸收功能障碍、短肠综合征、小肠严重疾病、严重腹泻或顽固性呕吐大于 1 周者。

(3)病人患重症胰腺炎、肠麻痹未恢复时。

(4)大面积烧伤、严重复合伤或感染等机体处于高分解代谢状态者。

(5)严重营养不良伴有胃肠功能障碍,无法耐受肠内营养者。

(6)大手术或严重创伤的围手术期。

(7)病人有肠外瘘。

(8)炎性肠道疾病病变活动期治疗的病人。

(9)严重营养不良的肿瘤病人围手术期治疗时。

（10）病人肝肾等重要脏器功能不全时的支持治疗。

2. 禁忌证

（1）早期复苏阶段血流动力学不稳定或存在严重水、电解质与酸碱平衡紊乱的病人。

（2）严重肝功能障碍的病人。

（3）急性肾功能障碍病人。

（4）严重高血糖未控制的病人。

3. 肠外营养的输入途径　输入途径包括中心静脉营养支持（central parenteral nutrition，CPN）和周围静脉营养支持（peripheral parenteral nutrition，PPN）两种途径。

（1）CPN 是指全部营养要素通过中心静脉补充的营养支持方式。适用于肠外营养超过两周者，营养液渗透压高于 800~900mmol/L。主要通过颈内静脉、锁骨下静脉、股静脉或经外周的中心静脉插管（PICC）。

（2）PPN 是指通过外周静脉导管全面输送蛋白质和热量的方法。适用于病情轻、用量少的短期（两周内）肠外营养者；营养液渗透压低于 800~900mmol/L；中心静脉置管禁忌或不可行者；导管感染或有脓毒症者。

4. 供给方式

（1）全营养混合液输注：是目前临床最常用的营养液输注方式。全营养混合液（total nutrient admixture，TNA）输注法，又称为"全合一"营养液输注法，就是将每天所需的营养物质在无菌条件下按次序混合输入由聚合材料制成的输液袋或玻璃容器内再输注，此方法保证了所提供的营养物质的完整性和有效性。

（2）单瓶输注：在无条件应用全营养混合液供给方式时可采用单瓶方式输注营养液。缺点是各营养素非同步输注而造成某些营养素的浪费或负担过重。

5. 常见并发症及其护理

（1）机械性并发症：①导管堵塞是 PN 最常见的并发症之一。护士在巡视过程中应注意调整输液速度，以免因凝血而发生导管堵塞。输液结束时使用生理盐水或配制好的肝素溶液进行正压封管。②置管操作并发症，如气胸、血胸、皮下气肿、血管与神经损伤等。护士应熟练掌握操作技术与流程规范，操作过程动作轻柔，可减少此类机械性损伤。③空气栓塞可发生在置管、输液及拔管过程中。护士置管时应嘱病人头低位，操作者严格遵守操作规程，对于清醒病人应嘱其屏气；输液过程中加强巡视，液体输完应及时补充，最好应用输液泵进行输注；导管护理时应防止空气经导管接口部位进入血液循环，拔管引起的空气栓塞主要是由于拔管时空气可经长期置管后形成的隧道进入静脉；拔管速度不宜过快，拔管后应密切观察病人的反应。

（2）感染性并发症：是 PN 最常见、最严重的并发症。感染的主要原因是插管过程中无菌操作不严格、医疗器具或溶液污染和静脉血栓形成。导管引起局部或全身性感染是肠外营养主要的并发症。会出现化脓性静脉炎，严重者可引起脓毒症，并且发生局部和全身真菌感染的机会较多。应严格无菌操作，操作动作要轻柔，选择合适的导管，固定的导管不能随意拉出或插进，避免从导管抽血或输入血液制品，液体输入要现用现配，输液袋每天更换，出现原因不明的寒战、高热应拔除导管，并对导管尖端进行培养，根据致病菌种类进行针对性治疗。

（3）代谢性并发症：病人可发生电解质紊乱，如低钾血症、低镁血症、低血糖或高血糖等。因此，应在 PN 时严密监测电解质及血糖与尿糖变化，及时发现代谢紊乱，并配合医生实施有效处理。

（二）肠内营养

1. **适应证**　胃肠功能恢复、能耐受肠内营养，并且实施肠内营养不会加重病情者，均应尽早创造条件实施肠内营养支持。

2. **禁忌证**　肠梗阻、肠道缺血或腹腔间隔室综合征的病人；严重腹胀、腹泻，经一般治疗无改善的病人。

3. **输注途径**　包括口服、鼻胃管、鼻十二指肠管、鼻空肠管、胃造口、空肠造口等多种方式。具体途径选择取决于疾病情况、喂养时间长短、病人精神状态及胃肠道功能。

(1) 口服途径：是最经济、最简便、最安全的投给方式，且符合人体正常生理过程。

(2) 鼻胃管、鼻十二指肠管、鼻空肠管途径：适用于营养治疗不超过4周的病人，最理想的治疗途径是放置细鼻胃管。此途径简单易行，是目前临床最常采取的给养方式。

(3) 胃造口途径：适用于较长时间不能经口进食者，此方式接近正常饮食，方法简便。操作方法有两种，一种方法为剖腹胃造口术；一种为经皮内镜胃造口术（percutaneous endoscopic gastrostomy，PEG）。PEG是近几年发展起来的新型胃造口方法，具有不需剖腹和麻醉、操作简便、创伤小等优点。

(4) 空肠造口途径：优点很多，是目前临床肠内营养治疗应用最广泛的途径之一。

空肠造口的优点为：①呕吐和误吸的发生率低；②肠内营养与胃肠减压可同时进行，对肠外瘘及胰腺疾病病人尤为适宜；③可长期放置喂养管，尤其适用需长期营养治疗的病人；④病人可同时经口进食；⑤病人无明显不适感，心理负担小，机体活动方便，生活质量好。

4. **肠内营养的输注方式**　可采取间歇给予，即将肠内营养液分次喂养，每日4~7次，10~20分钟内要输注200~400ml；连续给予，即24小时内利用重力或营养泵将肠内营养剂持续输注到胃肠道的方式。

5. **常见并发症及护理**　EN的主要并发症为感染性并发症、机械性并发症、胃肠道并发症和代谢并发症。

(1) 感染性并发症：其中吸入性肺炎是最常见的感染性并发症；误吸导致的吸入性肺炎是EN最常见和最严重的并发症。护理：一旦发生误吸应立即停止EN，促进病人气道内的液体与食物微粒排出，必要时应通过纤维支气管镜吸出，遵医嘱应用糖皮质激素防治肺水肿及应用有效抗生素治疗感染。

> 🔖 **考点提示**：吸入性肺炎的紧急处理措施

(2) 机械性并发症：①黏膜损伤。可因置管操作过程或喂养管对局部组织的压迫，而引起黏膜水肿、糜烂或坏死。护理时护士应选择直径适宜、质地柔软且有韧性的喂养管，熟练掌握操作技术，置管时动作轻柔。②喂养管堵塞。最常见的原因是膳食残渣或粉碎不全的药片黏附于

> 🔖 **考点提示**：肠内营养病人出现恶心、呕吐与腹胀的主要原因

管腔壁，或药物与膳食不相溶形成沉淀附于管壁所致。发生堵塞后可用温开水低压冲洗，必要时重新置管。③喂养管脱出。喂养管固定不牢或病人躁动及严重呕吐均可导致喂养管脱出，不仅使EN不能顺利进行，而且经造瘘置管的病人还有引起腹膜炎的危险。护士置管后应妥善固定导管，加强护理与观察，严防导管脱出，一旦喂养管脱出应及时重新置管。

(3) 胃肠道并发症：①恶心、呕吐与腹胀。接受EN的病人有10%~20%可发生恶心、呕吐与腹胀，主要见于营养液输注速度过快、乳糖不耐受、膳食口味不耐受及膳食中脂肪含量过多等。护士应根据情况减慢输注速度、加入调味剂或更改膳食品种等。②腹泻。是EN最常见的并发症，主要见于低蛋白血症和营养不良时小肠吸收力下降；乳糖酶缺乏症者应用含乳糖的肠内营养膳食；肠腔内脂

肪酶缺乏,脂肪吸收障碍;应用高渗性膳食;营养液温度过低及输注速度过快;同时应用某些治疗性药物等。一旦发生腹泻应首先协助医生查明原因,针对病因进行处置,必要时可遵医嘱对症给予止泻剂。

(4)代谢性并发症:高血糖和低血糖都是最常见的代谢性并发症。高血糖常见于高代谢状态的病人、接受高碳水化合物喂养者及接受糖皮质激素治疗的病人;而低血糖多发生于长期应用肠内营养而突然停止时。对于接受 EN 的病人应加强对其血糖的监测,出现血糖异常时应及时报告医生进行处理。另外,停止 EN 时应逐渐减量,避免突然停止。

第三节 ICU 常用的监测技术

📖 **导入情景**

病人,男性,61 岁,退休公务员。因"恶心、呕吐 3 天,腹痛伴心慌、气短半天"入院。既往有冠心病史 5 年,糖尿病史 10 年,2 年前曾患肠梗阻。入院初步诊断为机械性肠梗阻、空腔脏器穿孔。立即在全麻下行剖腹探查术,术中见腹腔内有约 1 500ml 黄色肠内容物,粪臭味,回肠肠管有一约 1.5cm 穿孔。遂行小肠部分切除术,大量温盐水冲洗腹腔,放置腹腔引流管,关闭腹腔。术毕病人转入 ICU 后,出现神志模糊,血压不稳定,最低时 65/48mmHg,心率 110 次/min,无尿,血氧饱和度波动于 70%~90%,现医生诊断为感染性休克。

工作任务
1. 针对性给该病人使用监护项目。
2. 进行各监测项目参数的观察、分析,评估病人机体功能状态。

一、循环系统功能监测

循环系统功能监测是反映心血管系统功能状态,包括心脏、血管、血液、组织氧供应的功能指标,是临床危重症病人病情观察的重要依据。

(一)心电监测

心电监测是用心电监测仪监测心率、心律失常及起搏器功能,适用于心律失常、心力衰竭、心绞痛、心肌梗死、各类休克、严重电解质紊乱、各类大手术等危重病人。

1. 心电监测的意义

(1)观察心电活动:监测心率、心律变化,对发现心律失常、识别心律失常性质,具有独特的诊断价值。

(2)观察心电波形变化:诊断心肌损害、心肌缺血及电解质紊乱,持续的心电监测可及时发现心肌缺血或心肌梗死和早期电解质紊乱。

(3)监测治疗效果:通过心电监测可及时、有效指导评价抗心律失常等各种治疗方法的疗效及不良反应。

(4)判断起搏器的功能:监测安装临时起搏器病人的起搏信号、感知功能,监测电复律病人的心律。

2. 心电监测的方法

(1)心电监测的种类

1)12 导联或 18 导联心电图:是用心电图机进行描记而获得的即时心电图,12 导联心电图包括 3 个标准肢体导联,即 I、II 和 III 导联;3 个加压肢体导联,即 aVR、aVL 和 aVF 导联;6 个胸导联,V_1、V_2、V_3、V_4、V_5、V_6 导联。18 导联心电图是在 12 导联心电图基础上增加了 6 个胸导联,即 V_{3R}、V_{4R}、V_{5R}、V_7、V_8、V_9 导联。

2)心电监护:是用床边监护仪连续、动态监测病人的心脏功能、血压、呼吸、血氧饱和度、体温等数据。

心电监护具有以下功能:①床边监护仪配置了多种探头,可以同时持续动态监测心电图、心率、血压、血氧饱和度、呼吸和体温,实时显示各种数据与波形;②具有记忆和监测项目参数的上下限报警功能;③图像冻结功能,可使心电图波形显示停下来,以供仔细观察和分析;④数小时至 24 小时各参数的趋向显示和记录。急危重症病人均应进行心电监护。由一台中央监测仪和数台床边监测仪可组成心电监护系统,用于同时监测和记录若干个病人的心脏功能、血压、呼吸、血氧饱和度、体温等数据,是 ICU 最常用的心电监测方法。

3)动态心电图:记录仪部分是随身携带的小型心电图磁带记录装置,通过胸部皮肤电极可记录 24~48 小时心电图波形,可记录心脏不同负荷状态下的心电图变化,分析仪部分可应用微机进行识别。主要用于冠心病和心律失常诊断,尤其是无症状性心肌缺血的诊断与评估。但心电异常只能是通过回顾性分析,不能用于危重病人连续、实时的心电图监测。

4)遥控心电图监护仪:该监护仪不需用导线与心电图监护仪相连,中心台可同时监测 4~8 个病人,遥控半径可达 30~100m,病人身旁可携带一个发射仪器。

(2)心电监护导联连接及其选择:常用的监护仪使用的心电图连接方式有 3~5 个电极。每种监护仪都标有电极放置位置示意图,可具体参考执行。

常用的监护导联:①综合 I 导联。正极放在左锁骨中点下缘,负极放在右锁骨中点下缘,无关电极置于剑突右侧,其心电图波形类似 I 导联。②综合 II 导联。正极置于左腋前线第 4 肋间,负极置于右锁骨中点下缘,无关电极置于剑突右侧,其优点是心电图振幅较大,心电图波形类似 V_5 导联。③综合 III 导联。正极置于左腋前线第 5 肋间,负极置于左锁骨中点下缘,无关电极置于剑突右侧,心电图波形类似标准 III 导联。④ CM 导联。是临床监护中常选用的连接方法(表 4-1)。临床应用时,II 导联的 P 波清晰,主要用于监测心律失常。II、V_5 导联是临床上监测心肌缺血的最常用导联。

表 4-1 CM 导联连接方法

标准肢体导联	正极	负极	无关电极
I	左上肢(LA)	右上肢(RA)	左下肢(LF)
II	左下肢(LF)	右上肢(RA)	左上肢(LA)
III	左下肢(LF)	左上肢(LA)	右上肢(RA)

五导联装置电极片安放位置:白色(RA)放置于右锁骨中线的第一肋间,黑色(LA)放置于左锁骨中线的第一肋间,棕色(C/V)放置于胸骨右缘第四肋间,红色(LL)放置于左锁骨中线六、七肋间,绿色(RL)放置于右锁骨中线六、七肋间。

考点提示:五导联装置电极片安放位置

(二) 血压监测

动脉血压是血流对动脉管壁的侧压力，是推动血液在血管内向前流动的动力。动脉血压与器官血流呈正相关，主要受心功能、外周血管阻力、有效循环血容量等因素的影响。在安静状态下，正常成年人的血压范围是收缩压 90~140mmHg，舒张压 60~90mmHg，脉压为 30~40mmHg。

1. 测量方法

(1) 无创血压监测：在危重病人监护中，振荡测压法是目前应用最广泛的自动无创动脉血压监测方法。即上臂缚上袖套，测压仪设置时间后可定时自动使袖套充气或放气，通过压力换能器将肱动脉压力转换为电信号，测压仪能够自动显示收缩压、舒张压、平均动脉压和脉率。该仪器的特点是可根据不同年龄选择不同型号的袖套，应用对机体组织没有机械损伤的方法，间接取得有关心血管功能的各项参数，并发症少。但局限性是易受外界因素的影响，如病人活动、病人血压过低或过高、心律失常等因素影响其准确性。

无创血压监测的优点：①无创伤性，适用范围广，可重复测量；②操作简便容易掌握；③可按需定时测压，省时省力；④与实际动脉血压有良好的相关性，测平均动脉压尤为准确。缺点：①不能够连续监测；②不能够反映每一心动周期的血压变化；③不能够显示动脉波形；④易受肢体活动和袖带影响，长时间绑扎袖带可出现上肢缺血、麻木等并发症。

(2) 有创血压监测：是经体表动脉穿刺插入导管和监测探头到心脏和(或)血管腔内，利用监测仪直接测出血压的方法(图 4-1)。是最准确的血压测量方法，它可以反映每一心动周期内的收缩压、舒张压和平均动脉压。

有创血压监测优点：①除监测血压外，还通过动脉压的波形能初步判断心脏功能，评估右心室收缩能力；②经穿刺导管抽取动脉血标本，监测机体电解质、酸碱度变化；③通过动脉波形描记可了解心脏情况，判断是否有心律失常；④在体外循环转流时动脉搏动消失，无创方法不能测到血压时，仍能连续监测动脉压。缺点：相对无创血压监测，增加并发症机会。

并发症的防治：最常见并发症是血栓形成或栓塞，严重致肢体缺血，甚至坏死。还可发生出血、感染、动静脉瘘等并发症。防治措施有：①穿刺针不宜选择太粗，尽可能地减少动脉损伤；②操作严格无菌；③留置期间应定时用肝素稀释液加压冲洗测压管道系统；④置管时间不宜太长，一般不超过7天。

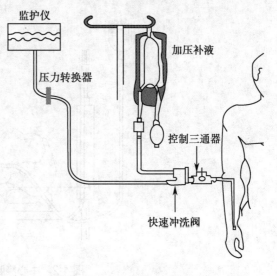

图 4-1 有创动脉血压测压系统示意图

2. 血压监护的临床意义

(1) 收缩压：主要由心肌收缩力和心排血量决定，其重要性在于克服各脏器的临界关闭压，保证脏器的供血。如肾的临界关闭压为 70mmHg，当收缩压低于此值时，肾小球缺血、滤过率减少，发生少尿。

(2) 舒张压：主要由外周血管阻力决定，其重要性在于维持冠状动脉灌注压。

(3) 脉压：收缩压与舒张压之差，与心脏每搏排血量和血容量有关。大量心包积液或血容量不足时，脉压缩小。

(4)平均动脉压:是心动周期每一瞬间动脉血压的平均值。平均动脉压 = 舒张压 +1/3 脉压。平均动脉压与心排血量和体循环血管阻力有关,是反映脏器组织灌注良好与否的指标之一。

(三)中心静脉压监测

中心静脉压(CVP)是指上、下腔静脉与右心房交界处的压力,反映右心功能和血容量状态。

1. 适应证

(1)需要持续测定中心静脉压用于评估右心功能或血容量,如大中型手术、休克、脱水、失血、血容量不足、右心功能不全等。

(2)大量静脉输血、输液或需要完全胃肠外营养支持的病人提供静脉通道和监测。

2. 正常值　$5\sim12cmH_2O$($0.49\sim1.18kPa$)。

3. 临床意义　能反映循环血量和右心功能之间的关系,对指导治疗具有重要的参考价值。小于 $5cmH_2O$ 提示右心房充盈不良或血容量不足;大于 $20cmH_2O$ 提示右心功能不全或血容量超负荷。

> 考点提示:CVP 的正常值及临床意义

4. 测量方法　最常用的监测方法为经皮穿刺中心静脉置管监测中心静脉压,最常用的穿刺部位为颈内静脉或锁骨下静脉,还可选择颈外静脉、股静脉,穿刺后将导管插至上腔静脉或右心房,连接测压装置等进行监测(图 4-2)。严格遵守操作规程,可避免出现气栓、血栓、气胸、血胸、神经损伤等并发症。

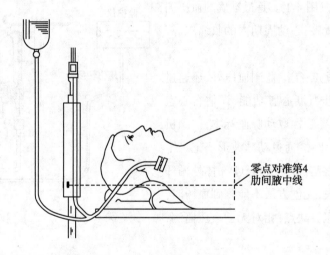

零点对准第4
肋间腋中线

图 4-2　中心静脉压简易测压示意图

5. 监护注意事项　①确定导管插入上腔静脉距离右心房大约 2cm 处,零点置于右心房水平即:仰卧位第 4 肋间腋中线水平,侧卧位胸骨右缘第 4 肋间水平;②置管期间加强观察和护理,确保静脉内导管和测压管道系统内无凝血、无空气,管道无扭曲等;③严格无菌技术操作,每日消毒穿刺部位、更换测压管道及输液系统。

(四)肺动脉楔压监测

肺动脉楔压(pulmonary artery wedge pressure,PAWP)是指漂浮导管在肺小动脉楔入部位所测得的压力。能间接反映左心舒张末期时的压力,是检测左心室前负荷和左心功能的指标。

1. 正常值　$12\sim18mmHg$。

2. 适应证　①急性呼吸窘迫综合征(acute respiratory distress syndrome,ARDS)并发左心衰;②循环功能不稳定病人;③区分心源性肺水肿和非心源性肺水肿。

3. **临床意义** 用以评估左心前负荷和右心后负荷,有助于判定左心室功能,反映血容量是否充足。>18mmHg,提示左心功能不全、急性肺水肿;<6mmHg 提示体循环血量不足;同时也是诊断急性肺损伤和 ARDS 的重要指标。

二、呼吸系统功能监测

呼吸功能监测主要是对病人的呼吸运动、容量状态、力学、呼出气体分析及动脉血气分析等方面进行评估,从而动态了解病人肺通气和换气功能。

(一)呼吸运动监测

1. **呼吸频率(RR)** 正常成年人 RR 为 10~20 次 /min。呼吸频率的增快或减慢,如成人 RR <6 次 /min 或 >35 次 /min 提示可能发生呼吸功能障碍。

2. **常见的异常呼吸类型**

(1)哮喘性呼吸:发生在哮喘、肺气肿及其他喉部以下有阻塞者,其呼气时间较吸气时间延长,并带有哮鸣。左心功能不全引起的阵发性夜间呼吸困难,又称为心源性哮喘,是哮喘性呼吸困难的一种,常在夜间熟睡中发作,被迫坐起。

(2)紧促式呼吸:呼吸运动浅促而带有弹性,又称为限制性呼吸。多见于胸膜炎、胸腔肿瘤、肋骨骨折、胸背部剧烈扭伤、颈或胸椎疾病引起疼痛者。

(3)深浅不规则呼吸:常以深浅不规则的方式进行呼吸,多见于周围循环衰竭、脑膜炎或因各种因素引起的意识丧失者。

(4)叹息式呼吸:呼吸呈现叹息状,此种方式多见于神经质、过度疲劳,也可见于循环衰竭病人。

(5)蝉鸣性呼吸:病人吸气时发生困难,出现高音调啼鸣声,严重时可同时出现"三凹征"。多是因为会厌部发生部分阻塞引起。

(6)鼾音呼吸:病人在呼吸期间可闻及粗啰音,主要与上呼吸道中有大量分泌物潴留,或舌根后坠气道狭窄时,空气进出而形成,多见于昏迷或咳嗽反射无力者。

(7)点头式呼吸:因胸锁乳突肌收缩,在吸气时,下颌向上移动,在呼气时,下颌又重返原位,又称为下颌呼吸,多见于濒死病人。

(8)潮式呼吸:呼吸由浅慢到深快再到浅慢,出现一段呼吸暂停,如此呈周期性,每一周期 30~70 秒,提示出现严重的呼吸中枢抑制。

(二)呼吸容量监测

1. **潮气量(VT)** 指每一次平静呼吸时吸入或呼出的气体量,反映人体静息状态下的通气功能。正常成人为 8~12ml/kg 体重,平均值为 10ml/kg 体重。潮气量减小见于间质性肺炎、肺纤维化、肺梗死等。当潮气量 <5ml/kg 时,即为接受人工通气的指征。

2. **肺活量(VC)** 为深吸气后再深呼气所能呼出的最大气量,正常值为 60~70ml/kg。当有肺实质损害疾病,胸廓或膈肌活动度减低、受限等均可使肺活量降低。当 VC<15ml/kg 为气管插管或呼吸机应用指征。

3. **分钟通气量(MV 或 VE)** 是静息状态下每分钟呼出或吸入的气体量,是肺通气功能最常用的监测指标之一。VE=VT×RR。正常值为 6~8L/min,成人 VE>10L/min 常提示通气过度,VE<4L/min 则提示通气不足。

4. **功能残气量(FRC)** 是平静呼气后肺内所残留的气量,起着稳定肺泡气体分压的生理作用。功能残气量减去补呼气量即为残气量(RC),正常成年人残气量占肺总量比值为 20%~30%,高于

40% 多见于肺气肿。

5. 肺泡通气量(VA) 是静息状态下每分钟吸入气量中能到达肺泡进行气体交换的有效通气量。等于潮气量减去无效腔量后再乘呼吸频率,正常值为 4.2L/min,它反映真正的气体交换量。肺泡通气量不足可致缺氧、二氧化碳潴留、呼吸性酸中毒发生。

6. 时间肺活量(TVC) 又称为用力呼气量(FEV)或用力肺活量(FVC),正常值为第 1 秒占肺活量的 83%,第 2 秒占 94%,第 3 秒占 97%,时间肺活量减低常代表有肺阻塞性通气障碍。

7. 生理无效腔容积(VD) 是解剖无效腔的容积之和。VD/VT 的比值反映通气的效率,正常值为 0.2~0.35,当 VD/VT 增加时,肺泡通气 / 血流比例失调,无效通气量增加。

> 考点提示:$P_{ET}CO_2$ 的正常值

(三) 呼气末二氧化碳分压($P_{ET}CO_2$)监测

属于无创监测,临床上常用红外线 CO_2 分析仪连续无创监测呼吸周期中的 CO_2 浓度。$P_{ET}CO_2$ 正常值为 30~45mmHg,在无明显心肺疾病的病人,$P_{ET}CO_2$ 高低与 $PaCO_2$ 数值相近,可判断肺通气功能状态和计算二氧化碳的产生量,也可反映循环功能和肺血流情况,判断人工气道的位置与通畅情况,指导呼吸机参数的设置及调整。

(四) 脉搏血氧饱和度监测

脉搏血氧饱和度(SpO_2)监测,现被称为第五生命体征监测,是利用脉搏血氧饱和度仪测得病人的脉搏波动分析来测定的血氧饱和程度,与病人即刻实际动脉血氧饱和度有显著相关性,可及时发现病人的低氧血症,也是反映氧合功能的重要指标。属于无创监测,能持续经体表监测血氧饱和度,具有无创性、操作简便等优势,持续监测有减少有创动脉血气分析的次数,现已普遍用于 ICU 病房。

1. 原理 血红蛋白具有光吸收特性,但氧合血红蛋白和游离血红蛋白吸收不同波长的光线,利用分光光度计比色的原理,测出随着动脉搏动血液中氧合血红蛋白和游离血红蛋白对不同波长光线的吸收光量,来间接计算出病人的 SpO_2 的高低。

2. 方法 儿童多采用夹耳垂法,成人多用夹手指法,对末梢循环差、手指有损伤或感染、涂指甲油的病人可选用夹耳垂法。

3. 监测意义 SpO_2 正常值为 96%~100%,<90% 时常提示有低氧血症。

> 考点提示:SpO_2 的正常值及意义

4. 注意事项 ①强光受干扰,应遮光;②应与无创血压监测分放两臂;③耳夹或手指夹每 1~2 小时更换一次部位,防组织过久受压;④因为一氧化碳中毒时碳氧血红蛋白与氧合血红蛋白吸光谱非常接近,因此一氧化碳中毒时不能以 SpO_2 监测结果来判断是否存在低氧血症。

> 考点提示:SpO_2 监测的注意事项

三、动脉血气分析监测

动脉血气分析是反映肺换气功能的常用指标之一。

(一) 常用监测指标及其临床意义

1. 动脉血氧分压(PaO_2) 是血液中物理溶解的氧分子所产生的压力。成人正常值为 80~100mmHg,并随着年龄的增加而下降,是判断有无缺氧及缺氧程度的主要指标。PaO_2 60~80mmHg 提示轻度缺氧;PaO_2 40~60mmHg 提示中度缺氧;PaO_2 20~40mmHg 提示重度缺氧。临

> 考点提示:PaO_2、SaO_2、CTO_2、$PaCO_2$ 的正常值

床上以 $PaO_2 < 60mmHg$ 作为诊断呼吸衰竭的实验室依据,也是诊断酸碱失衡的间接指标。

2. 动脉血氧饱和度(SaO_2) 是指血红蛋白被氧饱和的程度,以百分比表示,即血红蛋白的氧含量与氧容量之比乘以 100%。正常值为 96%~100%。SaO_2 与血红蛋白的多少没有关系,主要受 PaO_2、血红蛋白和氧亲和力的影响。

3. 动脉血氧含量(CTO_2) 是指 100ml 动脉血中所含氧的量,包括溶解于动脉血中的氧量和与血红蛋白结合的氧量。CTO_2 正常值为 160~200ml/L。

4. 动脉血 CO_2 分压($PaCO_2$) 是血液中物理溶解的 CO_2 所产生的压力,是反映通气状态和酸碱平衡的重要指标。正常值为 35~45mmHg,主要受呼吸因素影响,$PaCO_2 \geq 50mmHg$ 为是诊断 II 型呼吸衰竭的实验室依据。

5. 血 pH 反映血液的酸碱度,正常值为 7.35~7.45,平均值为 7.40。pH<7.35 为酸中毒,pH>7.45 为碱中毒。pH 是一个综合性指标,它既受代谢因素影响又受呼吸因素影响。

6. 动脉血 HCO_3^-(AB 和 SB) 动脉血 HCO_3^- 是以标准碳酸氢盐(SB)和实际碳酸氢盐(AB)来表示的。SB 是血浆温度在 37℃,SaO_2 100% 的条件下,经用 $PaCO_2$ 为 40mmHg 的气体平衡后所测得的 HCO_3^- 浓度,正常值为 22~27mmol/L;AB 是指经气体平衡处理的人体血浆中 HCO_3^- 的真实浓度(血气分析报告中 HCO_3^- 的值即指 AB),正常值为 22~27mmol/L。与 SB 相比,AB 包含了呼吸因素的影响。当两者都升高且 AB>SB 时,提示代谢性碱中毒或呼吸性酸中毒代偿;当两者均降低,且 AB<SB 时,提示代谢性酸中毒或呼吸性碱中毒代偿。

7. 碱剩余(BE) 是指在标准条件下(血浆温度在 37℃、$PaCO_2$ 为 40mmHg、SaO_2 100%)将 1 000ml 动脉血 pH 滴定至 7.40 所需的酸或碱量。正常值 ±3mmol/L。一般不受呼吸因素影响,是判断代谢性酸碱失衡的指标。

(二)影响血气分析结果的因素

1. 心理因素 恐惧、紧张等诱发呼吸加速可致 $PaCO_2$ 降低;或疼痛、害怕而屏气可发生通气不足致 $PaCO_2$ 升高。

2. 采血量及肝素浓度 采集动脉血标本前,必须用肝素钠稀释液湿润注射器,目的是防止血液凝固影响实验结果。但肝素用量过多可造成稀释性误差,使血 pH、$PaCO_2$ 偏低、PaO_2 偏高,出现假性低碳酸血症。肝素过少起不到抗凝作用。国际生化联合会(IFCC)推荐血气标本中肝素的最终浓度为 50U/ml。

3. 采血时机 病人在吸氧时会明显影响动脉血气分析结果,如病情允许可停止吸氧或机械通气 30 分钟后采血进行血气分析。

4. 送检标本时间 采血后应立即拔出针头,使之与空气隔绝防止空气进入,$PaCO_2$、PaO_2 和乳酸的检测必须在 15 分钟内完成,其余项目要求在 60 分钟内完成。需做乳酸检测的标本检测前必须冷藏保存,其他项目检测标本可在室温或冷藏条件下保存,但都不超过 1 小时。

四、消化系统功能监测

(一)肝功能监测

主要包括临床症状监测和各项实验室检查指标监测。

1. 临床症状监测 精神症状与意识状态监测,因为肝功能失代偿时出现代谢异常导致肝性脑病,会出现精神症状及意识障碍的表现。

2. 黄疸监测 黄疸是肝功能障碍的主要表现,出现早且进展迅速。黄疸与血清总胆红素(STB)

水平直接相关,血清总胆红素正常值为 3.4~17.1μmol/L,升高常见于肝细胞损伤及胆汁淤积。

3. 血清酶监测　正常人体血清丙氨酸氨基转移酶(ALT)<40U/L,血清门冬氨酸氨基转移酶(AST)<40U/L,肝细胞受损时转氨酶随之升高。

4. 血清蛋白监测　测定血清蛋白水平和分析其组成的变化可以了解肝对蛋白质的代谢功能。主要测定血清总蛋白(TP)、血清白蛋白(ALB)和血清球蛋白(GLB)。正常值是血清总蛋白 60~80g/L、血清清蛋白 40~50g/L、血清球蛋白 20~30g/L。血清清蛋白 / 血清球蛋白的比值为(1.5~2.5):1。肝功能障碍时血清清蛋白降低、血清球蛋白增高,甚至出现血清清蛋白 / 血清球蛋白的比值倒置。当血清清蛋白低于 28g/L 时可出现腹腔积液。

> 考点提示:肝功能障碍时血清蛋白的变化

5. 凝血功能监测　肝功能受损时导致凝血因子合成减少,凝血功能异常,常用指标有凝血酶原时间(PT)及国际标准化比值(INR)、活化部分凝血酶原时间(APTT)、凝血酶时间(TT)及纤维蛋白原(FIB)等,临床上凝血酶原时间延长及国际标准化比值升高可反映肝脏合成功能减低。

6. 血氨检测　体内蛋白代谢产生有毒性的氨,正常肝脏将血氨合成尿素经肾脏排出体外。血氨正常值为 18~72μmol/L,肝功能受损时血氨升高,易诱发肝性脑病。

(二)胃肠黏膜内 pH 值监测

胃肠道缺血引起胃肠黏膜屏障受损是胃肠功能障碍发生的重要启动因素,常是多器官功能障碍综合征早期表现之一。胃肠黏膜内 pH 值(intramucosal pH,pHi)能够早期敏感反映发生过程中胃肠黏膜缺氧及病人病情变化情况,成为判断危重病人复苏的一项重要监测指标。

1. 监测方法　pHi 最准确的方法是采用 pH 微电极直接法监测,但操作过程复杂,在临床应用较少。目前应用较多的是间接法监测,有生理盐水张力法,还有空气张力法即运用胃张力监测仪进行间接测定。

2. 监测意义　pHi 正常值范围为 7.35~7.45。主要用于评估组织的氧合、灌注状态,是否存在组织黏膜缺血缺氧低灌注,因此 pHi 监测可判断复苏和循环治疗效果;脓毒症病人预后评估最有价值的指标是 pHi 和动脉血乳酸值;当发生严重并发症时,其他生命体征改变前数小时甚至数天,pHi 已发生明显变化,因此 pHi 可用于危重病人并发症和预后的预测。

五、泌尿系统功能监测

(一)尿量监测

尿量变化是反映肾功能改变最直接的指标,在临床上通常记录 1 小时及 24 小时尿量。在血容量充足的前提下,正常成人尿量为 1ml/(kg·h)。当 1 小时尿量少于 30ml 时,多为肾血流灌注不足,间接提示全身血容量不足;当 24 小时尿量少于 400ml 称为少尿,表示有一定程度肾功能损害;24 小时尿量少于 100ml 为无尿,是肾衰竭的诊断依据之一。

> 考点提示:尿量变化的临床意义

(二)肾小球功能监测

1. 血尿素氮(BUN)　测定血中 BUN 的含量,可以判断肾小球的滤过功能。

(1)正常值:2.9~6.4mmol/L。

(2)临床意义:肾功能轻度受损时,尿素氮可无变化,当尿素氮高于正常时,肾的有效肾单位往往已有 60%~70% 的损害。因此,尿素氮测定不是一项敏感方法。但尿素氮增高的程度与尿毒症病情严重程度呈正比,进行性升高是肾功能损伤进行性加重的重要指标之一。

2. 血肌酐　肌酐由肾小球滤过而排出体外,故血清肌酐浓度升高反映肾小球滤过功能减退。

(1)正常值:58~106μmol/L。

(2)临床意义:肌酐受食物影响较小,主要为肌肉代谢产生,由肾小球滤过而排出体外,故血清肌酐浓度升高反映肾小球滤过功能减退。各种类型的肾功能不全时,血肌酐明显增高。

(三)肾浓缩 - 稀释功能监测

主要用于监测肾小管的重吸收功能。现在临床上常采用简化的或改良的浓缩 - 稀释试验。方法为:在试验的 24 小时内病人保持日常的饮食和生活习惯,晨 8 时排弃尿液,自晨 8 时至晚 8 时每 2 小时留尿一次,晚 8 时至次晨 8 时留尿一次,分别测定各次尿量和尿比重。

1. 正常值　昼尿量与夜间尿量之比为(3~4):1;夜间 12 小时尿量应少于 750ml;最高的一次尿比重应在 1.020 以上;最高与最低尿比重之差应大于 0.009。

2. 临床意义　夜间尿量超过 750ml 常为肾功能不全的早期表现。昼间各份尿量接近,最高尿比重低于 1.018,则表示肾浓缩功能不全。尿比重如固定在 1.010 左右,见于慢性肾炎、高血压病、肾动脉硬化等的晚期,提示肾小管浓缩功能损害严重。

六、神经系统功能监测

(一)颅内压的监测

1. 颅内压值　正常成人平卧时颅内压为 10~15mmHg。颅内压 15~20mmHg 为轻度增高,20~40mmHg 为中度增高,>40mmHg 为重度增高。

2. 适应证　①进行性颅内压升高的病人,如脑水肿、脑脊液循环通路受阻、颅脑外伤、颅内感染等;②颅脑手术后颅骨骨瓣复位不当或包扎过紧所致的脑水肿,或因术后疼痛引起颅内压变化,需要颅内压监测;③机械通气使用呼气末正压(PEEP)的病人,包括重症颅脑损伤或其他原因,可根据颅内压改变进行调整。

3. 临床意义　①有利于及早发现颅内压增高,并配合其他辅助检查诊断中枢神经系统疾病;②结合颅内压监测,能及早发现颅内压升高,避免继发性脑损伤;③通过颅内压监测,有助于观察各种降颅内压治疗的效果和预后评估。

(二)脑电图、脑血流图

1. 脑电图监测　脑电图是应用脑电图记录仪,将脑部产生的自发性生物电流放大后,记录获得的图形,通过脑电活动的频率、振幅、波形变化,了解大脑功能状态。脑电活动变化可以反映脑部本身疾病,还可以根据异常脑电图呈弥散性或局限性以及节律变化等估计病变的范围和性质,对某些颅外疾病也有一定的诊断价值。

2. 脑血流图监测

(1)脑电阻(REG)检查:主要反映脑血管的血流充盈度、动脉壁弹性和血流动力学变化,对判断脑血管和脑功能状态有一定临床意义,并广泛应用于临床。

(2)彩色多普勒超声显像血流测定:为非创伤性的简单监测方法,只需要将探头置于所测部位,即可以对受检动脉显示出局部血流彩色影像,直接反映病变部位及程度。

七、体温监测

(一)临床意义

发热是机体患病的一种病理生理反应,也是机体的生理防御反应。高热或持久发热使神经肌肉兴奋性增高,导致病人烦躁、谵妄、幻觉和惊厥;发热加速代谢,加重机体消耗,对循环、呼吸、肝、肾功能都有不利影响。在低温状态下,应激反应、免疫功能和造血、循环、呼吸以及肝肾功能都发生明显障碍,对机体极为不利。故对危重病人定期或连续体温监测极为重要。

(二) 监护方法与监测内容

1. 正常体温 正常成人体温随测量部位不同而异,口腔舌下温度为 36.3~37.2℃,腋窝温度为 36.0~37.0℃,直肠温度为 36.5~37.5℃。昼夜间可有轻微波动,清晨稍低,起床后逐渐升高,下午或傍晚稍高,但波动范围一般不超过 1℃。

2. 测温部位

(1) 直肠温度:为中心温度,临床上应用较多,主要反映腹腔脏器温度。

(2) 食管温度:为中心温度,将测温电极放置在咽喉部或食管下段。因其位置邻近心房,主要反映心脏或全动脉血液温度。

(3) 鼻咽温度:将温度计插到鼻咽部测得,主要反映脑部温度。

(4) 耳膜温度:将专用的耳鼓膜测温电极置于外耳道内鼓膜上,该处的温度可反映流经脑部血流的温度,认为与脑温非常接近。

(5) 口腔和腋下温度:腋下测温是常用监测体温部位,腋下温度一般比口腔温度低 0.3~0.5℃,将腋窝温度加 0.5~1℃与直肠温度接近,因口腔温度在临床应用上有诸多不便,被腋下温度代替。

3. 皮肤温度与中心温度差 皮肤温度能反映末梢循环状态,长期临床观察发现大腿内侧皮肤温度与平均皮肤温度非常接近,故现在常规将皮肤温度探头置于大腿内侧。中心温度探头置于后鼻孔或直肠内(距肛门 10cm),连续监测皮肤温度与中心温度,是了解外周循环灌注是否改善的有价值的指标。正常情况下,中心温度与平均皮肤温度温差应小于 2℃。皮肤温度低于中心温度 3~4℃可提示外周微循环差或存在低心排情况。温差逐渐进行性增大,是病情恶化的指标之一。

扫一扫,
看总结

扫一扫,
测一测

考点提示:中心温度与平均皮肤温度温差的临床意义

(武晓升 王 鑫 向 阳 张 孟)

第五章　心搏骤停与心肺脑复苏

扫一扫，
自学汇
（PPT）

 学习目标

1. 掌握心搏骤停的临床表现及判断、胸外心脏按压和口对口人工呼吸的操作、脑复苏主要措施。

2. 熟悉现场心肺复苏的基本程序、效果判断、注意事项以及高级生命支持的主要措施。

3. 了解心搏骤停的病因、脑复苏的结果。

4. 学会胸外心脏按压和口对口人工呼吸的操作方法和步骤。

5. 具有争分夺秒、时间就是生命的急救意识。

第一节　心　搏　骤　停

心搏骤停（sudden cardiac arrest）是指在严重致病因素的作用下心脏射血功能突然终止，引起全身组织器官缺血缺氧。心搏骤停是临床中最危重的急症，可迅速导致死亡，应尽早进行高质量的心肺脑复苏，维持有效的呼吸和循环，保证脑的血供，提高病人的存活机会，改善复苏后生存质量。

一、心搏骤停的病因

引起心搏骤停的原因分为心源性和非心源性两类。

1. **心源性**　心源性原因是因心脏本身的病变所致。冠状动脉粥样硬化性心脏病是造成成人心搏骤停的最主要原因。急性病毒性心肌炎、原发性心肌病、先天性心脏病和风湿性心脏病以及危险性心律失常也常导致心搏骤停。

> 考点提示：成人心搏骤停的
> 最主要原因

2. **非心源性**　各种原因所致呼吸停止；严重的电解质与酸碱平衡失调；严重创伤；药物中毒或变态反应；麻醉、手术意外；电击伤、雷击伤和溺水等意外伤害；诊断性操作如血管造影、心导管检查等均有可能造成心搏骤停。

不论何种原因都直接或间接影响心肌电活动和生理功能，或引起心肌收缩力减弱，心排血量降低；或引起冠状动脉灌注不足；或导致心律失常，最终导致心脏射血功能终止，引起心搏骤停。

二、心搏骤停的临床表现

心搏骤停后,血流运行立即停止,脑血流急剧减少,可引起明显的神经系统和循环系统症状。出现典型"三联征":突发意识丧失、呼吸停止、大动脉搏动消失。临床上具体可表现为:意识丧失或伴有全身短暂性抽搐。瞳孔散大、固定。面色苍白或发绀,听诊心音消失、脉搏摸不到、血压测不出。无效呼吸或呼吸停止。

三、心搏骤停的判断

1. 心搏骤停时,出现较早而且最可靠的临床征象是意识丧失伴大动脉搏动消失。心搏骤停的判断:专业急救人员根据病人突发意识丧失、呼吸停止、大动脉搏动消失快速作出心搏骤停的判断;非专业急救人员可根据病人突发意识丧失、呼吸停止快速作出心搏骤停的判断。

2. 根据心脏活动情况和心电图表现,心搏骤停可分为4种类型:

> 🔖 **考点提示**:成人心搏骤停心电图常见的类型

(1)心室颤动(ventricular fibrillation,VF):简称室颤,是心搏骤停最常见的类型。心室肌发生极不规则、快速而不协调的颤动,心电图表现为 QRS 波群消失,代之以大小不等、形态各异的颤动波,频率为 200~400 次/min(图5-1)。

(2)心室停搏(ventricular asystole,VA):是指心肌完全失去机械收缩能力,丧失排血功能。此时,心室没有电活动,可伴或不伴心房电活动。心电图往往呈一条直线,或偶有 P 波(图5-2)。

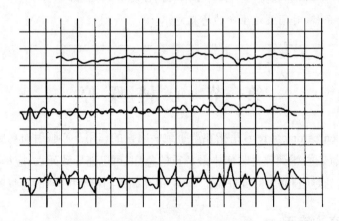

图5-1 心室颤动心电图表现

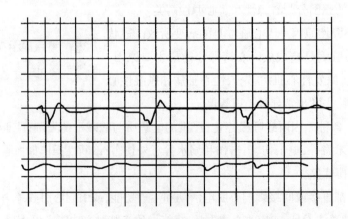

图5-2 心搏骤停和心电-机械分离心电图表现

（3）无脉性室性心动过速（pulseless ventricular tachycardia，PVT）：因室颤而猝死的病人，常先有室性心动过速，可为单形性或多形性室速表现，但大动脉并无波动。

（4）无脉性电活动（pulseless electrical activity，PEA）：也称电-机械分离（electrome-chanical dissociation，EMD），是指心脏有持续的电活动，但失去有效的机械收缩功能，丧失排血功能。心电图可表现不同种类的电活动，但往往测不到脉搏（图 5-2）。

以上 4 种类型的心搏骤停，其心脏活动和心电图表现各异，但血流动力学结果相同，即心脏不能有效收缩和射血，血液循环停止。

第二节 心肺脑复苏

📖 **导入情景**

某天，陈某晨起锻炼，跑步途中，突然感觉胸部不适，休息片刻并无缓解，由同伴拨打"120"，在等候急救车时陈某突然瘫软倒地，同伴呼之不应，无意识，这时救护车也刚好赶到。

工作任务

1. 救护队伍通过电话正确指挥现场救护。

2. 救护队伍赶到立即正确心肺复苏。

3. 救护队伍尽快将病人转送到医院，途中不中断救护。

心肺复苏（cardiopulmonary resuscitation，CPR）是指针对心跳和呼吸骤停所采取的急救措施，即应用胸外心脏按压或其他方法形成暂时的人工循环，并最终恢复心脏自主搏动和血液循环，用人工呼吸替代自主呼吸并最终恢复自主呼吸，达到挽救生命的目的。心肺脑复苏（cardiopulmonary cerebral resuscitation，CPCR）是指使心跳、呼吸骤停的病人迅速恢复循环、呼吸和脑功能的紧急医疗措施。脑复苏是在心肺复苏的基础上，加强对脑细胞损伤的防治和促进脑功能的恢复，此过程决定病人的生存质量。完整的 CPCR 可分为 3 个阶段：基础生命支持、高级生命支持和延续生命支持。

📖 **知识链接**

国际复苏联合会

国际复苏联合会于 1992 年 11 月 22 日成立于英国布莱顿，其具体任务是：①开展心肺脑复苏国际间的学术讨论；②对有争议或证据不足的复苏问题开展科学研究；③传授或培训 CPR 理论与技能；④收集、系统回顾和分享复苏领域的信息资源；⑤发表反映国际学术共识性的文献。

📖 **知识链接**

心肺复苏与心血管急救指南

心肺复苏与心血管急救指南（简称 CPR 与 ECC 指南）是基于对复苏文献资料的大量研究，并由多名国际复苏专家和美国心脏协会心血管委员会及专业分会进行深入探讨和讨论后编写。按惯例每 5 年修订一次。目前应用的版本为《2015 美国心脏学会心肺复苏与心血管急救指南》。

为成功挽救心搏骤停病人的生命,需要诸多环节紧紧相扣,1992年10月,美国心脏协会正式提出"生存链"(chain of survival)的概念。根据国际CPR与ECC指南,成人生存链(adult chain of survival)是指对突然发生心搏骤停的成年病人通过采取一系列规范有效的救护措施,将这些救护措施序列以环链形式连接起来,就构成了一个挽救生命的"生存链"(图5-3)。2015年美国心脏协会心血管院外急救成人生存链包括以下5个环节:①立即识别心搏骤停并启动应急反应系统;②即时进行高质量的心肺复苏;③快速除颤;④给予基础及高级急救医疗服务;⑤高级生命支持和心搏骤停后护理。心肺复苏主要由三部分组成,即基础生命支持、高级心血管生命支持和延续生命支持。

院外心搏骤停

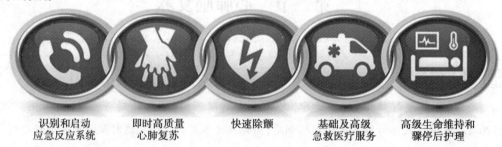

识别和启动　　即时高质量　　快速除颤　　基础及高级　　高级生命维持和
应急反应系统　　心肺复苏　　　　　　　　急救医疗服务　骤停后护理

院内心搏骤停

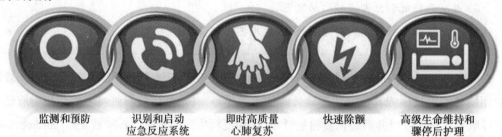

监测和预防　　识别和启动　　即时高质量　　快速除颤　　高级生命维持和
　　　　　　　应急反应系统　心肺复苏　　　　　　　　　骤停后护理

图5-3 心血管急救成人生存链

一、基础生命支持

基础生命支持(basic life support,BLS)又称初期复苏或现场CPR,是心搏骤停后挽救病人生命的基本急救措施。其主要环节是:①迅速、准确判断心搏呼吸停止;②立即实施现场心肺复苏术,从体外支持病人的循环和呼吸功能;③通过BLS,至少能维持人体重要脏器的基本血氧供应,直至延续到建立高级生命支持或恢复病人自主循环、呼吸活动,或延长机体耐受临床死亡时间。关键步骤包括:立即识别心搏骤停和启动急救反应系统、早期心肺复苏、快速除颤终止室颤。

(一) 现场心肺复苏的基本程序

现场心肺复苏的基本程序是C—A—B,分别指循环支持、开放气道、人工通气。有条件时,可考虑电击除颤。成人基础生命支持(BLS)具体的操作流程如下:

1. **快速判断**　在评估环境安全、做好自我防护的情况下,快速识别和判断心搏骤停。

(1)综合分析判断环境:用眼睛看、耳朵听、鼻子闻,并在综合分析的基础上判断环境是否安全,环境安全可以进入现场救人;若环境不安全,应先解除不安全因素或使病人脱离危险环

> 考点提示:成人心搏骤停快速判断的方法

境,同时根据现场条件尽可能做好自身防护。

(2)判断病人意识、呼吸、大动脉搏动:采取轻拍病人双肩,靠近耳边大声呼叫"喂,您怎么了?"观察病人有无反应。通过观察口唇、鼻翼和胸腹部起伏情况判断有无呼吸。非专业人员无需检查大动脉搏动,专业人员应检查大动脉有无搏动。成人和儿童检查颈动脉,方法是右手的示指和中指并拢,从病人的气管正中部位向旁滑移 2~3cm,在胸锁乳突肌内侧轻触颈动脉搏动。婴儿可检查其肱动脉或股动脉。呼吸、大动脉波动同时判断,时间至少 5 秒但不超过 10 秒。

(3)启动急救反应系统:如果病人无反应、呼吸停止或仅喘息、大动脉搏动消失,应立即启动急救反应系统。在院外拨打"120",向他人快速求救并获取自动体外除颤仪(automatic external defibrillator,AED),如果现场有 AED,可考虑实施体外除颤;院内应呼叫其他医护人员并快速获取体外除颤仪。迅速置病人于复苏体位,即仰卧于硬质平面上,头、颈部应与躯干保持在同一轴面上,将双上肢放置在身体两侧,解开衣服,暴露胸壁。

2. 循环支持(circulation,C) 指用人工的方法通过增加胸内压或直接挤压心脏产生血液流动,目的是为心脏、脑和其他重要器官提供血液灌注。胸外心脏按压:是对胸骨下半部有节律地按压,产生的血流能为大脑和心肌输送少量但却至关重要的氧气和营养物质。

(1)按压部位的确定:成人和儿童的按压部位在胸部正中,胸骨的下半部,相当于男性两乳头连线与胸骨交界处;婴儿按压部位在两乳头连线之间稍下方胸骨处(图5-4)。

(2)胸外按压方法:实施胸外心脏按压时,病人必须平卧,背部垫一木板或平卧于地板上,操作者立于或跪于病人右侧,将一只手的掌根置于按压部位,另一只手掌叠放其上,两手手指交叉紧紧相扣,手指尽量向上翘起,避免触及胸壁和肋骨。按压者身体稍前倾,两臂伸直,双肩在病人胸骨正上方,双肩伸直,肩、肘、腕关节呈一条直线,按压时以髋关节为支点,用上半身的力量垂直向下按压,并保证每次按压后胸廓完全回弹,放松时手掌根不离开胸壁(图5-5)。儿童可用单手按压,婴儿可用两个手指进行按压。

0502
如何触摸颈动脉搏动点(视频)

考点提示:成人和儿童胸外心脏按压的部位

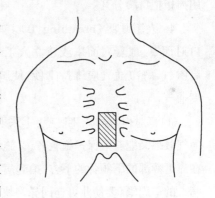

图 5-4 胸外心脏按压的正确部位

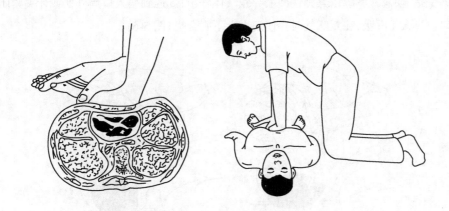

图 5-5 成人胸外心脏按压的手法

（3）按压的频率和深度：成人按压的频率为 100~120 次 /min，胸骨下陷的深度成人为 5~6cm，儿童约为 5cm，婴儿约为 4cm。

（4）按压与放松的时间：胸骨下压时间和放松时间 1：1，要保证每次按压后胸廓回弹到正常位置。

（5）尽量减少胸外按压间断，尽可能将每次中断时间控制在 10 秒以内。

考点提示：成人胸外按压频率、胸骨下陷的深度

（6）在现场连续给予 30 次胸外按压后进入下一环节。

3. 开放气道（airway，A）　清除口中分泌物、呕吐物、固体异物、义齿等，然后按照以下手法打开气道。

（1）仰面举颏法：适于没有头颈部创伤的病人。方法是：将左手小鱼际置于病人前额，使头后仰，右手的示指与中指置于靠近颏部的下颌骨的下方，抬起下颏，使下颌角和耳垂的连线与地面成一定角度，成人 90°，儿童 60°，婴儿 30°。手指勿用力压迫下颌部软组织，以免造成气道梗阻。

考点提示：成人心肺复苏开放气道方法

（2）仰头抬颈法：操作者一手抬起病人颈部，另一手下按病人的前额，使其头后仰、颈部抬起，头颈部外伤者禁用，以免损伤脊髓。

（3）托下颌法：此法用于疑似头颈部创伤者，操作者位于病人头部，肘部放在病人头部两侧，双手拇指放在下颏处，其余四指握紧下颌角，用力向前、向上托起下颌，使其头后仰。如病人紧闭双唇，可用拇指把口唇分开。

4. 人工呼吸（breathing，B）　如果病人没有呼吸或存在无效呼吸，应立即开展口对口（鼻）、口对面罩、球囊对面罩或建立人工气道等人工呼吸方法。无论采用何种方法，施救者正常吸气后吹气，每次通气应维持 1 秒，使胸廓明显起伏，保证有足够的气体进入肺部，但应注意避免过度通气。

（1）口对口（鼻）人工呼吸：①采取口对口人工呼吸时，注意使用合适的通气防护装置，既能保证通气效果又能有效保护施救者；②施救者用按于前额一手的拇指和示指，捏闭病人的鼻孔，另一手放在靠近颏部的下颌骨的下方，抬起病人的头部保持气道通畅；③施救者张开口紧贴病人口部，以封闭病人的口周围（婴幼儿可连同鼻一块包住，不能漏气）；④平静呼吸状态，缓慢吹气 2 次，不必深呼吸，每次吹气至病人胸部上抬后，应立即与病人口部脱离，轻轻抬起头部，眼视病人胸部，同时放松捏闭病人鼻部的手指，使病人胸廓依其弹性回缩导致气体呼出；⑤遇到病人口周外伤或牙关紧闭、张口困难者可用口对鼻人工呼吸，注意吹气时要使病人上下唇合拢（图 5-6）。

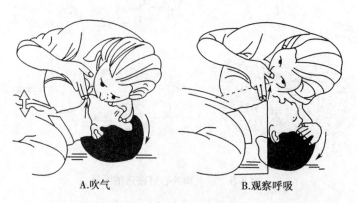

A.吹气　　　　　　　　　B.观察呼吸

图 5-6　口对口人工呼吸

（2）经口咽通气管或面罩通气：口咽通气管多为 S 形管，人工通气时，施救者将口咽通气管放入到病人的口咽部，用口含住通气管的外口吹气即可。面罩一般为透明的，可密闭于口腔周围，操作时，使病人头后仰、口张开，维持气道打开，将面罩覆盖于整个口和鼻部并妥善固定，施救者经面罩吹气至病人胸廓抬起为止，然后将口离开面罩，使病人呼出气通过活瓣活动而排出。

（3）球囊 - 面罩通气：每次挤压成人球囊 1/2 左右，提供约 600ml 气体，可起到辅助呼吸的作用。施救者应位于病人头部的后方（头位侧），将头部后仰，并托牢下颌使其朝上，使气道保持通畅。然后用"CE"手法将面罩扣住口鼻，即用拇指和示指呈 C 形紧紧按住面罩，其他的手指则呈 E 形紧按住下颌；另外一只手节律性地挤压呼吸囊，将气体送入肺部，提供足够气体。成人通气频率 10~12 次 /min，即每 5~6 秒给予 1 次人工通气。儿童和婴儿通气频率 12~20 次 /min。

单人徒手心肺复苏术（视频）

双人心肺复苏术（视频）

对于未置入高级气道的成人病人，不论单人与双人心肺复苏，按压与通气之比均是 30∶2。对儿童和婴儿，单人心肺复苏时，按压与通气比例同成人，但当双人心肺复苏时比例为 15∶2。

> 🔖 考点提示：胸外按压和人工呼吸的比例

5. 早期除颤（defibrillation，D） 非创伤心搏骤停病人最常见的心律失常是室颤。除颤是终止室颤最迅速、最有效的方法。院外心搏骤停现场如有 AED，施救者应从胸外按压开始 CPR，并尽快在 3~5 分钟内使用 AED。对于院内心搏骤停，有心电监护的病人，从心室颤动到给予电击的时间不应超过 3 分钟，并且应在等待除颤仪过程中持续进行 CPR。但是对于非目击的心搏骤停（>4 分钟），则应先进行 5 个循环 30∶2 的 CPR，然后再除颤，其目的是先使心脏获得灌注，在进行除颤会更有效。除颤之后立即给予 5 个循环 30∶2 的高质量 CPR 后，再检查心电情况，必要时再进行下一次的电击除颤。

胸外除颤时电极板位置多采用前 - 侧位，将右胸电极板放在胸骨右缘锁骨下或 2~3 肋间（心底部），左胸电极板置于左乳头外下方或左腋前线第五肋间（心尖部），电极下应垫以盐水纱布或导电糊并紧压于胸壁。双向波除颤仪为 150~200J（或参照厂商推荐的电能量），单向波除颤仪为 360J。小儿开始的能量一般为 2J/kg，再次除颤至少为 4J/kg，最大不超过 10J/kg。

> 🔖 考点提示：胸外除颤时电极板置放的位置

AED 的使用（视频）

（二）心肺复苏效果的判断

1. 神志 复苏有效时，可见病人有眼球活动、睫毛反射与对光反射出现，甚至手脚开始抽动，发出呻吟等。

2. 面色及口唇 复苏有效时，可见面色及口唇由发绀转为红润。如若变为灰白，则说明复苏无效。

3. 颈动脉搏动 按压有效时，每一次按压可以产生一次搏动，停止按压，搏动亦消失，此时应持续进行心脏按压。若脉搏仍然存在，则说明病人心跳已恢复。

4. 瞳孔 复苏有效时，可见瞳孔由散大开始回缩，同时出现对光反射。若瞳孔由小变大、固定，则说明复苏无效。

5. 自主呼吸出现 病人出现较强的自主呼吸，说明复苏有效，但如果自主呼吸微弱，仍应坚持人工辅助呼吸。

（三）注意事项

1. 按压者的更换 多人复苏时，可每 2 分钟更换按压者，换人时间应在 5 秒内完成，以减少胸部按压中断的时间，保证高质量有效的胸外心脏按压。

2. 预防胃胀气 防止胃胀气的发生，吹气时间要长，气流速度要慢，从而降低最大吸气压。如果病人已发生胃胀气,施救者可用手轻按上腹部,以利于胃内气体的排出,如有反流或呕吐,要将病人头部偏向一侧防止呕吐物误吸。也可放置鼻胃管,抽出胃内气体。

3. 心肺复苏的终止

(1)院前心肺复苏的终止:①恢复有效的自主循环和自主呼吸;②由更专业的生命支持抢救小组接手;③医生确认已死亡;④施救者若继续复苏,对自身产生危险或者继续复苏将置其他人员于危险境地时。

(2)院内心肺复苏的终止:院内终止复苏的决定由抢救医生下达,做决定时要考虑诸多因素,如病人的既往身体状态、心搏骤停时有无目击者、CPR 时间、导致心搏骤停的原因,以及复苏过程中是否出现过自主循环恢复等。

二、高级生命支持

高级生命支持(advanced cardiovascular life support,ACLS)是在基础生命支持的基础上,应用医疗仪器设备及特殊技术,建立和维持更为有效的通气和血液循环功能,识别和治疗心律失常,建立静脉通路并应用必要的药物治疗,改善并维持心肺功能及治疗原发疾病的一系列救治措施。

(一) 循环支持(circulation,C)

1. 明确病因 要迅速进行心电监护和必要的血流动力学监测,尽快明确引起心搏骤停的原因,以采取相应的救治措施。

2. 循环支持 为促进心脏的血液循环,提高复苏的成功率,可使用心脏辅助循环泵进行循环支持。开胸心脏按压能提高动脉压和血流量,提高长期存活率,必要时也可考虑使用。

3. 建立给药途径 心搏骤停时,在不中断 CPR 和快速除颤的前提下,应迅速建立给药通路。

(1)静脉通路(IV):首选建立外周静脉通路给予药物和液体,常选用肘前静脉(如肘正中静脉或贵要静脉)、颈外静脉,尽量不用手部或下肢静脉。有条件者建立中心静脉通路。

(2)气管内给药(ET):如果无法建立静脉通路,某些药物可经气管插管注入气管。其剂量应为静脉给药的 2~2.5 倍,使用 5~10ml 生理盐水或蒸馏水稀释后,将药物直接注入气管,并接正压通气,以便药物弥散到两侧支气管。可经气管给予的药物有肾上腺素(epinephrine)、阿托品、利多卡因、间羟胺、纳洛酮和血管加压素等,不能给予的有去甲基肾上腺素、钙剂、碳酸氢钠、地西泮等。

(3)骨内通路(IO):如果无法建立静脉通路或气管内给药,可选择骨内通路进行液体复苏、给药和血液标本采集。

4. 常用药物

(1)肾上腺素(epinephrine):是 CPR 的首选药物,用法是 1mg 静脉或骨内推注,每 3~5 分钟一次。给药后应再推注 20ml 液体,同时抬高用药肢体促进药物更快到达中心循环。

> 考点提示:心肺复苏的首选药物

如果无法经静脉,可经气管内给药,剂量为 2~2.5mg。肾上腺素应避免与碳酸氢钠、氯化钙在同一条静脉通路应用。

(2)胺碘酮(amiodarone):用于治疗对 CPR、除颤无反应的室颤或无脉性室速。胺碘酮用法是首次 300mg,缓慢静脉注射。如无效,给予 150mg 静脉推注或维持滴注。

(3)利多卡因(lidocaine):是预防和治疗室颤的首选药物,初始剂量为 1~1.5mg/kg 体重剂量静脉推注,如心室颤动和无脉性室性心动过速持续存在,5~10 分钟后,再以 0.5~0.75mg/kg 体重剂量给予静脉推注,最大剂量不超过 3mg/kg。

（4）硫酸镁（magnesium sulfate）：对尖端扭转型室速应立即进行高能量电击治疗,硫酸镁仅是辅助药物,用于治疗或防止尖端扭转型室性心动过速复发时应用,不建议心搏骤停时常规使用。可给予硫酸镁 1~2g 稀释到 5% 葡萄糖溶液 10ml 中缓慢（5~20 分钟）静脉推注。

考点提示:预防和治疗室颤的首选药物

（5）阿托品（atropine）：可作为引起临床症状（低血压、缺血引起的胸部不适、意识变化、休克症状）的持续心动过缓等待起搏时的治疗措施。首次静脉推注 0.5mg,每隔 3~5 分钟可重复一次,最大总剂量为 3mg。

（6）碳酸氢钠（sodium bicarbonate）：心搏骤停或复苏时间过长者,或早已存在代谢性酸中毒、高钾血症、三环类抗抑郁药物过量病人可适当补充碳酸氢钠,初始剂量为 1mmol/kg（如为 5% 溶液,1ml=0.6mmol）,静脉滴注,以后根据血气分析结果调整补给量,防止发生碱中毒。

（二）控制气道（airway,A）

1. 口咽气道（oropharyngeal airway,OPA） 主要用于意识丧失、无咳嗽和咽反射的病人。不可用于清醒或半清醒的病人,因其可能刺激引起恶心和呕吐,甚至喉痉挛,或发生 OPA 移位而致气道梗阻。

2. 鼻咽气道（nasopharyngeal airway,NPA） 适用于有气道阻塞,或因牙关紧闭或颌面部创伤不能应用 OPA 且有气道阻塞危险的病人。可用于清醒或半清醒的病人（咳嗽和咽反射正常的病人）,但对于严重颌面部外伤疑有颅底骨折的病人应慎用。

3. 气管插管（endotracheal intubation） 如果病人没有自主呼吸,球囊-面罩通气装置不能提供足够的通气时,气管插管是建立人工气道的主要手段。其优点在于能保持气道通畅,便于清除气道内分泌物,能输送高浓度的氧气,提供选择性途径给予某些药物,防止肺部吸入异物和胃内容物,并可与球囊-面罩通气装置、呼吸机相连给予选择性的通气。需要注意的是,插管操作时,应尽量保证中断胸部按压的时间不超过 10 秒。

4. 其他可选择的声门 上部高级气道包括食管-气管导管、喉罩气道、喉导管等,在心肺复苏过程中可作为选择性替代球囊-面罩和气管插管的通气方法。

5. 环甲膜穿刺（cricothyroid membrane puncture）或气管切开（tracheostomy） 环甲膜穿刺是通过施救者用刀、穿刺针或其他锐器,从环甲膜处刺入,建立新的呼吸通道,快速解除环甲膜以上部位梗阻的急救方法。气管切开术是指切开颈段气管前壁,插入气管套管,建立新的通道进行呼吸的一种技术。

（三）氧疗和人工通气（breathing,B）

对心搏骤停病人进行心肺复苏时,如果有氧气,可给予高浓度或 100% 氧气吸入。一旦病人出现自主循环恢复,应调节氧流量维持血氧饱和度 ≥ 94%,避免体内氧过剩。

心肺复苏过程中,不应给予过频、过多的通气。可选择的人工通气方法有球囊-面罩通气法（亦常称为简易呼吸器通气法）、机械通气法。机械通气可以增加或代替病人自主通气,保证足够氧供,改善气体交换,呼吸过程易于控制,是目前临床上最有效的人工通气方法。

三、延续生命支持

延续生命支持的重点是脑保护、脑复苏及心搏骤停综合征的防治。心搏骤停 4~6 分钟后脑细胞即出现不可逆的损害,必须尽早实施有效的脑复苏。

（一）脑复苏

脑复苏（cerebral resuscitation）是心肺复苏的目的,是防治脑缺血缺氧、减轻脑水肿、保护脑细胞、恢复脑功能到心搏骤停前水平的综合措施。

1. 脑复苏的主要措施　脑复苏主要包括以下 4 个环节:促进脑循环再流通;加强氧和能量的供给;降低脑细胞代谢率;纠正脑水肿,降低颅内压。具体措施如下:

(1)维持血压:对复苏后的病人应维持正常的或稍高于正常水平的血压,降低增高的颅内压,以保证良好的脑灌注,同时应防止血压过高而加重脑水肿。

(2)低温疗法:为保护大脑和其他脏器,对复苏后的病人,应采取降温措施。常用物理降温法,如冰帽、冰袋、冰毯降温,或输注低温液体。体温降至 32~35℃ 为宜,降温至皮质功能开始恢复,以听觉恢复为指标。逐步停止降温,使体温自动缓慢上升,一般每 24 小时体温提升 1~2℃ 为宜。

(3)气道管理和高压氧治疗:注意加强气道管理,保持气道通畅,继续进行有效的人工通气、及时监测动脉血气和促进自主呼吸的恢复,注意防治肺部并发症。应用机械通气时,应密切监测所选择的通气模式和通气参数、呼吸节律与频率、血氧饱和度等反映呼吸功能的指标。有条件者可使用高压氧(HBO)治疗,改善脑组织缺氧,降低颅内压。

> 考点提示:脑复苏低温疗法的降温标准、维持时间

(4)脑复苏药物的应用

1)脱水剂:通常选用 20% 甘露醇快速静脉滴注,联合使用呋塞米、25% 白蛋白和地塞米松。应用渗透性利尿剂脱水,配合降温,以减轻脑组织水肿和降低颅内压,促进大脑功能恢复。

2)肾上腺皮质激素:首选地塞米松。可降低颅内压、改善脑循环、稳定溶酶体膜、防止细胞自溶和死亡。一般主张使用 3~4 天即停药,以免引起并发症。

3)促进脑细胞代谢的药物:常用氧自由基清除剂、巴比妥类药物、钙离子通道阻滞剂和铁离子螯合剂等。

2. 脑复苏的结果　不同程度的脑缺血、缺氧,经复苏处理后可能有 4 种结果:①意识及自主活动完全恢复;②意识恢复,遗有精神异常、智力减退或肢体功能障碍等;③去大脑皮质综合征,即病人无意识活动,但仍保留呼吸和脑干功能,亦称"植物人"状态;④脑死亡,包括脑干在内的全部脑组织的不可逆性损害。

(二) 延续生命支持的其他治疗措施

1. 加强呼吸管理,根据血液监测进行有效的人工通气,注意防治肺部并发症。

2. 心跳恢复后,酌情使用血管活性药物及强心药物,注意调整输液速度,维持循环功能。

3. 控制血糖,尽量将病人血糖控制在正常范围。

4. 纠正酸中毒及电解质紊乱。

5. 监测尿量及肾功能改变,防止肾衰竭。

6. 对症及支持疗法,积极治疗原发病。

(三) 复苏后的监测

病人复苏成功后病情尚未稳定,需继续严密监测各脏器功能、及时处理、妥善护理,预防各种并发症。如稍有疏忽或处理不当,就有心跳、呼吸再度停止甚至死亡的危险,具体措施见第四章。

(邱福翠　李凤娇)

0506
扫一扫,
看总结

0507
扫一扫,
测一测

第六章 突发灾难救护

Q601
扫一扫，
自学汇

 学习目标

1. 掌握常见灾难的救治原则。
2. 熟悉灾难医学的概念、灾难医学救援特点、灾难医学救援程序。
3. 熟悉常见灾难的特点。
4. 了解国际医学救援的组织体系。
5. 具有急救意识，对待工作严肃、认真、耐心、细致，体谅病人的病痛。
6. 培养在灾难发生时沉着冷静的心理素质。
7. 能灵活运用急救技能和灾难救护原则因地制宜科学施救。

第一节 概　述

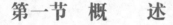

世界卫生组织认为，一个对社区或社会功能的严重损害，包括人员、物资、经济或环境的损失和影响，这些影响超过了受灾社区或社会应用本身资源应对的能力，即可称其为灾难（disaster）。灾难具有破坏性和破坏程度必须超出受累地区的承受能力的特点，需与灾害相区别。灾害是导致人员伤亡、设施破坏、经济损失、卫生状况和环境恶化的事件。灾难按照发生原因分为自然灾害相关灾难和人为灾难。自然灾害相关灾难包括干旱、沙尘暴、森林火灾、热带风暴、洪水、海啸、地震、火山活动、山体滑坡等。人为灾难包括交通事故、工伤事故、爆炸、建筑火灾、矿山灾难、卫生灾难、科技事故灾难、战争、恐怖袭击等。

一、灾难医学概念

灾难医学（disaster medicine）是一门研究在各种灾难条件下实施紧急医学救治、疾病防治和卫生保障的综合性科学。作为医学的一个重要分支，灾难医学拓展了灾难现场紧急救援的范围，走向灾前、灾中、灾后长期的医学、社会、人文系统的防控与干预。灾难医学始于灾前的公众防灾知识普及、专业救援队伍建设；重于灾中的现场救治、分级转运；延于灾后的防病防疫、心理疏导。灾难医学经历半个多世纪的发展，现已逐渐形成一门专门研究在各种灾难条件下实施紧急医学救治、疾病预防及卫生保障的综合性学科。

二、国家医学救援的组织体系

灾难医学救援(disaster medicine rescue)是指灾难发生后,政府、社会团体、人民大众和各级各界力量及时到达现场,参与救灾,实现减少人员伤亡,减轻财产损失为目标的行动。目前美国、日本等国家积累了比较成功的医学救援经验,一般是由政府牵头整合社会各种力量,根据不同类型的灾难作出反应,按灾难前预防(prevention)、灾难前准备(preparation)、灾难暴发期应对(response)和灾难结束期恢复(recovery)4个阶段开展救援工作。即"PPRR"模式。这种模式对灾难医学发展具有普遍指导意义,被广泛应用于各种突发事件的医学救援实践中。

医疗卫生救援机构指各级各类医疗机构,包括医疗急救中心(站)、综合医院、专科医院、化学中毒和核辐射事故应急医疗救治专业机构、疾病预防控制机构和卫生监督机构。我国医疗卫生救援组织体系包括:医学救援领导小组、现场指挥部、医疗卫生救援专家组和医疗卫生救援机构等,统一指挥,制订救灾预案,进行灾难评估,周密组织、计划、协调,指导现场救援,做好灾(病)情监测和卫生防疫等工作。

三、灾难医学救援特点

1. **组织机构的临时性**　由于灾难发生突然,可能瞬间造成大量伤亡,需政府、社会团体、个人组织等根据灾难发生特点,集中多方力量,组织临时机构和人员,奔赴灾区开展高效率救援工作,以减轻人员伤亡和财产损失。

2. **救援现场的危险性**　大型灾难发生后,各项设施受到严重损坏,生存环境恶劣,加之灾难随时可能再次降临,抢险救灾工作面临极大的风险。现场救灾人员要做好"自我保障"和"独立生存"准备。

3. **伤情救治的复杂性**　大型灾难发生后,伤员多而分散,且伤情复杂,加之重大灾难使周围环境受到不同程度的破坏,道路、水电和通信中断,医疗设备可能不能正常应用,也给医疗救援带来极大困难。

4. **救援力量的多元性**　重大灾难的救援需要消防、公安、医疗、运输和其他救援人员的参与,灾后传染病预防控制,离不开公共卫生和预防医学的人员配合,要解决的问题涉及多个专业,包含医学、社会学、管理学、心理学等内容。

四、灾难医学救援的程序

1. **现场搜救**　搜救包括物理空间搜救、高科技搜救、生物搜寻等多种方式。一般由灾难救援指挥部根据灾难现场的实际情况组建搜救队,并根据现场情况全力开展医疗卫生救援工作,搜救同时注重自我防护,确保安全。

2. **检伤分类**　检伤分类是灾难救护的重要环节。到达现场的医疗卫生救援应急队伍,要迅速将伤员转送出危险区,本着"先救命后治伤、先救重后救轻"的原则开展工作,按照国际统一的标准对伤病员进行检伤分类,分别用红、黄、绿、黑4种颜色,对危重伤、中重伤、轻伤、致命伤人员做出标志,分类标记可用塑料材料制成腕带,扣系在伤病员或死亡人员的手腕或脚踝部位,以便后续救治辨认或采取相应的措施。

3. **现场救治**　创伤急救的黄金时间为伤后30分钟,现场医学救援主张就地快速展开专业化的救治,充分利用有限资源,及时救治危重伤员,降低死亡率。现场救护的核心技术是心肺复苏术、通畅气道、止血、包扎、骨折固定等技术。随着医学的发展,救命手术、高级生命支持、重要脏器的保护措施等专业手段也应用于现场救治,提高了救治效果。

4. **伤员转运** 当现场环境处于危险或在伤病员情况允许时,要尽快将伤病员转送。对有活动性大出血或转运途中有生命危险的急危重症者,应就地先予抢救、治疗,做必要的处理后再进行监护下转运。在转运中,医护人员必须在医疗仓内密切观察伤病员病情变化,并确保治疗持续进行。在转运过程中要科学搬运,避免造成二次损伤。合理分流伤病员或按现场医疗卫生救援指挥部指定的地点转送,任何医疗机构不得以任何理由拒诊、拒收伤病员。

5. **防病防疫** 灾难发生后,有关卫生行政部门要根据情况组织疾病预防控制和卫生监督等有关专业机构和人员,开展卫生学调查和评价、卫生执法监督,采取有效的预防控制措施,防止各类次生或衍生事件的发生,确保大灾之后无大疫。

第二节　常见灾难的应急救护

一、地震的应急救护

地震(earthquake)是地壳快速释放能量过程中造成震动而产生地震波的一种自然现象。地震灾害(earthquake disaster)是指地震造成的人员伤亡、财产损失、环境和社会功能的破坏。我国处于地震多发地带,地震发生频度较高,常伴发严重次生灾害,对社会产生很大影响。震前做好综合防御工作,震中灾区现场紧急医学救护,可有效地减轻地震灾害损失。

(一)危害特点

1. **突发性和不可预测性** 地震发生十分突然,事前几乎没有明显的预兆。在瞬时发生的地震灾害面前,人们常常猝不及防。

2. **破坏性和成灾广泛性** 一次地震持续的时间往往只有几十秒,在如此短暂的时间内就可引起严重的破坏,包括大量房屋倒塌、人员伤亡等。若发生在人口稠密、经济发达地区,人员伤亡和经济损失程度更为严重。

3. **频发性和防御艰巨性** 我国地处环太平洋地震带和欧亚地震带的交汇部位,地震活动频度较高。加之地震预报是一个世界性的难题,建筑物抗震性能的提高需要大量资金,要减轻地震灾害需要各方面协调与配合。

4. **社会性和次生灾害重** 地震伤亡惨重、经济损失巨大,造成广泛、强烈的社会影响和冲击。地震可作为触发因素引起其他灾害,如滑坡、泥石流、火灾、水灾、瘟疫、饥荒、停工停产、社会秩序混乱和治安恶化等。

5. **周期性和持续时间长** 地震灾害在同一地点或地区要相隔几十年或者上百年,或更长的时间才能重复地发生,具有一定的周期性。主震之后会在较长时间发生程度不等的余震,使灾区的恢复和重建的周期比较长。

(二)救援程序

1. **搭建救治营地** 按照《突发公共卫生事件应急预案》展开救援工作,在规定区域遵循"三靠一避"原则选择营地,即靠近水源、公路和现场、避开危险品,因地制宜设置救治区域和出入道路,保证救护人员、车辆进出。

2. **确立现场指挥** 由于地震灾害发生突然,医疗救援组织往往是临时组建,必须确定一名现场指挥官,负责现场部署,建立通信系统,联系其他救援单位,分配救援人力,及时向上级汇报救援情况,直接对现场救援工作负责。

3. 救援人员分工　为保证救援工作顺利进行,医疗救援队可以分成若干救援小组。

(1)现场抢救组:由搜救人员和医护人员组成,在震灾现场以最快的速度寻找、救出伤员,按照"先救命后治伤"的原则展开急救,完成初步救治和维持生命所必需的处理。

(2)转运后送组:由医护人员和护送单位组成,两者相互配合,将伤员快速、安全地送达救治营地或后方医院。

(3)药械供应组:负责医疗队药品和器械的供应。

(4)后勤物质组:负责医疗队的饮食住行等基本保障和安全防护用品等物质供给。

(5)救治医院:地震地区及附近能够开展救治的医院,都应全力组织医务人员参加救治,同时尽快安排足够的床位接收伤员。

4. 遵循救护原则　遵循先排险后施救、先救命后治伤、先止血后包扎、先重伤后轻伤、先救治后运送的原则,就近抢救;容易被救治、容易存活者优先。

5. 快速伤情评估　由经验丰富的医护人员负责,迅速按照程序对所有伤员进行检伤,给予轻、中重、危重、致命伤的检伤分类标志,根据分类结果将伤员安置到不同区域以便快速处置。注意对伤员的动态评估和再检伤,以保证危重伤员及有抢救价值的伤员优先得到抢救,一般伤员得到及时治疗。

6. 现场伤员救护　迅速使伤员脱离险境,在相对安全的环境下进行救护。第一时间寻找并处理伤员危及生命的损伤:大出血、窒息、中毒脱水者,在现场进行必要的急救措施,以挽救生命;原有心脏病、高血压的伤者,应特别关注;有开放性伤者,注意创面保护;骨折者,就地取材对骨折部位进行固定,固定前后注意评估神经血管情况;完全性饥饿者,快速建立静脉通道,注意保暖、给氧及适当的热饮料内服;挤压综合征病人,尽早静脉或口服补液,监测血压、尿量及受压局部情况。现场救护过程中应有条不紊,做到伤情评估与现场救治相结合。

7. 及时安全转运　遇到大批伤员时,应适时转运与分流。转运前再次对待送伤员进行检伤分类,按先重后轻的原则分批转运。转运时做到正确搬运,避免造成二次伤害;重伤员先就地抢救待伤情稳定后再转送,有条件要使用监测设备;转送途中要有医护人员陪同,密切观察伤情变化情况,必要时进行急救处理;到达目的地后与接收单位仔细交接。

8. 注意自我防护　医务人员在现场救治过程中要注意自身防护,避免二次伤害的发生,特别警惕火灾、塌方、水灾等次生灾害,及时避险。地震可能导致环境污染、疫情传播,需做好防护措施和有效的补救措施。开展对灾难的心理防护知识培训,建立合理的认知和正向的暗示,维护、保障医务人员身心健康。

📖 **知识链接**

地震时自救四大常识

1. 大地震时不要急　破坏性地震从人感觉振动到建筑物被破坏平均只有12秒钟,在这短短的时间内千万不要惊慌,应根据所处环境迅速作出保障安全的抉择。

2. 人多先找藏身处　学校、商店、影剧院等人群聚集的场所如遇到地震,切勿慌乱,应立即躲在课桌、椅子或坚固物品下面,待地震过后再有序地撤离。教师等现场工作人员必须冷静地指挥人们就地避震,决不可带头乱跑。

0602

在学校如何正确避震(拓展阅读)

3. 妥善远离危险区　如在街道上遇到地震,应用手护住头部,迅速远离楼房,到街心一带。如在郊外遇到地震,要注意远离山崖、陡坡、河岸及高压线等。正在行驶的汽车和火车要立即停车。

4. 被埋要保存体力　如果震后不幸被废墟埋压,要尽量保持冷静,设法自救。无法脱险时,要保存体力,尽力寻找水和食物,创造生存条件,耐心等待救援人员。

二、火灾的应急救护

火灾是指着火失去控制而造成的生命财产损失等灾难性事件。火灾是一种不受时间、空间限制,发生频率最高的灾害。近10年来火灾发生呈现上升趋势,其工作的重要性越来越突出,一旦发生火灾,就应当及时、有效地进行扑救,减少火灾的危害。

(一) 危害特点

1. 现场灾情特点

(1)烟气弥漫、迅速扩散:火灾发生后,在热传导、热对流和热辐射作用下极易蔓延扩大,并生成大量的高温热烟,给人的逃生和灭火救援带来极大的威胁和困难。

(2)空气污染、视线不良:火灾时通常会断电,导致建筑物内的光线微弱。如果火灾在室外,即使在白天,烟气阻隔人的视线,不利于灭火救人。污染的空气中夹带着有毒物质,可能对人体造成伤害。

(3)人群聚集、杂乱拥挤:火灾的突发性强,救灾的形势紧迫,火灾现场极为混乱,给有效施救带来了困难。

(4)人员伤亡、财产损失:火灾常发生在人口密集的场所,加上部分建筑物防火标准不达标,消防设施不完备,人们缺乏必要的火灾自救知识和逃生能力,常会造成大量人员伤亡和财产损失。

2. 对人体的伤害

(1)中毒窒息:火灾发生时,物质燃烧会消耗掉大量的氧,同时产生大量有毒的气体(如 CO、CO_2、NO、H_2S 等),缺氧加上有毒气体吸入人体可发生中毒甚至死亡。热烟中的高温微粒附着在呼吸道,灼伤、阻塞呼吸道可引起窒息。

(2)烧伤、摔伤:火灾时火焰表面温度可高达800℃以上,人体接触后可致烧伤,甚至死亡;如若处于高位,可能还会选择跳下而致摔伤、摔死。

(3)机械性损伤:火灾致使建筑物倒塌,可造成砸伤、划伤、割伤、刺伤,甚至掩埋等。

(4)心理恐慌、行为错乱:烟气的恐怖性造成人心理上的恐慌。在面临生死考验下,常出现盲目聚集、重返火场、跳楼等错乱行为,造成疏散的混乱,对救援不利。

(二) 救援原则

1. 脱离热源　迅速使伤员脱离火场,用水喷洒着火衣服,扑灭伤者身上的火苗,剪开并取下烧伤处的衣裤,切勿强行剥脱。

2. 通畅气道　迅速检查伤者呼吸道是否通畅,清除口鼻异物,吸氧,严重者要尽早施行气管切开治疗,以免缺氧、窒息,加速病情恶化。

3. 冷水冲敷　对Ⅰ度~Ⅱ度中小面积烧伤可用冷清水局部冲洗或浸泡,以降低皮肤表面温度减轻疼痛,对Ⅲ度和大面积烧伤者不宜。寒冷季节进行冷疗时注意保暖和防冻。

4. 保护创面　表皮有水疱不要刺破,除专业的烧伤药膏外,不要在创面上涂任何油脂或药膏,应用清洁的敷料或干净的毛巾布单覆盖或简单包扎,避免再次损伤或污染。对颈、胸及四肢环形焦

火灾时的逃生
技巧(拓展阅读)

痂,严重影响呼吸和血运者,应及时行切开减压术。创面保护要求做到:简易安全、方便运送、促进愈合、减轻疼痛。

5. 迅速补液　严重烧伤者应尽快建立静脉通道,迅速有效地补液,预防休克,未建立静脉通道者可口服烧伤饮料、糖盐水或淡盐水,忌服清水。

6. 镇静镇痛　烧伤对机体强烈的刺激和疼痛,常导致神经内分泌系统功能紊乱。因此,对烧伤创面疼痛难以忍受者,要给予安慰和鼓励,必要时遵循医嘱使用镇静或镇痛药物(有颅脑损伤或重度呼吸道烧伤时禁用吗啡)。

7. 专科诊治　烧伤后创面容易继发感染,即使烧伤程度轻、面积小,也最好转到专科医院诊治。

三、水灾的应急救护

洪水是指河流、湖泊、海洋的水位急剧上涨超过常规水位的自然现象。水灾主要是因为连续暴雨,山洪暴发,形成特大洪水,使江河、湖泊水势陡涨,堤坝决裂,在短时间内淹没大片区域,房屋倒塌,人民生命财产受到极大的威胁。

(一) 危害特点

1. 威胁人的生命安全　水灾发生时,对人的伤害主要是被洪水卷走淹溺死亡;其次是各类创伤,且大多伤情复杂,伴有复合伤。

(1)淹溺:是洪水致死的主要原因。水灾中伤员可能会呛入泥沙、水草等异物导致窒息,吸入大量水导致肺水肿、电解质紊乱等情况。

(2)寒冷损伤:水温过低、大风、饥饿、长时间浸泡等情况都会导致体温迅速下降,导致机体冻僵,严重低温甚至会诱发凝血障碍及心律失常,导致死亡。

(3)各类机械创伤:建筑物倒塌或其他大件物品坠落,使人受到撞击并受压,出现皮肤挫裂、挤压伤、肢体损毁或多发伤,伤情复杂,严重可导致死亡。

(4)中暑:炎热夏季发生的水灾也可能导致中暑,高气温、水源短缺、过度体力消耗都是导致中暑的原因。

(5)爆炸及烧伤:洪水造成天然气运输管道、供电线路、化工原料罐等被破坏时,很容易发生爆炸及烧伤。

(6)公共卫生及相关疾病:水灾破坏了生活设施及工业区,常会导致水源污染,引起呼吸道感染、肠胃炎、各种传染病及虫媒疾病等。如有放射性物质、化学有毒物质泄漏,还可出现放射性疾病及多种中毒。

(7)精神障碍:失去亲人、损失财产、疲劳、损伤等容易使人情绪不稳,甚至会使用暴力、滥用药物,出现抑郁以及创伤后神经紧张性障碍。

2. 造成疾病的蔓延

(1)叮咬伤:发生洪水时,家畜、老鼠、昆虫、爬行动物等开始迁徙,使叮咬伤增多,此时人还可能感染狂犬病或者其他动物源性传染病。

(2)传染病:洪灾后人畜尸体腐烂,粪尿外溢,水资源污染严重;蚊蝇孳生、食物缺乏、衣被短缺、居住条件简陋拥挤;灾民生活紧张、焦虑、睡眠不足、饮食不规律,使人抵抗力下降,容易造成各种传染病的流行,且疫情复杂,给灾区人民带来更大的伤害。

(二) 救援原则

1. 统一指挥,协同救援　迅速成立灾难救援组织机构,统一指挥。将救援人员分组,明确任务,协调各种物资,并快速抵达灾区。各医疗队及救援小组应相互联系,协商救援,遇到困难,相互配合并向救灾指挥部报告。

2. 科学设点,安全救援 应选择靠近伤员多、安全、交通方便的地方建立医疗站,便于车辆进出,又便于展开救治。救援时要穿救生衣,做好安全防护,避开可能出现的灾害威胁。

3. 快速检伤,准确救治 在大量伤员渴望急救的情况下,要迅速对伤员进行分类,遵循院前现场救护的原则实施抢救和组织后送。

4. 迅速分流,安全转送 水灾险情变化莫测,医务人员在现场医疗点对伤员进行初步救治后,应尽快转送到安全的医院进行进一步救治。转送时要选择合适的转送工具,转送途中密切关注伤情变化,必要时进行紧急处理。

5. 合理调配,提高效能 水灾致伤种类复杂,医疗队在救治过程中要根据情况合理调整救治力量。灾难早期,多数伤员处于困境中,需要大量医疗救治,应把主要力量放在现场抢救上,正确处理淹溺、机械性损伤、叮咬伤等伤情,同时发动群众自救与互救。当伤病员逐渐被转运时,救援后期工作的重点是卫生防疫和灾区卫生机构重建。

0604

水灾自救逃生
方法(拓展阅读)

四、核泄漏的应急救护

核泄漏又称为核熔毁事件,是核能反应炉发生故障时产生的严重后遗症。大型核设施发生核泄漏时会造成核污染,大量放射性物质向大气中释放,造成一定程度的生物伤亡,对生态环境产生严重的、无法逆转的污染和破坏,造成巨大的经济损失。一旦发生核泄漏,必须快速、科学、高效地开展现场应急救援工作,把损失降到最低。

(一) 危害特点

1. 突发性和不确定性 核泄漏事故往往发生突然,一旦发生,发展迅速。其放射性污染途径和对人体组织产生的照射危害具有不确定性,还有可能污染大气、水源、土壤、植物和食品等。

2. 照射种类多样 放射性物质进入大气形成放射状烟云和悬浮颗粒,直接对人体外照射;人体吸入或食入放射性核素的悬浮颗粒会对甲状腺、肺部或其他组织器官造成内照射;沉积于体表、衣服上的放射性核素会对皮肤形成照射。悬浮物沉降到地面、水源和食物上,造成持续的危害。

3. 损伤多为复合伤 常见合并机械性损伤、烧伤等其他损伤。身体经受内外照射的辐射能量越多,对机体的损伤就越大。轻者有疲劳、失眠、肠胃不适等症状;重者可致癌、致畸,引起遗传疾病。

4. 心理社会影响大 一旦发生核泄漏事故,极易引起人群心理恐慌、焦虑,严重影响人们的身心健康,干扰破坏正常的生产和生活秩序。

5. 影响范围大和持续时间长 泄漏的放射性核素飘入空气中形成大量的放射性烟云,会扩散到周围地区甚至其他国家,半衰期长的核素长期污染土壤、水源和食物,严重影响人员健康,并造成巨大经济损失。

📖 **知识链接**

核辐射临床症状

1. 全身外照射损伤 主要出现在急性放射病典型病程的初期,表现为恶心、呕吐、疲劳、发热和腹泻。"假愈期"病人持续时间长短不同,症状有所缓解。严重的发展到了极期则有感染、出血和胃肠症状。经恰当治疗后上述症状逐渐缓解。

2. 局部照射损伤　随受照剂量的不同,在受照部位可能出现红斑、水肿、干性脱皮和湿性脱皮、水疱、疼痛、坏死、坏疽或脱发等症状。局部皮肤损伤通常持续几周到几个月,严重者常规方法难以治愈。不过,外照射多见于核电站工作人员。

3. 体内污染引起的内照射　一般没有明显的早期症状,除非摄入量很高,但这种情况非常罕见。

(二) 救援原则

一旦发生核泄漏事故,应严格按照相应的预案实施。立即采取医学救援措施,由医护人员、辐射防护人员和剂量人员组成的现场医疗救援队,本着快速有效、先重后轻、保护救护与被救护人员的救援原则,最大限度地减轻损失和不良后果,避免或减少人员伤亡,保障人员的健康和安全。我国的核事故应急工作应遵循"常备不懈、积极兼容、统一指挥、大力协调、保护公众、保护环境"的24字方针。

1. 救援准备　设立相对安全的伤员救护区、污染快速检测区、污染检测定位区、污染洗消区和分类救治转运区。救援人员要按照标准程序穿戴重型防护服进入现场,将伤员转移到救护区。

2. 污染检测　对伤员进行污染检测,确定核污染情况和程度,若检测出有污染的伤员,要转送到污染检测定位区做进一步的表面污染检测,定位污染的具体位置。

3. 去污洗消　检测后的伤员进入污染洗消区,经过1~2次污染洗消后,才能进行分类和分级救治,洗消完后更换干净的衣服转运到分类救治区。

4. 分类救治　主要任务是发现和救出受伤人员,首先救治危及生命的损伤,再根据受照射程度和临床表现进行医学处理。受污染严重的伤员转至专业的治疗机构进行救治,非放射性损伤的伤员转运至普通医院救治。

5. 善后检测　应急救援完成后,工作人员要对现场废物进行分类和封存。现场使用的任何器械都要进行污染检测,确定无污染后才能带走。同时,救援人员还要对自身进行放射性检测,没有污染才能离开现场。

(周夕坪　王英敏)

扫一扫,
看总结

扫一扫,
测一测

第七章 急性中毒的救护

扫一扫，
自学汇

第一节 概 述

有些物质接触机体或进入机体后，在一定条件下，与体液、组织发生化学作用或物理化学作用，致使机体组织或其正常生理功能遭受损害而引起病理变化，甚至危及生命，这一过程称为中毒（poisoning）。在一定剂量内，能引起中毒的外来物质称为毒物（toxicant）。有毒的化学物质短时间内或一次超量进入人体而造成组织、器官器质性或功能性损害，称为急性中毒（acute poisoning）。如果毒物剂量小，或者毒性不大，在体内需要蓄积到一定程度后，方可出现中毒症状者，称为慢性中毒（chronic poisoning）。本章重点介绍急性中毒的救治与护理。

一、毒物的吸收、代谢和排出

1. 毒物进入人体的途径　毒物主要经呼吸道、消化道、皮肤黏膜三条途径进入人体。也可通过咬伤、肌内注射、静脉滴注等途径进入人体。

2. 毒物的代谢　毒物进入血液循环后，主要在肝内进行氧化、还原、水解或合成代谢。大多数毒物代谢后毒性降低，但也有少量毒物在代谢后毒性反而增加，如对硫磷（1605）氧化为对氧磷后，毒性较原来可增加 300 倍。

3. 毒物的排泄　毒物从机体内排出，称为排泄。毒物的主要排泄途径为肾脏，其次可以通过呼吸道以及汗腺、唾液腺、乳腺排泄，另外还可经胆道及小肠、大肠的黏膜排泄。

二、中毒的发病机制

毒物种类繁多,其中毒机制不一,主要有如下机制:

1. **直接的化学损伤** 强酸、强碱等腐蚀性化学物质可吸收组织中的水分,并与蛋白质或脂肪结合,造成细胞的变性、坏死。

2. **缺氧** 窒息性毒物如一氧化碳、硫化氢、氰化物等,以不同的作用途径阻止氧的吸收、转运和利用,从而抑制细胞呼吸和 ATP 的产生,造成机体的严重缺氧。刺激性气体可引起喉头水肿、喉痉挛等情况,妨碍通气与换气而引起缺氧。

3. **麻醉作用** 有些毒物有强亲脂性,因脑组织和细胞膜含脂量高,当这些毒物蓄积一定量后即可通过血脑屏障,进入脑组织内,从而抑制脑功能,如有机溶剂(苯类)和吸入性麻醉剂(乙醚)。

4. **抑制酶的活性** 许多毒物是由于其本身或其代谢产物抑制酶的活力而产生毒性作用,如有机磷农药可抑制胆碱酯酶,氰化物可抑制细胞色素氧化酶等。

5. **干扰细胞膜及细胞器的生理功能** 四氯化碳在体内的代谢产物可使肝细胞膜中的脂肪酸发生过氧化,由此导致线粒体、内质网变性,从而导致细胞死亡。

6. **竞争相关受体** 如阿托品通过竞争性阻断毒蕈碱受体产生毒性作用。

7. **干扰 DNA 及 RDA 合成** 烷化剂芥子气可与 DNA 及 RNA 结合,造成染色体损伤,参与肿瘤的形成。

三、中毒的病情评估

1. **询问病史** 应重点询问职业史和中毒史。了解病人发病时身边的药瓶、药袋,询问中毒症状出现的时间,估计服药时间和剂量。

2. **症状与体征检查** 不同化学物质的急性中毒可产生不同的表现。检查时首先检查生命体征,然后按诊断学规范检查,重点检查呼吸系统、循环系统、瞳孔及皮肤黏膜等的变化。

3. **辅助检查**

(1)毒物检测:尽早收集病人剩余食物、毒物、药物及含毒物标本如呕吐物、血液、大小便以及其他可疑物品以供作毒物鉴定用,保留标本并送检。毒物样品的实验室检测对中毒病人的诊断和救治具有重要的作用,但因其敏感性低,难度大,耗时长,故不可过于依赖而耽误急、重病人的抢救。

(2)血液检查:可对病人的血液进行外观颜色的观察、生化检查、凝血功能检查、动脉血气分析、酶学检查、异常血红蛋白测定等,以判断中毒种类及中毒深度。

4. **心理 - 社会状况评估** 急性中毒病人常伴有非常复杂的心理变化,护理人员应重点评估病人的心理状况。自杀是急性中毒的常见原因,对于自杀所致的急性中毒,护理人员更应评估病人的心理状况,了解病人自杀的原因,以及相关的社会、家庭矛盾等,以便对症进行心理疏导。

四、急性中毒的救治原则

急性中毒的病情发展急骤,变化快,抢救治疗必须争分夺秒,措施正确。

1. **立即终止接触毒物**

(1)迅速脱离有毒环境:现场急救中,如有毒源继续溢漏,应尽快切断毒源,使病人在通风好、无毒物污染的安全处进行急救。毒物由呼吸道侵入时,要立即将病人撤离中毒现场,转移到空气新鲜、

常见中毒的临床表现(拓展阅读)

急性中毒的处理原则(视频)

通风良好的地方,并解开衣扣;体表污染者应脱去污染衣物(包括手表、戒指、短裤等),以敷料拭去肉眼可见的药液,情况允许最好以淋浇方式对体表污染区进行冲洗;食入性中毒者应立即停止摄入。

(2)维持基本生命体征:如病人心跳呼吸停止,应立即给予心肺复苏;呼吸微弱者应立即行气管插管,给予呼吸兴奋剂;呼吸停止者使用呼吸机辅助呼吸;呼吸道梗阻者应立即清理呼吸道,解除梗阻。保暖,注意维持正常体温。保护大脑功能。迅速应用大号套管针开放静脉,危重病人必须开放两条静脉通道,以保证抢救成功。

2. 清除尚未吸收的毒物

(1)吸入性中毒:应立即撤离中毒现场,移至上风或侧风方向,保持呼吸道通畅,呼吸新鲜空气。

(2)皮肤染毒:立即脱去被污染的衣服,用棉花、布或卫生纸吸(拭)去肉眼可见毒物,用大量清水(根据毒物的性质也可选择酒精、肥皂水、碳酸氢钠、醋酸等)反复冲洗15分钟以上。注意清洗毛发、皮肤褶皱处及甲缝,水温应以微温为宜,不能用热水,因为热水可使皮肤血管扩张而增加毒物的吸收。清洗时不宜用力摩擦皮肤。对于接触腐蚀性毒物者,应增加冲洗时间,达15~30分钟,也可选用相应的中和剂或解毒剂冲洗,如酸性毒物(有机磷、甲醛、强酸)等可以用肥皂水或5% 碳酸氢钠溶液清洗,而碱性毒物(氨水、氢氧化钠)可以用 3%~5% 硼酸、醋酸溶液清洗。

(3)眼睛染毒:毒物(液)微粒溅入眼内或眼睛接触有毒气体时,不应试图用药物中和,以免发生化学反应造成角膜或结膜损伤,应用 2% 碳酸氢钠溶液大量清水或生理盐水反复冲洗15分钟以上,直至石蕊试纸显示中性为止,再给予抗生素眼药水或眼药膏,以防继发感染。严重者应尽早就医。

(4)食入性中毒

1)催吐:催吐常在洗胃之前,可起到减少吸收、迅速清除毒物的作用。

以下病人不宜使用催吐:①误服强酸、强碱及其他腐蚀性毒物中毒;②昏迷、惊厥状态;③年老体弱、孕妇;④原有高血压、冠心病、休克等疾病;⑤原有食管胃底静脉曲张、消化性溃疡等疾病者。

2)洗胃:洗胃越早越好,一般在摄入毒物6小时内洗胃效果最好。但如摄入毒物量大,毒物为固体颗粒或脂溶性不易吸收,有肠衣的药片或毒物吸收后部分仍由胃排出等情况时,超过6小时仍要进行洗胃。①适应证。经口中毒时,只要胃内毒物尚未完全排空,即需用洗胃法清除毒物。②禁忌证。服用强酸、强碱及其他腐蚀剂者,近期有上消化道出血、胃穿孔者,有食管胃底静脉曲张者,急性中毒伴惊厥未控制病人。③洗胃液的选择见表7-1。④洗胃方法。有胃管法、注射器法和洗胃机洗胃法,对于急性中毒者,现多采用洗胃机洗胃法。

3)导泻:洗胃完毕后,拔胃管前可由胃管内注入导泻药,常用硫酸钠或硫酸镁,可将毒物迅速从肠道排出体外。但硫酸镁在肠道内可因镁离子吸收过多引起高镁血症,对中枢神经和心肌起抑制作用,因此对昏迷、心功能不全、肾功能不全、呼吸衰竭、磷化锌中毒、有机磷杀虫药中毒晚期的病人不宜用硫酸镁进行导泻。脂溶性毒物中毒忌用油类泻药(如橄榄油等),以免促进毒物吸收。严重脱水及口服强腐蚀性毒物的病人禁止导泻。

4)灌肠:清洗肠内毒物,防止吸收。适用于除腐蚀性毒物外口服中毒超过6小时、导泻无效者及抑制肠蠕动的毒物(如巴比妥类、颠茄类、阿片类)中毒病人,一般用温水、清水或1% 肥皂水连续多次灌肠,以达到有效清除肠道内毒物的目的。

表 7-1　常用洗胃液的作用和注意事项

名称	适用范围	注意事项
温水或生理盐水	硝酸银、砷化物和不明毒物中毒	温度以 35~36℃为宜,以防引起血管扩张,加速毒物吸收
1:5 000 高锰酸钾溶液	巴比妥类、阿片类、士的宁、砷化物、氰化物、磷中毒等	忌用于因氧化作用而增加毒性的毒物,如"1605"等
2% 碳酸氢钠溶液	有机磷农药、苯、汞、香蕉水	遇碱后能增加毒力的毒物忌用,如敌百虫、安妥等
0.3% 过氧化氢溶液	氰化物、高锰酸钾、阿片类	对黏膜有刺激性,易引起腹胀
5% 硫酸钠溶液	钡盐	
10% 活性炭	用于各种中毒	氰化物中毒禁用
3% 鞣酸溶液	多数生物碱及重金属中毒	对肝有毒性,应慎用,不应存留于胃内
牛奶、蛋清	腐蚀性毒物中毒、硫酸铜	
0.3% 氯化镁	硫酸、阿司匹林、草酸中毒	洗胃后服蛋清水、牛奶、豆浆、米汤等保护胃黏膜
植物油	酚类中毒	彻底洗胃至无酚味为止,留少量植物油在胃中,洗胃后多次口服牛奶或蛋清水

3. 促进已吸收的毒物排出

(1)利尿:最简单的利尿方法是足量补液,以输入 5% 葡萄糖生理盐水或 5%~10% 葡萄糖溶液为宜,速度为 200~400ml/h,不但可以增加尿量,还可以稀释血中毒物的浓度。利尿剂可促进中毒毒物或其活性代谢产物由尿中排出。一般选择呋塞米等强利尿药或 20% 甘露醇等渗透性利尿药。另外,改变尿液的 pH,也可促进毒物由尿液排出,比如碳酸氢钠可以促进尿液碱性化,从而对促进磺胺类、水杨酸盐、巴比妥类等毒物的排出效果好;氯化铵可以促进尿液酸性化,从而对士的宁、苯丙胺类、奎尼丁等毒物有促进排出的作用。

(2)吸氧:一氧化碳中毒时,吸氧可使碳氧血红蛋白分离,加速一氧化碳排出。高压氧使一氧化碳排出效果更好。

(3)血液净化:将病人的血液引出身体外并通过净化装置,除去其中有毒物质,净化血液,达到治疗的目的。

📖 **知识链接**

血 液 净 化

1. 血液透析(hemodialysis)　主要包括血液透析和腹膜透析。血液透析是通过由赛璐玢制成的人工肾透析器使毒物予以清除。腹膜透析是利用人体腹膜作半透膜使毒物予以清除。分子量低于 35 000、水溶性强、不与蛋白质结合的毒物易透过半透膜进入透析液中,是透析疗法的指征。比如苯巴比妥、水杨酸盐、镇痛药、抗生素、砷、锂、铁、重铬酸盐等。

2. 血液灌流(hemoperfusion,HP)　是将血液引入固态吸附剂(通常用活性炭或树脂)的容器中,使血液通过吸附装置清除血中的毒物,然后再输回体内。脂溶性高、分子量大、易与蛋白质结合的毒物,是血液灌流的指征。比如一些催眠药、镇痛药、心脏病药可用此法。

3. 血浆置换(plasma exchange,PE)　将人体内含有毒素(或毒物)的血液(或血浆)分离出来弃掉,补充正常的血液或血浆。此法适用于透析和血液灌流无效者,特别是蛋白质超过 60% 药物,比如有机磷农药、镇静药、心血管药等。

4. 特效解毒剂的应用　诊断明确的急性中毒应尽早使用特殊解毒剂,以降低死亡率。常用的特异性解毒剂如下:

(1)金属或类金属解毒剂:此类药物多属于螯合剂。主要有依地酸钙钠、二巯基丙醇、二巯基丁二酸钠、二巯基丙磺酸钠等。可用于铅、汞、金、锑、铜、砷等中毒。

(2)氰化物中毒的解毒剂:氰化物中毒可使用高铁血红蛋白形成剂(如亚硝酸钠、大剂量的亚甲蓝等)结合供硫剂(硫代硫酸钠)联合解毒。亚硝酸盐可使血红蛋白迅速形成高铁血红蛋白,后者三价铁离子能与体内游离的或已与细胞色素氧化酶结合的氰基结合,形成不稳定的氰化高铁血红蛋白,而使酶免受抑制。氰化高铁血红蛋白在数分钟可解离出氰离子,故需迅速给予供硫剂如硫代硫酸钠,使氰离子转变为低毒硫氰酸盐而排出体外。通常立即吸入亚硝酸异戊酯,同时缓慢静注 3% 亚硝酸钠溶液,随即缓慢静注硫代硫酸钠溶液。

(3)有机磷杀虫药解毒剂:阿托品、碘解磷定、氯解磷定、双复磷等。

(4)高铁血红蛋白血症的解毒剂:亚甲蓝(小剂量)、甲苯胺蓝、维生素 C 等。

(5)中枢神经抑制剂解毒药:纳洛酮为吗啡受体拮抗剂,是阿片类麻醉药的解毒药,对麻醉镇痛药引起的呼吸抑制有特异的拮抗作用。氟马西尼为苯二氮䓬类中毒的拮抗剂。

5. 对症支持治疗　急性中毒重症者可造成机体各脏器功能障碍,可发生急性呼吸衰竭、循环衰竭、肾衰竭、肺水肿、脑水肿等。对于以上情况均应及时予以纠正,以维护中毒者的生命功能。比如病人出现感染时应适当使用抗生素,惊厥时应使用抗惊厥药物苯巴比妥钠,脑水肿时应用甘露醇行脱水疗法,心搏呼吸骤停者应立即进行心肺复苏等。同时要加强营养,尤其当中毒者处于昏迷状态时,应根据需要给予相应的营养支持,以提高机体的抵抗力,使其安全度过危险期。

第二节　常见急性中毒的救护

一、急性一氧化碳中毒的救护

📖 导入情景

某日,老张单独睡于生有蜂窝炉的屋内,屋内通风不良。次日清晨,其儿子发现老张躺在床上神志不清、呼吸困难、烦躁不安。老张既往身体健康。其儿子紧急拨打"120"电话呼救。

工作任务

1. 正确地进行现场救护及转运。

2. 正确实施高效的院内急诊科救护。

3. 对病人实施优质的整体护理。

一氧化碳(carbon monoxide,CO)俗称煤气,为无色、无臭、无味也无刺激性气味的气体。人体吸入气体中一氧化碳含量超过 0.01%,即可发生急性缺氧,严重者可因心、肺、脑缺氧衰竭而死亡。

【概述】

1. 病因

(1)职业性中毒:比如在冶炼工业、炼焦、烧窑等行业,由于设备破损、使用不当,操作不遵守规章制度,往往会造成 CO 泄漏或蓄积,从而造成人员中毒。

(2)生活性中毒:居民家庭使用煤炭、家用煤气、石油液化气、木炭等作燃料,用于烹调、取暖以及浴室内使用燃气热水器,因通风不良、烟囱堵塞、漏气、倒风等情况时都可能发生一氧化碳中毒。另外少数人利用煤气自杀或他杀等。

2. 发病机制 一氧化碳的中毒机制可以从以下三个方面进行分析:①影响氧的转运。一氧化碳经呼吸道吸入后,通过肺泡进入血液循环,立即与血红蛋白结合,形成碳氧血红蛋白(COHb),使血红蛋白失去携带氧气的能力。一氧化碳与血红蛋白的亲和力比氧与血红蛋白的亲和力高 240 倍,而碳氧血红蛋白的解离速度又比氧合血红蛋白的解离慢约 3 600 倍。②影响氧的释放。碳氧血红蛋白不仅不能携带氧,而且还影响氧合血红蛋白的解离,阻碍氧的释放和传递,导致低氧血症,引起组织缺氧。③影响氧的利用。高浓度的一氧化碳还能与细胞色素氧化酶中的二价铁相结合,直接抑制细胞内呼吸,而且碳氧血红蛋白的存在还抑制氧合血红蛋白的解离,阻抑氧的释放和传递,造成机体急性缺氧。

【护理评估】

1. 健康史 一般有明确的 CO 吸入史。要注意了解中毒所处的环境、停留时间及突发昏迷的情况。

2. 身体状况

一氧化碳的临床表现主要为缺氧,其严重程度与碳氧血红蛋白的饱和度成比例关系。根据血中碳氧血红蛋白的浓度,急性一氧化碳中毒的临床表现可以分为轻、中、重三种类型。少数病人还会发生中毒后迟发性脑病。

> 考点提示:口唇黏膜呈樱桃红色是一氧化碳中毒的典型表现

(1)轻度中毒:血液中碳氧血红蛋白占 10%~30%。病人出现头重感、嗜睡、淡漠、头痛、眩晕、四肢无力、恶心、呕吐、心悸等,甚至有短暂的晕厥。

(2)中度中毒:血液中碳氧血红蛋白占 30%~40%。除上述症状加重外,病人表现为面色潮红,口唇黏膜呈樱桃红色,出汗多、胸闷、呼吸困难、烦躁、幻觉、判断力下降、运动失调、腱反射减弱、嗜睡、浅昏迷等情况,初期血压升高,后期下降。

(3)重度中毒:血液中碳氧血红蛋白浓度达到 40%~60%。除上述症状外,病人迅速进入昏迷状态,呼吸抑制、各种反射消失,可呈去大脑皮质状态。大小便失禁,四肢厥冷,面色呈樱桃红色(也可呈苍白或发绀),四肢软瘫或有阵发性强直或抽搐。重度病人常有并发症,如吸入性肺炎和肺水肿、心肌损害和皮肤水疱等。

(4)少数中、重度中毒:以老年者居多。病人经抢救复苏后,经过一段看似正常的假愈期后(多在 1~2 周内),可出现迟发性脑病的症状。其机制尚未阐明,一般认为与大脑深部间质包括半卵圆中心脑室周围大片脱髓鞘变及脑局部缺血、软化、坏死有关。主要表现有:①精神异常及意识障碍,如定向力损失、反应迟钝、表情淡漠、智能及记忆力减退,或出现幻觉、兴奋躁动、打人毁物,或出现再度昏迷、谵妄、去大脑强直等。②锥体外系障碍,以帕金森综合征为多,少数出现舞蹈症。③锥体系神经损害,表现轻偏瘫、假性球麻痹、病理反射阳性或小便失禁。④大脑皮层局灶性功能障碍,如失语、失明、失写、失算等,或出现继发性癫痫。

3. 心理 - 社会支持状况 仔细询问病史,了解病人引起中毒的具体原因,评估病人情绪是否稳定,能否积极配合治疗。

4. 辅助检查

(1)血液 COHb 测定:血 COHb 测定是诊断一氧化碳中毒的特异性指标。

> 考点提示:血 COHb 测定是诊断一氧化碳中毒的特异性指标

0Z04

一氧化碳中毒
（视频）

(2)脑电图检查:可见弥漫性不规则性慢波、双额低幅慢波及平坦波。与缺氧性脑病进展相平行。

(3)头部CT检查:检查可发现脑部有病理性密度减低区。

5.救治原则及主要措施

(1)现场急救:迅速打开门窗进行通风,断绝煤气来源并迅速转移病人至空气清新地方,解开病人衣服,松开腰带,保持呼吸道通畅,昏迷病人取侧卧位,有条件立即给予氧疗,注意保暖。呼吸、心跳已停止者,应立即进行胸外心脏按压和口对口人工呼吸,并立刻送至有高压氧设备的医院继续救治,途中应加强监护。

(2)氧疗:吸入氧气可纠正缺氧和促使碳氧血红蛋白解离。首选高压氧舱治疗。高压氧治疗不但可降低病死率,缩短病程,且可减少或防止迟发性脑病的发生;同时也可改善脑缺氧、脑水肿,改善心肌缺氧和减轻酸中毒。故对一氧化碳中毒稍重病人应积极尽早采取高压氧治疗。一般高压氧治疗1~2次/d,1~2小时/次。

> **考点提示:**高压氧疗是一氧化碳中毒的最有效的治疗方法

(3)防治脑水肿,保护脑组织:急性中毒后2~4小时,即可出现脑水肿,24~48小时达高峰,可持续多天。可快速滴注20%甘露醇液250ml,6~8小时一次,也可使用呋塞米快速利尿。对昏迷的病人可早期应用"选择性脑部亚低温"治疗,即通过颅脑降温进行脑部的选择性降温,使脑温迅速下降并维持在亚低温水平(33~35℃),肛温在37.5℃左右。亚低温对损伤的脑组织具有良好的保护作用。

(4)对症及支持治疗:伴高热者,应给予头部降温为主的冬眠疗法。对频繁抽搐的病人,应控制抽搐,以地西泮为首选药物。

📖 知识链接

高 压 氧 舱

舱体是一个密闭圆筒,密闭耐压,通过管道及控制系统向舱内输入高压氧或高压空气,使舱内形成一个高压环境,病人在舱内吸氧治疗,向缺氧机体提供有效、充足的氧,增加组织中的氧储量,促进组织的新陈代谢,有利于神经功能的恢复。舱外医生通过观察窗和对讲器可与病人联系。大型氧舱有10~20个座位。一个完整的加压舱,应有一些必要的系统和设备组成,才能满足医疗上的要求。主要有以下几个组成部分:①舱体和舱内设施;②加压系统;③供氧系统;④空调系统;⑤通信系统;⑥照明和监护装置;⑦操纵台;⑧安全装置。

0Z05

高压氧舱的使用(视频)

【常见护理诊断/问题】

1.急性意识障碍(昏迷) 与一氧化碳中毒累及中枢神经系统有关。

2.气体交换受损 与血红蛋白减少有关。

3.体液不足 与呕吐有关。

4.潜在并发症:迟发性脑病。

5.有受伤的危险 与昏迷、病人躁动不安有关。

6.知识缺乏:缺乏对一氧化碳毒性的知识。

【护理措施】

1.急救配合 做好现场的急救配合工作,如中毒人员较多,应有效分流,保证病人得到及时救治。注意在现场救治时,加强自身的保护。

2. 氧疗病人的护理　氧疗是一氧化碳中毒的最有效的治疗方法。轻度中毒的病人可用鼻导管高流量吸氧,小儿每分钟氧流量 1~2L,成人 4~6L。严重中毒病人可用面罩高浓度吸氧(每分钟氧流量 8~10L),有条件可以给予高压氧疗,最好在中毒后 4 小时内进行。高浓度给氧时,注意防止氧中毒。

3. 对症护理

(1)维持呼吸道通畅:昏迷伴呕吐者,将病人头偏向一侧,及时清理呼吸道分泌物,以免堵塞呼吸道引起窒息或并发吸入性肺炎,必要时施行气管插管或气管切开术。

(2)中毒严重者,有高热、昏迷、烦躁抽搐时,应加床栏架,以防坠床,并设专人守护。

(3)昏迷病人要加强口腔、皮肤及眼的护理,防止口腔炎、坠积性肺炎及压疮的发生。

(4)脑水肿的病人使用脱水剂时应注意观察尿量,必要时留置尿管。

(5)输液量不宜过多,速度不宜过快,以防发生脑水肿、肺水肿。

(6)高热者采用物理降温,每 2 小时测量体温 1 次,必要时可采用冬眠疗法。惊厥时口内放置开口器或压舌板,防止咬伤舌头。

4. 病情观察　严密监测生命体征,特别是体温和呼吸,应注意病人呼吸频率、节律的改变和体温的变化。注意瞳孔、尿量、神经功能的观察,防治各脏器发生并发症。

5. 心理护理　对意识清醒者要做好心理护理。对于自杀病人,要积极引导病人正视生活中遇到的种种问题,并动员病人家属、亲戚、朋友的力量,帮助病人渡过难关。

6. 健康教育　居室内火炉要安装烟囱,室内要通风良好。厂矿使用煤气或产生煤气的车间、厂房要加强通风。出院时留有后遗症者应嘱其家属悉心照顾,教会家属对病人进行语言和肢体锻炼的方法。

二、有机磷农药中毒的救护

📖 导入情景

小梁是一位 26 岁的小伙子,因琐事与女友发生争执,一气之下自服了农药"1605"约 20ml,10 分钟后病人出现腹痛、恶心,并呕吐一次,吐出物有大蒜味,继而出现烦躁不安,大小便失禁,出汗多,口腔流涎。家人急送医院就诊。

工作任务

1. 正确进行高效的急诊科救护。

2. 熟练完成治疗配合工作。

3. 对病人实施优质的整体护理。

有机磷杀虫药(organophosphorus insecticides)是我国农业生产中应用广泛的农药,多属于有机磷酸酯类或硫代磷酸酯类化合物,呈油状或结晶状,色泽由淡黄至棕色,有大蒜臭味,稍有挥发性。常用农药包括甲拌磷(3911)、内吸磷(1059)、对硫磷(1605)、敌敌畏、乐果、敌百虫、马拉硫磷(4049)等。其杀虫效力高,残毒小,对人畜均有毒性。有机磷杀虫药主要经消化道、呼吸道、皮肤、黏膜吸收而进入体内,迅速分布于全身各脏器,在我国毒物中毒疾病中的发病率一直居于首位,严重威胁病人的生命。

【概述】

1. 病因

(1)生产性中毒:指生产过程中的跑、冒、滴、漏而使一线生产工人中毒。

(2)使用性中毒:指施药人员在配制、喷洒农药时药液污染皮肤或湿透衣服而中毒。

(3)生活性中毒:主要由于误服、自杀、他杀所致中毒。

2. 发病机制　有机磷杀虫药对人畜的毒性主要是对体内乙酰胆碱酯酶的抑制。正常情况下,胆碱能神经兴奋所释放的递质乙酰胆碱被胆碱酯酶水解为乙酸及胆碱而失去活性。有机磷杀虫药进入机体后与胆碱酯酶的酯解部分结合成磷酰化胆碱酯酶,使乙酰胆碱不能被胆碱酯酶水解,从而积聚并引起胆碱能神经先兴奋后抑制的一系列症状,严重者出现昏迷、呼吸衰竭而死亡。

【护理评估】

1. 健康史　生产或使用过程的中毒,常有明确的接触史,应着重了解毒物种类、剂量、中毒途径、时间及经过;慢性中毒注意职业情况;生活性中毒要注意间接接触史和精神刺激史,注意现场的药瓶和呕吐物的特殊气味等。

2. 身体状况　急性中毒症状出现的时间与毒物的品种、剂量和侵入途径等有关,经皮肤中毒2~6小时后发病,口服中毒10分钟至2小时内出现症状。常见症状有

(1)胆碱能危象

1)毒蕈碱样症状(muscarinic symptoms):又称 M 样症状,最早出现,主要是副交感神经末梢兴奋所致,类似毒蕈碱的作用,表现为平滑肌痉挛和腺体分泌增加,临床上可出现恶心、呕吐、腹痛、腹泻、多汗、瞳孔缩小、流泪、流涎、尿频、大小便失禁、心率减慢、支气管痉挛和分泌物增加、气促、咳嗽,严重者可出现肺水肿等。此类症状可用阿托品加以对抗。

2)烟碱样症状(nicotinic symptoms):又称 N 样症状,是乙酰胆碱在横纹肌神经肌肉接头处过度蓄积,持续刺激突触后膜上的烟碱受体所致。乙酰胆碱对骨骼肌的神经终板的作用和烟碱的作用相近,在小剂量时表现为兴奋,大剂量时发生抑制,临床表现为颜面、眼睑、舌、四肢和全身的横纹肌纤维颤动,甚至发生强直性痉挛,而后肌力减退、瘫痪,甚至呼吸肌麻痹。乙酰胆碱还可刺激交感神经节,促使节后神经纤维释放儿茶酚胺,导致血压升高、面色苍白、心跳加快、心律失常。此类症状不能用阿托品来对抗。

3)中枢神经系统症状:中枢神经系统受乙酰胆碱刺激后表现为头痛、头晕、乏力、共济失调,严重者出现谵妄、惊厥、中枢性呼吸衰竭和昏迷。

(2)中毒后"反跳":部分病人急性中毒症状好转后数日至1周内病情突然急剧恶化,急性中毒症状卷土重来,甚至发生肺水肿或突然死亡,称为"反跳"。其死亡率占有机磷杀虫药中毒病人的7%~8%。原因可能和残留在皮肤、毛发和胃肠道的有机磷杀虫药重新被吸收或解毒药过早停用等多种因素有关。

(3)迟发性多发性神经病:少数中毒病人在急性中毒症状消失后2~3周,出现迟发性神经损害,称为迟发性多发性神经病,主要表现为肢体末端的感觉和运动障碍,可发生下肢瘫痪、四肢肌肉萎缩等症状。

(4)中间综合征:少数急性重症病人在急性中毒症状缓解后迟发性神经损害出现前,在急性中毒后1~4天,出现一系列肌无力的症状,主要表现为眼睑下垂、眼外展障碍、面瘫、颈、上肢和呼吸肌麻痹,称中间综合征。发病机制可能和胆碱酯酶长期被抑制,影响神经 - 肌肉接头处突触后的功能有关。

3. 心理 - 社会支持状况　急性有机磷农药中毒后病情多较危重,甚至危及生命,病人及家属常会出现恐惧、焦虑等情绪,应仔细询问病史,了解病人引起中毒的

考点提示:全血胆碱酯酶活力测定是诊断有机磷农药中毒的特异指标

具体原因,评估病人情绪是否稳定,评估其对治疗的配合程度及家属的支持情况。

4. 辅助检查

(1)全血胆碱酯酶(CHE)活力测定:是诊断有机磷农药中毒的重要实验指标,和中毒程度、疗效、预后有极大相关性。正常人全血胆碱酯酶活力为100%。

根据临床表现和实验室检查可将有机磷中毒分为三度。

1)轻度中毒:血胆碱酯酶活力为50%~70%,表现为头痛、头晕、乏力、恶心、呕吐、胸闷、多汗、视物模糊、瞳孔缩小。

2)中度中毒:血胆碱酯酶活力为30%~50%,除上述症状外,还表现为肌束颤动、腹痛、腹泻、流涎、瞳孔明显缩小、轻度呼吸困难。

3)重度中毒:血胆碱酯酶活力30%以下,除上述症状外,还出现昏迷、抽搐、肺水肿、呼吸麻痹、脑水肿。

(2)尿中毒物分解产物测定:如敌百虫中毒时尿中出现三氯乙醇。

有机磷中毒
（视频）

(3)粪、血、呕吐物中有机磷鉴定:可作为辅助诊断手段。

5. 救治原则及主要措施　在有机磷毒物中毒的急救中,除尽早充分清洗毒物,维持呼吸、循环功能和对症治疗外,正确、及时地应用解毒药物,是抢救成功的关键。

(1)立即终止接触毒物:立即将病人撤离现场,脱去污染衣物,用肥皂水和大量温水清洗污染的皮肤、外耳道、指甲和毛发,然后用微温的水冲洗干净,不能用热水清洗,以免增加毒物吸收。

(2)清除胃肠道内尚未吸收的毒物:对于口服中毒者而又无禁忌的可以用催吐法、洗胃法和导泻法清除胃肠道内尚未吸收的毒物。原则上6小时内进行洗胃效果最佳,但因有机磷杀虫药能使胃肠蠕动减慢,超过6小时后洗胃仍具一定效果。洗胃液可以选择清水、生理盐水、2%碳酸氢钠(敌百虫忌用)或1:5 000高锰酸钾(硫代磷酸酯类,如对硫磷等忌用),应反复洗胃,直至洗出液无农药味为止。洗胃后,从胃管中注入硫酸钠20~30g导泻。胃管要保留24~48小时,必要时再次洗胃。

(3)促进已吸收的毒物排出

1)利尿:可选用作用较强的利尿剂(如呋塞米)来利尿,促进有机磷排出,但要注意尿量,保持出入量的平衡。

2)血液净化技术:严重有机磷中毒,特别是就诊较晚的病例,可借助血液净化技术,从血液中直接迅速去除毒物,可减轻损害,降低病死率。

(4)特异解毒剂的应用

1)抗胆碱药:代表药物为阿托品和盐酸戊乙奎醚。阿托品能阻断毒蕈碱受体,迅速减轻或消除M样症状,兴奋中枢神经系统,改善呼吸功能,并有助于昏迷病人苏醒。但其对运动终板的烟碱受体并无阻断作用,故不能解除肌肉震颤。强调早期、足量、反复、个体化、缓慢减量给药的原则,到达"阿托品化"后,可通过延长给药时间或减少每次给药量的方法,切勿过早停药或减药过快,而引发反跳甚至猝死。

2)肟类药物:又称为胆碱酯酶复能剂,如解磷定、氯磷定、双解磷等。肟类药物能加速磷酰化胆碱酯酶脱磷酸,恢复胆碱酯酶活性,但它对已"老化"的胆碱酯酶几乎无效。故需早期、足量、联合、重复应用。

(5)对症支持治疗

1)抗惊厥药物的应用:安定、苯妥英钠、苯巴比妥等抗惊厥药物,在急性有机磷中毒所致的中枢神经系统症状的治疗中有重要作用。

2)肺水肿处理:有机磷中毒主要死亡原因是呼吸衰竭,治疗以阿托品和胆碱酯酶复能剂为主,一般不用洋地黄,禁用吗啡。

【常见护理诊断/问题】

1. 急性意识障碍　与有机磷农药对中枢神经的毒性作用有关。

2. 气体交换受损　与有机磷农药致呼吸道分泌物增多,影响通气有关。

3. 清理呼吸道无效　与有机磷农药致呼吸道分泌物增多有关。

4. 有受伤的危险　与昏迷、病人躁动不安有关。

5. 知识缺乏:缺乏有机磷农药毒性知识。

【护理措施】

1. 急救护理

(1)安置病人于重症监护病房,脱去污染的衣服,用敷料拭去残留药液后,用微温的肥皂水(敌百虫中毒禁用)清洗被污染的皮肤、毛发和指甲。注意皮肤褶皱处的清洗。洗后注意保暖。

(2)对危急病人立即紧急处理:维持呼吸道通畅,及时给予氧气吸入;气道分泌物增多者,及时吸出;备好气管切开包,必要时气管插管;心跳、呼吸停止者立即行心肺复苏术。

(3)立即建立有效的静脉通路,遵医嘱及时应用阿托品等特效解毒剂。

(4)口服中毒者可以选择清水、0.45% 盐水、2% 碳酸氢钠(敌百虫忌用)或 1∶5 000 高锰酸钾(硫代磷酸酯类,如对硫磷等忌用)反复洗胃,直至洗出液无农药味为止。做好洗胃中与洗胃后的护理工作。

(5)留取病人的血液标本,进行胆碱酯酶活力的检测。

(6)发生中间综合征时,及时配合医生施行气管插管或气管切开,机械通气以维持呼吸功能。

2. 用药护理

(1)应用抗胆碱药时的护理注意事项。

1)注意"阿托品化"判断及观察:对中、重度有机磷中毒,必须早期、足量、反复给药直至达到"阿托品化"。"阿托品化"的典型指标有:颜面潮红;口干、皮肤干燥、无汗;瞳孔明显扩大且不再缩小;肺部啰音明显减少或消失;意识障碍减轻、轻度烦躁不安;心率增快等。

2)注意"阿托品化"和阿托品中毒的区别(表 7-2);对于阿托品不足的病人,及时报告医生,以增加药量或缩短用药时间;对于阿托品中毒的病人,立即停药,给予补液、利尿,充分给氧,保持血氧饱和度在正常范围。并积极防治呼吸衰竭、循环衰竭、脑水肿及代谢性酸中毒等。

3)阿托品不能用于预防用药。

4)大剂量使用低浓度阿托品输液时可能引起血管内溶血,所以治疗时多采用阿托品少量多次静脉推注的方式。

表 7-2　阿托品化和阿托品中毒的区别

症状表现	阿托品化	阿托品中毒
皮肤	干燥、颜面潮红	极度干燥、颜面紫红
体温	正常或轻度升高	明显升高(>39℃)
瞳孔	扩大且不再缩小	瞳孔明显散大(常 >5mm)
心率	心率增快≤ 120 次 /min	心动过速(≥ 120 次 /min)
神经系统	意识清楚或模糊	谵妄、幻觉、谵语、昏迷

5)盐酸戊乙奎醚(长托宁):作为一种新型的长效抗胆碱药,能选择性作用于脑、腺体、平滑肌等部位的 M1 和 M3 型受体,而对 M2 型受体(主要分布在心脏和神经突触前膜)无明显作用,故对心率的影响小。并能通过血脑屏障,有良好的中枢镇静作用。应用时也需要达到"阿托品化",判断标准与应用阿托品治疗时相似,但不包括心率增快。

(2)应用胆碱酯酶复能剂的护理要点

1)此类药物对解除烟碱样毒性作用较明显,与阿托品合用有协同作用,应早期、足量给药,联合给药时,应适当减少阿托品的用量。

2)密切观察用药效果及不良反应,此类药的副作用有口苦、咽痛、恶心、短暂的眩晕、视物模糊或复视、血压升高等,注射过快有暂时性呼吸抑制反应。用药时应稀释后缓慢静脉推注或静脉点滴为宜。

3)胆碱酯酶复能剂的刺激性强,注射时外漏可刺激组织,引起疼痛和麻木感,故静脉输入时,应确保针头在血管内再给药,且输注过程中应加强巡视。不可肌内注射给药。

4)肟类药物在碱性溶液中极不稳定,易生成剧毒的氰化物,故禁与碱性药物配伍。护士在配药时应加以注意。

3. 一般护理

(1)严密观察血压、心率、体温、瞳孔、皮肤颜色及神志的变化。

(2)昏迷或不能自理的病人,应加强口腔护理,每日 1~2 次。

(3)应用阿托品治疗的病人,多会有尿潴留发生,应及时留置尿管,并加强护理。

(4)中、重度病人禁食 1~3 天,待神志清楚、病情稳定后进流质,忌油及酒等刺激性食物,以减少有机磷杀虫药的吸收。

(5)加强安全护理,对昏迷伴躁动的病人,增加保护措施并增加巡视次数。

4. 病情观察 护士应密切观察病人的生命体征、"阿托品化"情况、神志情况及有无中毒后"反跳"、中间型综合征等。

5. 心理护理 详细了解中毒的具体原因,针对不同个体不同的心理特点进行护理。

6. 健康教育

(1)普及预防有机磷农药中毒的有关知识,向生产者、使用者要广泛宣传使用时的注意事项,如喷洒时应遵守操作规程,人要处于上风处,加强个人防护,穿长袖衣裤和鞋袜,戴口罩、帽子及手套,喷洒后用肥皂(敌百虫禁用)洗净手和脸,方能进食,污染衣物要及时洗净。农药盛具要专用,严禁装食品、牲口饲料等。

(2)病人出院后,仍需要在家休息 2~3 周,按时服药,不可单独外出,以防发生迟发性神经症。

(3)对于因自杀而中毒病人,应教会病人采用与朋友诉说、运动、旅游等方法减压,树立生活的信心,并应争取获得社会多方面的情感支持。

三、镇静催眠药中毒的救护

📖 导入情景

小许,女,26 岁,大学毕业 3 年,一直不能找到合适的工作,感情生活也不尽如人意,终日郁郁寡欢,在又一次失业之后,口服了约 100 片的地西泮,5 小时后被家人急送医院救治。入院时呈深昏迷状态,呼吸表浅、瞳孔缩小。

镇静催眠药(sedative hypnotics)是中枢神经系统抑制药,具有镇静、催眠和抗惊厥等作用。小剂量时可以使人处于安静或嗜睡状态,大剂量可麻醉全身,包括生命中枢——延髓。一次性大量服用可引起急性中毒。

【概述】

1. 病因

(1)生活性中毒:如自杀、误服、投毒等,以自杀最为常见。

(2)医源性中毒:如一次超量应用等。

2. 发病机制

(1)苯二氮䓬类:通过激动苯二氮䓬类受体,从而增强 γ- 氨基丁酸对氯离子通道的门控作用,使氯离子内流增加,从而使突触膜过度极化,最终增强 γ- 氨基丁酸介导的中枢神经系统抑制作用。

(2)巴比妥类制剂:能抑制丙酮酸氧化酶系统,从而抑制神经细胞的兴奋性,阻断脑干网状结构上行激活系统的传导机制,使整个大脑皮层弥漫性抑制,出现催眠和较弱的镇静作用。巴比妥类对中枢神经系统的抑制有剂量 - 效应关系,随着剂量的增加,由镇静、催眠到麻醉,以至延髓中枢麻痹。

(3)非巴妥非苯二氮䓬类:对中枢神经系统的毒理作用与巴比妥类相似。

(4)吩噻嗪类:吩噻嗪类药主要作用于网状结构,有抑制脑干血管运动和呕吐反射、阻断 α 肾上腺素能受体、抗组胺及抗胆碱等作用。

镇静催眠药分类(拓展阅读)

【护理评估】

1. 健康史　了解是否有应用镇静催眠类药物史,包括用药种类、剂量及服用时间,是否经常服用该药,服药前后是否有饮酒史,发病前有无情绪波动等。

2. 身体状况

(1)苯二氮䓬类中毒:中枢神经系统抑制较轻,主要是嗜睡、头晕、言语含糊不清、意识模糊、共济失调等。如果出现深度昏迷、呼吸抑制、休克等严重症状,应考虑是否合并其他药物中毒。

(2)巴比妥类中毒:根据中毒程度可分为:①轻度中毒。表现为嗜睡,有判断及定向力障碍,言语不清,眼球震颤。各种反射存在,生命体征正常。②中度中毒。表现为沉睡,腱反射消失,呼吸浅慢,血压正常,角膜反射、咽反射仍存在。③重度中毒。表现为进行性中枢神经系统抑制,进入深昏迷状态。瞳孔散大或缩小。呼吸由浅慢到呼吸停止。脉搏细速,血压下降,甚至心搏骤停。

(3)非巴妥非苯二氮䓬类中毒:①水合氯醛中毒。可有心律失常、心、肝、肾功能损害。②甲丙氨酯中毒。主要表现是昏迷和低血压。③甲喹酮中毒。可有明显的呼吸抑制,出现锥体束征如肌张力增强、腱反射亢进、抽搐等。

(4)吩噻嗪类中毒:最常见锥体外系反应,震颤麻痹综合征、静坐不能及急性肌张力障碍如牙关紧闭、吞咽困难、斜颈等。

3. 心理 - 社会支持状况　评估病人情绪是否稳定及其对治疗的配合程度。了解病人家庭经济状况、家属及社会支持情况。

4. 辅助检查

(1)药物分析:取病人血液、尿液和呕吐物,进行药物的定性和定量测定。

(2)一般检查:包括动脉血气分析、肝肾功能等检查。

5. 救治措施

(1)现场救治:立即终止接触毒物。对重症者首先保持呼吸道通畅、给氧,必要时行气管内插管给予呼吸支持。低血压或休克者首先应建立静脉通道补液扩容,血压仍不能恢复时,静脉给予多巴胺或去甲肾上腺素等。

(2)院内救治

1)清除胃肠道内尚未吸收的毒物:口服中毒且意识清楚者尽早催吐,清洁洗胃首选生理盐水,其次清水,高锰酸钾溶液只适用于某些巴比妥类、水合氯醛,洗胃后由胃管内灌入含活性炭 50~100g 的混悬液及硫酸钠 250mg/kg。要注意:①巴比妥类药物可延缓胃肠道排空,中毒超过 12 小时仍应洗胃;②导泻选用硫酸钠而忌用硫酸镁;③水合氯醛对胃黏膜有腐蚀作用,故洗胃时应防止胃穿孔。

2)促进已吸收的毒物排出:①碱化尿液,利尿。每日补液量可达 3 000~4 000ml,用呋塞米利尿。碱化尿液只对长效巴比妥类有效。②血液透析及血液灌流。危重病人可考虑应用,对苯二氮䓬类无效。

3)特效解毒剂的应用:氟马西尼是苯二氮䓬类的特异解毒剂,通过竞争性抑制苯二氮䓬类受体而阻断苯二氮䓬类药物的中枢神经系统作用。

4)中枢兴奋剂的应用:应慎用。但有以下任一情况时可考虑使用:病人深昏迷;有明显呼吸衰竭;积极抢救 48 小时,病人仍昏迷不醒。

5)对症治疗:维持水电解质平衡,抗感染,防止心衰、脑水肿、肝肾损害等。

【常见护理诊断/问题】

1. 清理呼吸道无效　与药物对呼吸中枢的抑制有关。

2. 低效性呼吸型态　与药物对呼吸中枢的抑制有关。

3. 组织灌注量改变　与急性中毒致血管扩张有关。

4. 有皮肤完整性受损的危险　与昏迷、长期卧床有关。

5. 急性意识障碍　与药物对中枢的抑制有关。

【护理措施】

1. 急救配合　仰卧位头偏向一侧;保持呼吸道通畅、吸氧,必要时建立人工气道、辅助呼吸;连接多功能监护仪监测;建立静脉通路遵医嘱给药,维持病人的生命体征,促进意识恢复。做好洗胃护理。

2. 病情观察　定时测量生命体征,观察意识、瞳孔大小及对光反射、角膜反射。记录 24 小时液体出入量。注意观察有无肺部感染、心衰、脑水肿、肝肾损害等情况。

3. 饮食护理　神志清楚者可给予高热量、高蛋白、高维生素易消化饮食,病人昏迷超过 3~5 天可鼻饲营养,满足机体代谢需要。

4. 用药护理　遵医嘱应用解毒剂、促醒剂等药物,注意观察用药效果及不良反应。应用中枢兴奋剂时应注意病人有无血压升高、心悸、震颤、惊厥等情况,如发现应立即告知医师。

5. 心理护理　增加与病人的交流、沟通,做好心理疏导。尤其对服毒自杀病人,不宜让其单独留在病房内,要敞开心扉、贴心交谈,使其认识生命的价值,增强生活信心,打消再次自杀的念头。

6. 健康教育　避免长期服用镇静药、催眠药,防止药物的依赖性。长期服用大量催眠药的人,

镇静催眠药中毒(视频)

包括长期服用苯巴比妥的癫痫病人,不能突然停药,应逐渐减量后停药。

四、急性酒精中毒的救护

导入情景

付先生,36岁,某公司经理,应酬较多。在一次酒宴上,他服用白酒约500ml,出现面色潮红、呕吐、行动蹒跚、语无伦次、含糊不清,继而进入昏睡状态,颜面苍白,呼吸缓慢而有鼾声,朋友急将其送入医院。

工作任务

1. 正确进行急救处理。

2. 熟练完成治疗配合工作。

3. 对病人实施优质的整体护理。

酒精又称乙醇(alcohol),它是无色、透明而有醇香气味的液体,比水轻,易挥发,能与水以任意比混溶。多因饮酒过量引起兴奋继而抑制的状态称急性乙醇中毒或急性酒精中毒。

【概述】

1. 病因 急性中毒者多系饮酒过量所致,以饮白酒多见。在含有乙醇的空气中工作可引起中毒,偶有婴幼儿物理降温时使用大量乙醇擦浴而导致中毒。

2. 发病机制 乙醇可以通过消化道、呼吸道、皮肤吸收进入人体,进入消化道的乙醇20%由胃吸收,80%由小肠吸收,空腹或乙醇浓度较高时可增加胃的吸收量,60分钟内可吸收80%以上。高浓度的乙醇摄入会导致神经中枢的暂时性麻醉,对中枢神经系统有抑制作用,首先作用于大脑皮质,继而影响皮质下中枢,可引起中枢麻痹。成人致死量为5~8g/kg,儿童为3g/kg。

【护理评估】

1. 健康史 有接触大量乙醇蒸汽或酗酒史,比如过量饮用含有乙醇的饮料、酒类,短期内吸入高浓度蒸汽,或皮肤直接接触较大量乙醇。

2. 身体状况 中毒的临床表现可分为兴奋期、共济失调期和昏迷期。

(1)兴奋期:当血乙醇浓度>11mmol/L(50mg/dl)时,病人颜面潮红或苍白、自觉身心愉快、健谈、自负、情绪不稳定、可有攻击行为。

(2)共济失调期:当血乙醇浓度>33mmol/L(150mg/dl)时,病人肌肉运动不协调,动作笨拙,举步不稳,言语含糊,视物模糊,复视,出现明显共济失调。

慢性酒精中毒
的并发症——
神经系统损害
(拓展阅读)

(3)昏迷期:当血液中乙醇浓度>54mmol/L(250mg/dl)以上时,病人进入昏迷状态,颜面苍白,皮肤湿冷,口唇微紫,瞳孔散大,呼吸缓慢而有鼾音,严重者可导致呼吸或循环衰竭而危及生命。

3. 心理-社会支持状况 评估病人有无酒精依赖、情绪是否稳定,评估病人对治疗的配合程度。了解病人家庭经济状况、家属及社会支持情况。

4. 辅助检查

(1)血清乙醇浓度测定:急性中毒时呼出气体中与血清中乙醇浓度相当,对诊断、判断中毒轻重及评估预后有重要参考价值。

(2)动脉血气分析:急性中毒时可见轻度代谢性酸中毒。

(3)血清电解质及血糖浓度:急慢性酒精中毒时可见低血钾、低血镁、低血钙和低血糖。

急性酒精中毒
(视频)

5. 救治措施

(1)现场救治:停止摄入乙醇。轻度中毒者,可用梨、西瓜等水果解酒,注意卧床休息、保暖。若病人兴奋躁动、共济失调时,应适当加以约束,防止外伤。出现昏睡、抽搐、休克者应注意保持呼吸道通畅,心搏骤停者应紧急心肺复苏。

(2)院内救治

1)清除胃肠道内尚未吸收的乙醇:无禁忌证者可饮温水后催吐,首选 2% 碳酸氢钠洗胃,其次为生理盐水,洗胃液量为 2 000~4 000ml。因乙醇吸收快,洗胃应在摄入乙醇 1 小时内进行。

2)促进已吸收的乙醇排出:补液利尿可用 5% 葡萄糖盐水、10% 葡萄糖、50% 葡萄糖等静脉滴注,维生素 B_1、维生素 B_6 及烟酸各 100mg 肌内注射,促进乙醇的代谢、排泄。血液透析指征:血液中乙醇含量 >108mmol/L(500mg/dl),伴酸中毒或同时服用甲醇。

3)对症及支持治疗:昏迷者可给予纳洛酮催醒,纠正水与电解质紊乱及酸中毒,中枢性呼吸衰竭可应用呼吸中枢兴奋剂,烦躁不安或过度兴奋者可用小剂量地西泮。

【常见护理诊断 / 问题】

1. 家庭作用改变:酗酒 与酒精成瘾有关。

2. 低效性呼吸型态 与酒精中毒抑制呼吸中枢有关。

3. 有暴力行为的危险 与酒精中毒自我控制能力丧失有关。

4. 有受伤的危险 与酒精中毒自我保护能力丧失有关。

5. 有误吸的危险 与酒精中毒自我气道保护能力丧失有关。

【护理措施】

1. 急救配合 卧床休息,注意保暖。昏迷者取平卧位,头偏向一侧,随时清除口腔内分泌物和呕吐物,保持呼吸道通畅、吸氧。观察呕吐物的颜色、量和性状,必要时留呕吐物标本送检。无禁忌证者可饮温水后催吐,重者摄入乙醇 1 小时内给予洗胃。

2. 病情观察 测量呼吸、脉搏、血压每 30 分钟一次,细心观察意识、瞳孔及生命体征的变化,如昏迷病人出现呼吸抑制,应立即通知医师,并做好气管插管及辅助呼吸的准备;密切观察有无低血糖、消化道出血、急性肾衰竭等并发症的发生。

3. 用药护理 昏迷者遵医嘱给予纳洛酮催醒;烦躁不安或过度兴奋者应加强安全防护,可遵医嘱用小剂量地西泮;中枢性呼吸衰竭可遵医嘱用呼吸中枢兴奋剂,同时吸入含 5% 二氧化碳的氧气。遵医嘱用药、补液利尿等促进乙醇的代谢、排泄。注意观察药物的疗效和不良反应。

4. 心理护理 兴奋躁动者予以心理安慰,对借酒消愁者要给予更多的同情和关心,使病人情绪稳定以配合治疗。

5. 健康教育 向病人讲解乙醇及代谢产物乙醛对肝细胞损伤的严重性,经常过量则会导致酒精性肝硬化。酒后驾车易造成交通事故,身心受伤甚至危及他人的生命。

五、细菌性食物中毒的救护

导入情景

秋季的一天,某中学教师小张在食堂吃完中餐后回家休息,1 小时后出现恶心、呕吐、腹痛、腹泻等症状,急忙打电话向单位请假,从电话里了解到,中午聚在一起就餐的同事,大部分都已经在医院"集合"了,症状与自己极为相似。因为极度不适,而且又出现发热的情况,最终小张也去医院与同事们"会合"。

工作任务

1. 做好急诊分流工作。

2. 配合医生进行急救处理。

3. 做好健康教育。

细菌性食物中毒(bacterial food poisoning)是由于食用被细菌或细菌毒素污染的食物后,引起以胃肠道症状为主要表现的急性中毒性疾病。本病多发于夏、秋季。因有共同传染源,发病较集中。

【概述】

1. 病因

(1)食物被细菌污染。

(2)食品储存不当或在较高温度下存放时间较长。

(3)食品未充分加热煮熟。

2. 发病机制

(1)感染型:由于病原菌进入肠道,侵入黏膜及黏膜下层,导致侵入性腹泻等,并且由于内毒素的作用,引起温度升高,产生胃肠道症状。

(2)毒素型:肠毒素主要作用于小肠引起腹泻;神经毒素经小肠吸收入血,作用于神经 - 肌肉接头等处,导致肌肉麻痹和瘫痪;溶血毒素作用于肠道,使肠黏膜坏死。

(3)混合型:由致病菌的侵入和毒素的协同作用所致。

【护理评估】

1. 健康史

(1)了解有无食入细菌污染的食物及饮料史。

(2)询问进食时间、进食情况以及同时进餐者情况。

2. 身体状况　分为胃肠型食物中毒和神经型食物中毒。

(1)胃肠型食物中毒:一般餐后 0.5~48 小时发病。主要表现腹痛、腹泻、呕吐症状,腹痛为上腹或脐周阵发性或持续性绞痛,腹泻一天几次至几十次不等,部分病人可出现脓血便、黏液便等。呕吐物为胃内容物,可含有胆汁或血液。

(2)神经型食物中毒:潜伏期多数在 12~36 小时。以神经系统症状为主,可有头痛、头晕、眩晕、乏力、恶心、呕吐。眼肌瘫痪时可出现视物模糊、复视、眼睑下垂、瞳孔散大,对光反射消失。重者出现吞咽、咀嚼、发音困难,甚至呼吸困难。肌力低下主要见于颈部及肢体近端,腱反射可呈对称性减弱。常有便秘、腹胀、尿潴留。

3. 心理 - 社会支持状况　评估病人情绪是否稳定,评估其对治疗的配合程度。了解病人家庭经济状况、家属及社会支持情况。

4. 辅助检查　对残余的食物、餐具、呕吐物及排泄物等进行细菌分离培养、菌种鉴定、毒素鉴定及血清学鉴定。

5. 救治措施

(1)现场救治:停止继续食入可疑食物。按病情轻重分类,重症者积极送往医院治疗。呕吐严重者注意保护气道。脱水严重者迅速建立静脉通道、补液。同时收集资料,进行流行病学调查及病原学检验,以便明确病因。

(2)院内救治

1)清除尚未吸收的毒物:无呕吐、腹泻者立即催吐,用2%碳酸氢钠或1:5 000高锰酸钾溶液洗胃,可口服或经胃管注入活性炭混悬液,并用硫酸镁导泻。

2)对症治疗:纠正水与电解质紊乱及酸中毒,高热者用物理降温或解热药,腹痛剧烈者可用解痉药如阿托品0.5mg肌内注射,酸中毒者可给予5%碳酸氢钠纠正。

3)抗菌治疗:轻者对症治疗即可治愈。症状较重者选用敏感抗生素如丙氟哌酸(环丙沙星)、氯霉素、庆大霉素等治疗。

4)抗毒血清治疗:多价抗毒血清对肉毒杆菌中毒有特效,必须及早应用(中毒后24小时内)。

【常见护理诊断/问题】

1. 体液不足　与中毒后频繁呕吐、腹泻丢失体液有关。

2. 腹泻　与毒物对胃肠道的毒性有关。

3. 疼痛　与毒物致胃肠道痉挛有关。

4. 营养失调:低于机体需要量　与毒物刺激不能进食、呕吐、腹泻有关。

5. 低效性呼吸型态　与频繁呕吐及神经性毒物对中枢的毒性刺激有关。

6. 焦虑　与对疾病知识缺乏及担心预后有关。

【护理措施】

1. 急救配合　卧床休息,做好催吐、洗胃、补液、给药等治疗配合工作。对危重者做好呼吸道的管理,必要时给予吸痰或气管切开置管。如为集体食物中毒,应做好病人的分流工作。

2. 病情观察　密切监测生命体征,观察有无黏膜干燥、皮肤弹性差、水电解质紊乱、酸中毒、休克等情况,观察呕吐、腹泻情况,记录24小时出入量。

3. 饮食护理　给予清淡、易消化流质或半流质饮食,多饮糖盐水,呕吐、腹泻、腹痛剧烈者暂禁食。

4. 对症护理　高热者遵医嘱给予物理或药物降温;腹痛剧烈者遵医嘱给予解痉药缓解症状;腹泻病人注意肛周护理,早期不用止泻剂;脱水、休克者遵医嘱补液,改善循环;酸中毒严重时注意应予补充碳酸氢钠。

5. 用药护理　对肉毒杆菌中毒须及早应用多价抗毒血清,注射前做药敏试验,阳性者采用脱敏疗法。感染性食物中毒者,遵医嘱应用抗生素。注意观察药物的疗效和不良反应。

6. 心理护理　增加与病人的交流、沟通,做好心理疏导,给病人以战胜疾病的信心。

7. 健康教育

(1)防止污染:购买有卫生检疫部门检疫图章的生肉;做好食具、炊具的清洗消毒工作。

(2)食品要低温储存:肉制品应储存于10℃以下的低温条件,海产品上的副溶血性弧菌耐低温,在吃凉拌海蜇时,用醋泡或用100℃沸水漂烫数分钟。

(3)彻底加热:食物要彻底加热,杀灭病原体、破坏毒素。

六、百草枯中毒的救护

📖 **导入情景**

　　病人,女,16岁,2小时前,因与家人生气,口服百草枯(约30ml),后出现恶心、呕吐,口腔及食管有烧灼感。由家人陪同来急诊科就诊,既往身体健康。查体:T 36.3℃,P 92次/min,R 20次/min,BP 110/78mmHg,SpO$_2$ 98%,病人意识清楚,双肺听诊呼吸音清,未闻及干湿啰音,心律齐,腹软,无压痛、反跳痛,肝脾未触及。

　　工作任务

　　1. 正确进行急诊科病情观察及救护。

　　2. 熟练完成治疗配合工作。

　　百草枯(parnquat,PQ)又名克芜踪、对草快,是目前应用的除草剂之一,对人、牲畜有很强的毒性作用,在酸或中性溶液中稳定,接触土壤后迅速失活。百草枯可经胃肠道、皮肤和呼吸道吸收,我国报道中以口服中毒多见。

【概述】

　　1. 病因　常为口服自杀或误服中毒,成年人口服致死量为2~6g。

　　2. 中毒机制　百草枯进入人体后,迅速分布到全身各组织器官,以肺和骨骼中浓度最高。其中毒机制尚未完全明确。目前一般认为,百草枯作为一种电子受体,作用于细胞内的氧化-还原过程,导致细胞膜脂质过氧化,引起以肺部病变为主类似于氧中毒损害的多脏器损害。病理改变:早期肺泡充血、水肿、炎症细胞浸润,晚期为肺间质纤维化。百草枯对皮肤、黏膜亦有刺激性和腐蚀性。

百草枯中毒发病机制——百草枯肺(肺纤维化)(拓展阅读)

【护理评估】

　　1. 健康史　重点询问病人中毒的时间和经过、现场的急救措施、毒物侵入途径、服毒剂量及病人既往健康状况等。

　　2. 身体状况　病人的中毒表现与毒物摄入途径、速度、剂量及其基础健康状态有关,也有个体差异。百草枯中毒病人绝大多数系口服所致,且常表现为多脏器功能损伤或衰竭,其中肺的损害常见而突出。

　　(1)症状与体征

　　1)局部刺激反应:①皮肤接触部位发生接触性皮炎、皮肤灼伤,表现为暗红斑、水疱、溃疡等。②高浓度药物污染指甲,指甲可出现脱色、断裂甚至脱落。③眼睛接触药物则引起结膜、角膜灼伤,并可形成溃疡。④经呼吸道吸入后,产生鼻、喉刺激症状和鼻出血等。

　　2)呼吸系统:肺损伤是最严重和最突出的病变。小剂量中毒者早期可无呼吸系统症状,少数病人表现为咳嗽、咳痰、胸闷、胸痛、呼吸困难、发绀及肺水肿。大剂量服毒者可在24~48小时内出现呼吸困难、发绀、肺水肿、肺出血,常在1~3天内因急性呼吸窘迫综合征(ARDS)死亡。肺损伤者多于2~3周死于弥漫性肺纤维化所致的呼吸衰竭。

　　3)消化系统:口服中毒者有口腔、咽喉部烧灼感,舌、咽、食管及胃黏膜糜烂、溃疡,吞咽困难、恶心、呕吐、腹痛、腹泻,甚至出现呕血、便血、胃肠穿孔等。部分病人于中毒后2~3天出现中毒性肝病,表现为肝大、肝区疼痛、黄疸、肝功能异常等。

　　4)泌尿系统:中毒后2~3天可出现尿频、尿急、尿痛等膀胱刺激症状,尿常规、血肌酐和尿素氮异常,严重者发生急性肾衰竭。

5)中枢神经系统:表现为头痛、头晕、幻觉、抽搐、昏迷等。

6)其他可有发热、心肌损害、纵隔及皮下气肿、贫血等。

(2)严重程度分型

1)轻型:摄入量 <20mg/kg,无临床症状或仅有口腔黏膜糜烂、溃疡,可出现呕吐、腹泻。

2)中 - 重型:摄入量 20~40mg/kg,部分病人可存活,但多数病人 2~3 周内死于呼吸衰竭。服后立即呕吐者,数小时内出现口腔和喉部溃疡、腹痛、腹泻,1~4 天内出现心动过速、低血压、肝损害、肾衰竭,1~2 周内出现咳嗽、咯血、胸腔积液,随着肺纤维化出现,肺功能进行性恶化。

3)暴发型:摄入量 >40mg/kg,多数于中毒 1~4 天内死于多器官功能衰竭。口服后立即呕吐者,数小时到数天内出现口腔咽喉部溃疡、腹痛、腹泻、胰腺炎、中毒性心肌炎、肝肾衰竭、抽搐、昏迷甚至死亡。

3. 心理 - 社会支持状况　评估病人情绪是否稳定,评估其对治疗的配合程度。了解病人家庭经济状况、家属及社会支持情况。

4. 辅助检查　取病人尿液或血标本检测百草枯。血清百草枯检测有助于判断病情的严重程度和预后,血清百草枯浓度 ≥ 30mg/L,预后不良。服毒 6 小时后尿液可测出百草枯。

5. 救治措施

(1)现场救治:现场一经发现,即给予催吐并口服白陶土悬液,或者就地取材用泥浆水 100~200ml 口服;尽快脱去污染的衣物,用肥皂水彻底清洗被污染的皮肤、毛发;眼部受污染时立即用流动清水冲洗,时间 >15 分钟。

(2)院内救治

1)清除尚未吸收的毒物:给予洗胃、口服吸附剂、导泻,用 20% 甘露醇(250ml 加等量水稀释)或硫酸镁溶液 100ml 口服导泻;由于百草枯具有腐蚀性,洗胃时应避免动作过大导致食管或胃穿孔。

2)促进毒物排泄:除常规输液、应用利尿药外,应尽早在病人服毒后 6~12 小时内进行血液灌流或血液透析,首选血液灌流,其对毒物的清除率是血液透析的 5~7 倍。

3)防治肺损伤和肺纤维化:及早按医嘱给予自由基清除剂,如维生素 C、维生素 E、还原型谷胱甘肽、茶多酚等。早期大剂量应用肾上腺糖皮质激素,可延缓肺纤维化的发生,降低百草枯中毒的死亡率。中到重度中毒病人可使用环磷酰胺。

4)对症与支持疗法:纠正水与电解质紊乱及酸中毒,高热者用物理降温或解热药,腹痛剧烈者可用解痉药如阿托品 0.5mg 肌内注射,酸中毒者可给予 5% 碳酸氢钠纠正。保护胃黏膜,保护肝、肾、心脏功能,防治肺水肿,积极控制感染。出现中毒性肝病、肾衰竭时提示预后差,应积极给予相应的治疗措施。

【常见护理诊断 / 问题】

1. 低效型呼吸型态　与肺功能下降有关。

2. 有误吸的危险　与洗胃、频繁呕吐有关。

3. 清理呼吸道无效　与呼吸道分泌物过多有关。

4. 有肺纤维化的可能　与百草枯中毒、服药量大有关。

5. 有急性肾衰竭的可能　与百草枯中毒、服药量大有关。

6. 有消化道损伤的危险　与百草枯药物有腐蚀性有关。

7. 有感染的危险　与百草枯腐蚀黏膜、留置各导管有关。

【护理措施】

1. 急救配合　卧床休息,做好催吐、洗胃、补液、给药等治疗配合工作。对危重者做好呼吸道的管理,必要时给予吸痰或气管切开置管。

2. 病情观察　心电、血压监护,密切监测生命体征,尤其是血氧饱和度及血气分析,观察病人呼吸频率、节律、深浅程度及四肢、口唇颜色,观察有无水电解质紊乱、休克等情况,观察呕吐、腹泻、消化道出血等情况,记录 24 小时出入量。

3. 饮食护理　早期有消化道穿孔的病人外,均应给予流质饮食,保护消化道黏膜,防止食管黏连、缩窄。应用质子泵抑制剂保护消化道黏膜。

4. 血液灌流的护理

(1)密切监测病人的生命体征,如有异常及时通知医生。

(2)血液灌流中可能会出现血小板减少,密切注意病人有无出血倾向,如牙龈出血、便血、血尿、意识改变等,谨防颅内出血。

(3)严格无菌操作,监测体温,预防感染。

(4)妥善固定血管通路,防止脱管,观察敷料情况,定期给予换药。

5. 肺损伤的护理　监测血气分析指标,观察病人是否有呼吸困难、发绀等表现。一般不主张吸氧,以免加重肺损伤,故仅在 $PaO_2<40mmHg$ 或出现 ARDS 时可使用浓度 >21% 的氧气吸入,或使用呼气末正压通气(PEEP)给氧。肺损伤早期,给予正压机械通气联合使用激素,对百草枯中毒引起的难治性低氧血症病人具有重要意义。

6. 心理护理　增加与病人的交流、沟通,做好心理疏导,给病人以战胜疾病的信心。

7. 健康教育

(1)严格执行农药管理规范生产及销售,避免农药扩散和随意购买,避免药品流失,在药品中加入警告颜色、恶臭剂、催吐剂,防误服。

(2)开展安全用药教育,提高防毒能力,改进生产工艺和喷洒装备,防漏、滴,在喷洒时注意风向,穿长衣长裤,戴防护镜,使用塑料薄膜,一旦皮肤受污染时立即清洗。

(3)对于有自杀倾向的,做好心理护理,防自杀。

(乔　萍　舒芳芳)

扫一扫,
看总结

扫一扫,
测一测

第八章 环境及理化因素损伤的救护

学习目标

1. 掌握中暑、淹溺、触电、毒蛇咬伤、犬咬伤的救治原则、护理评估及护理措施。
2. 熟悉中暑、淹溺、触电、毒蛇咬伤、犬咬伤的主要护理诊断。
3. 了解中暑、淹溺、触电、毒蛇咬伤、犬咬伤的损伤机制及原因。
4. 学会按照护理程序对常见环境及理化因素损伤病人实施整体护理。
5. 具有争分夺秒的抢救意识及准确果断的判断、应变能力。

第一节 中暑的救护

导入情景

某年7月，62岁的农民老刘连续在玉米地里劳作了几天后突然感觉头痛、头晕、恶心、胸闷、心慌、乏力等，测量体温39℃。家人以为老刘感冒，让其口服感冒药后在家休息。然而老刘病情不见缓解，反而加重，其家人遂拨打"120"电话呼救。

工作任务

1. 正确进行现场救治。
2. 正确进行院内救治及护理。

中暑（heat illness）是指人体在高温、高湿环境下，由于体温调节功能障碍，导致病人出现水电解质平衡紊乱、心血管功能及中枢神经系统功能障碍为特征的临床急症。本病多发生于夏、秋季节，严重者可引起病人的死亡。正常情况下，人体的产热与散热处于动态平衡，体温维持在37℃左右。当人体产生热量过多或散热功能减弱时，该平衡被破坏，可发生中暑。

【概述】

1. 病因

（1）产热增加：长时间体力劳动或高强度运动使机体产热增多或吸收环境热量过多。

（2）散热减少：环境湿度较高、通风不良等因素不利于病人散热。

（3）热适应能力下降：年老体弱、妊娠、高血压、冠心病或糖尿病等情况可导致人体对高热环境的适应、调节能力下降。

（4）中暑常见诱因：年老、体弱、肥胖、疲劳、糖尿病、心血管疾病等。

2. 发病机制

（1）当长时间处于高温环境或热辐射中时，机体大量出汗，造成失水、失盐，使血容量明显减少，导致周围循环衰竭。

> 🔖 考点提示：中暑的病因

0802

中暑的发病机制（微课）

（2）如果失盐过多不能及时补足或只注意补水，造成低钠血症，易引起热痉挛。

（3）当长时间大量出汗时容易导致汗腺疲劳，造成体温调节功能障碍，使体内热量过多蓄积，引起中暑高热，体温可高达 40℃ 以上，易导致热射病。持续高热可使机体代谢加快，耗氧量增加；脂肪代谢紊乱致酮血症；蛋白质分解代谢加速致消瘦；脑皮质兴奋、抑制功能失调；消化液分泌减少，消化酶活力降低，胃肠功能紊乱等；严重时导致脑、心、肺、肝、肾等重要脏器功能受损。

0803

人体的主要散热方式及中暑时散热障碍分析（拓展阅读）

【护理评估】

1. 健康史　病人有引起机体产热（或吸收热量）增加、散热减少或热适应不良的因素。

2. 身体状况　根据临床症状的轻重分为先兆中暑、轻度中暑、重度中暑。

（1）先兆中暑：在高温环境下工作一段时间后，出现大汗、口渴、头晕、头痛、注意力不集中、耳鸣、眼花、胸闷、心悸、恶心、四肢无力等症状，体温正常或略升高，一般不超过 38℃。如及时脱离高温环境转移到阴凉通风处，补充水、电解质后，短时间即可恢复。

（2）轻度中暑：除先兆中暑症状加重以外，还可出现：体温 38℃ 以上、面色潮红、大量出汗、皮肤灼热等表现；或面色苍白、皮肤湿冷、血压下降、脉搏增快等早期周围循环衰竭的表现。如进行及时有效的处理，常于数小时内恢复。

（3）重度中暑：包括热痉挛、热衰竭、热射病 3 种类型，其中热衰竭最为常见、热射病最为严重。

> 🔖 考点提示：重症中暑的类型

1）热痉挛：多见于高温环境下强体力劳动后的青壮年。表现为阵发性、对称性、痉挛性的肌肉疼痛，好发于四肢肌肉、咀嚼肌、腹直肌，最常见于腓肠肌。此型重度中暑可能与大量出汗导致钠离子大量丢失或过度通气有关，无明显体温升高。热痉挛也可为热射病早期表现。

> 🔖 考点提示：热痉挛的临床特点

2）热衰竭：多见于老年人、儿童和慢性疾病病人。在高热环境下体液丢失过多而水分补充不足导致周围循环衰竭，可有多汗、疲乏、无力、眩晕、恶心、呕吐、头痛等表现，有明显脱水征，如心动过速、直立性低血压或晕厥。体温可轻度升高，无明显中枢神经系统损坏表现。

3）热射病：典型表现为"高热、无汗和意识障碍"三联征，常见于年老体弱或有基础疾病的病人。体温（直肠温度可高达 40℃ 以上），皮肤干燥无汗，伴有意识模糊、谵妄或昏迷等不同程度的意识障碍。可伴有心、肝、肾、肺等脏器功能的损伤。

> 🔖 考点提示：热射病"三联征"

0804

重症中暑三种类型的区别（拓展阅读）

3. 心理-社会支持状况　评估病人情绪是否稳定及其对治疗的配合程度。了解病人家庭经济状况、家属及社会支持情况。

4. 辅助检查　血常规检查可见白细胞总数增高，以中性粒细胞增高为主。尿常规可有不同程度的蛋白尿、血尿、管型尿改变。血清电解质检查可有高钾、低钠、低氯血症。严重病例可伴有肝、肾、胰腺和横纹肌损害的实验室改变。

5. 救治措施

(1)现场救治

1)尽快脱离高温环境:迅速将病人搬离高温环境,将病人安置在阴凉通风处或20~25℃的房间内,解开或脱去外衣,病人取平卧位。

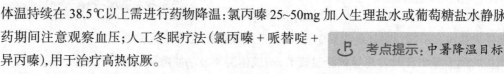

考点提示:中暑的现场救治措施

中暑的现场救治(动画)

2)降温:轻症病人可反复用冷水擦浴全身,饮用含盐的冰水或饮料,使体温降至38.0℃以下。若体温持续在38.5℃以上需进行药物降温:氯丙嗪25~50mg加入生理盐水或葡萄糖盐水静脉滴注,用药期间注意观察血压;人工冬眠疗法(氯丙嗪+哌替啶+异丙嗪),用于治疗高热惊厥。

考点提示:中暑降温目标

3)先兆中暑和轻度中暑的病人经现场救护后一般即可恢复正常,重度中暑者应立即转送医院救治。

(2)医院内救治

1)一般治疗:将病人安置于20~25℃的房间内,取平卧位,保持病人呼吸道通畅,给予吸氧,必要时呼吸机辅助呼吸。

2)降温:降温速度决定病人的预后,一般应在1小时内将病人体温降到肛温38.0℃。①物理降温:可用冰帽、冰袋进行头部和体表降温,注意防止冻伤;40%~50%乙醇或冰水擦浴;给予4℃冰水浴,每隔10~15分钟将病人抬离水面,过程中不断按摩病人四肢皮肤,但老年人、妊娠、新生儿以及休克、有心血管疾病等的病人不能进行冰水浴。每10~15分钟测一次肛温,至肛温降至38.0℃停止冰水浴;将4~10℃糖盐水1 000ml注入动脉、胃腔或灌肠、缓慢静滴,也有助于降温。②药物降温:氯丙嗪有调节体温中枢、扩张血管、降低氧耗的作用。可给予氯丙嗪25~50mg入4℃葡萄糖盐水500ml中,快速静脉滴注。也可用人工冬眠疗法将冬眠药物从Murphy管内滴入。因氯丙嗪有扩张血管作用,哌替啶对呼吸中枢有抑制作用,需注意观察血压、呼吸。

考点提示:中暑的院内降温方法

3)纠正水、电解质紊乱:根据病人脱水的性质和程度,鼓励病人饮用含盐的饮料或冰水,遵医嘱静脉补充5%葡萄糖盐水、氯化钠、氯化钾等。同时注意监测病人液体出入量,以指导补液。

4)防治并发症:①老年人和有心血管病变者静脉补液不宜过速,以防急性左心衰竭;②昏迷病人易发生吸入性肺炎或合并其他继发性感染,可适当应用抗生素预防;③有急性肾功能不全者,要严格限制水分和钠盐的摄入,尤其要注意监测血钾的浓度;④有脑水肿可给予20%甘露醇、地塞米松、呋塞米等进行脱水、降颅压治疗;⑤防治DIC:注意监测凝血功能,DIC早期可给予肝素抗凝治疗。

考点提示:中暑的常见护理诊断

【常见护理诊断/问题】

1. 焦虑、恐惧　与担心预后有关。

2. 体温过高　与体温调节功能紊乱有关。

3. 体液不足:有脱水的危险　与高热引起大量出汗及水分补充不足有关。

4. 疼痛　与中暑痉挛有关。

5. 潜在并发症:休克、多器官功能衰竭。

【护理措施】

1. 急救配合　环境通风,卧床休息,保持呼吸道通畅,意识障碍者头偏向一侧,及时清除呼吸道内分泌物,防止窒息,必要时机械通气治疗。遵医嘱保持有效降温。

2. 病情观察

(1)降温效果观察:降温过程中应密切监测体温,根据体温变化调整降温措施;观察末梢循环情况,以确定降温效果。体温降至38℃左右时即可考虑终止降温,但仍需防止体温再度回升。

(2)并发症的观察:监测水、电解质失衡状况;监测脑、肺、肾等重要脏器的功能状况。

(3)伴随状况的观察:如是否伴有寒战、大汗、咳嗽、呕吐、腹泻、出血等,以协助明确诊断。

3. 营养护理　神志清楚者可给予高热量、高蛋白、高维生素易消化饮食,病人昏迷超过3~5天可给予鼻饲营养支持,满足机体代谢需要。

4. 对症护理

(1)纠正水、电解质及酸碱平衡紊乱:四肢肌肉抽搐者或有痉挛性疼痛者,在补钠的基础上可缓慢静脉注射10% 葡萄糖酸钙10~20ml。发生早期循环衰竭的病人,可酌情输入5% 葡萄糖盐水1 500~2 000ml,但速度不宜过快,并加强观察,以防止发生心力衰竭。

(2)及时发现和防治器官功能不全:防治急性肾、肝、心脏功能不全,脑水肿、DIC 等并发症。

5. 用药护理　使用冬眠药物降温时,如病人出现寒战反应,说明降温药物用量过低,应加大药量;如病人出现意识障碍加重、呼吸抑制、血压明显下降,说明降温药物用量过多,应减量或暂停使用。注意观察药物的疗效和不良反应。

6. 心理护理　增加与病人的交流、沟通,做好心理疏导,提高治疗疾病的信心,从而取得病人及家属的理解和配合。

7. 健康教育　向病人及其家属讲述预防中暑以及中暑发生后的急救知识。

预防中暑的常用方法(拓展阅读)

第二节　淹溺的救护

📖 导入情景

6月的某天下午,26岁的建筑工人小陈在游泳时发生溺水,被人救起后,意识丧失,面色发绀,口、鼻处有白色泡沫样物,腹部膨隆、脉搏微弱、四肢厥冷。

工作任务

1. 正确进行现场救治。

2. 正确进行院内救治及护理。

【概述】

淹溺又称溺水,是指人淹没于水或其他液体中,由于缺氧而被迫呼吸,液体进入呼吸道阻塞气道或引起反射性喉痉挛,导致窒息缺氧,引起低氧血症、高碳酸血症和代谢性酸中毒,液体进入体内还可引发水、电解质紊乱,可造成呼吸和心搏骤停而死亡。

根据浸没介质的不同,分为淡水淹溺和海水淹溺两种(表8-1)。

1. 淡水淹溺　江、河、湖泊中的水属淡水,渗透压偏低。人体浸没淡水后,水进入呼吸道影响通气和气体交换,造成全身严重缺氧;低渗性液体通过呼吸道和胃肠道进入血液循环导致血容量剧增,可引起肺水肿和心力衰竭,并可稀释血液引起低钠、低氯血症。血浆渗透压降低可引起红细胞肿胀、破裂,发生高游离血红蛋白血症和高钾血症。过量的血红蛋白堵塞肾小管可引起急性肾衰竭,高钾血症可导致心搏骤停。低渗性液体进入呼吸道损伤气管、支气管、肺泡壁的上皮细胞,造成肺泡塌陷

淹溺的发病机制(微课)

萎缩,进一步影响气体交换,加重缺氧。

表 8-1　淡水淹溺与海水淹溺的病理改变特点

	淡水淹溺	海水淹溺
血容量	增加	减少
血液浓度	稀释	浓缩
红细胞损害	大量破坏	很少
电解质改变	高钾、低钠、低氯、	高钠、高镁、高钙
室颤的发生	较多	较少
主要致死原因	急性肺水肿、急性脑水肿、心力衰竭、室颤	急性肺水肿、急性脑水肿、心力衰竭

2. 海水淹溺　海水中含有大量 $NaCl$、$CaCl_2$、$MgCl_2$ 等电解质,为高渗液体。高渗液体进入肺内后,可使血管中的大量液体进入肺泡影响通气和换气,并导致急性肺水肿、血容量降低、血液浓缩、高钠血症及低氧血症的发生。此外,海水对肺泡上皮细胞和肺毛细血管内皮细胞的化学损伤作用可加重肺水肿。高钙血症可导致心律失常,甚至心脏停搏。高镁血症可抑制中枢和周围神经,导致横纹肌无力、血管扩张和血压降低。

此外,如不慎跌入下水道、污水池、粪池和化学贮槽时,可伴随微生物和化学物的刺激、中毒作用,出现皮肤、黏膜损伤、肺部感染以及中毒症状。

> 🔖 考点提示:淹溺的血、水电解质变化特征

【护理评估】

1. 淹溺史　向相关人员详细了解淹溺发生的时间、地点、水源性质以及现场施救情况,以便采取针对性的措施实施急救。

2. 身体状况　淹溺病人主要表现为缺氧,及由此发生的低氧血症、代谢性酸中毒、DIC 等。若是浸没于沼气池、粪池等还伴有皮肤、黏膜损伤和中毒反应。

(1)症状:意识丧失、呼吸心跳停止、呼吸困难、咳嗽、咳泡沫样痰等肺水肿表现。海水淹溺者口渴感明显,最初数小时可伴有寒战、发热。

(2)体征:淹溺者可出现皮肤发绀,颜面肿胀,球结膜充血,口鼻充满泡沫或污泥,腹部膨隆,四肢厥冷,肺部可闻及干湿啰音、喘鸣音,心律失常,心音微弱或消失。有时可伴头、颈部损伤。

3. 辅助检查

(1)血、尿检查:淹溺者常有白细胞轻度增高,淡水淹溺者表现为血液稀释或溶血,出现低氯、低钠、高钾血症,血和尿中出现游离血红蛋白。海水淹溺者表现为血液浓缩,出现高钠血症、高氯血症,可伴血钙、血镁增高。重者可有 DIC 的实验室检查表现。

(2)动脉血气分析:多数病例有明显混合型酸中毒,几乎所有病人可出现不同程度的低氧血症。

(3)心电图检查:常有窦性心动过速、非特异性 ST 段和 T 波改变,病情严重时出现心室颤动、完全性心脏传导阻滞。

(4)X 线检查:肺门阴影扩大、加深,肺间质纹理增粗,胸片常显示斑片状浸润,可出现典型肺水肿征象。疑有颈椎损伤时,应进行颈椎 X 线检查。

4. 心理 - 社会支持状况　评估病人情绪是否稳定及其对治疗的配合程度。了解病人家庭经济状况、家属及社会支持情况。

5. 救治措施

(1)现场救治

1)迅速将淹溺者救出水面(救上岸):施救者应镇静,尽快将淹溺者救上岸,救护时应防止被淹溺者抱住。

2)保持呼吸道通畅:清醒者先迅速清除其口、鼻腔中的分泌物及异物(如义齿、泥沙、杂草等),做倒水处理清除病人呼吸道、胃内积水。

常用倒水方法(图8-1):①膝顶法。施救者一腿跪地,另一腿屈膝,将淹溺者俯卧于施救者屈膝的大腿上,使其头部下垂,然后用手平压背部,将水倒出。②肩顶法。施救者以肩部扛起溺水者的腹部,使背部朝上,头部下垂以便呼吸道内的液体流出。③抱腹法。急救者从淹溺者背后,双手抱住其腰腹部,使背部朝上,头胸部下垂,抖动淹溺者,将水倒出。对心搏骤停者切忌倒水时间过长而延误心肺复苏的施行,一般不超过1分钟。倒水后病人取仰卧位,将舌拉出保持气道通畅。牙关紧闭者,捏住两侧颊肌然后再用力将口启开,松解领口、紧裹的内衣和腰带,以利于呼吸。

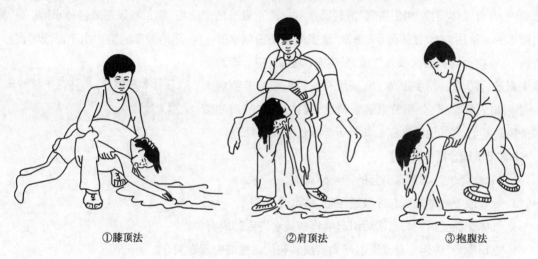

①膝顶法　　　　　②肩顶法　　　　　③抱腹法

图 8-1　淹溺倒水方法

3)心肺复苏:救淹溺者出水面后,对无反应、无呼吸者应立即实施心肺复苏。

4)迅速转运:迅速转送医院,途中继续抢救。搬运病人过程中注意有无头、颈部损伤和其他严重创伤,怀疑颈部损伤者应给予颈托保护。

淹溺的现场
救治(动画)

> 📖 **知识链接**
>
> **淹溺生存链**
>
> 淹溺生存链:①预防淹溺;②识别与求救;③提供漂浮救援物;④救离水中;⑤提供医疗救护。
>
>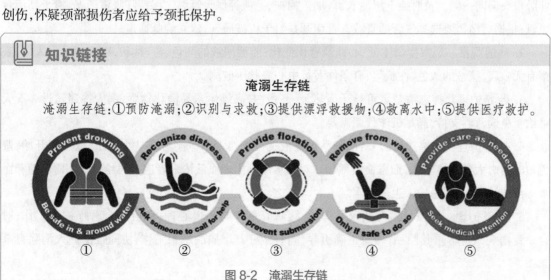
>
> ①　　　　②　　　　③　　　　④　　　　⑤
>
> 图 8-2　淹溺生存链

水中救护与自
救的注意事项
(拓展阅读)

(2)院内救治

考点提示：淹溺的现场救治

1)迅速将病人安置于抢救室内,换下湿冷衣裤,注意保暖。

2)维持呼吸功能:保持呼吸道通畅是维持呼吸功能的前提。有自主呼吸者可给予高浓度、高流量吸氧。无自主呼吸者,应行气管插管或气管切开,辅助机械通气。同时静脉注射呼吸兴奋剂(如尼可刹米等)促使病人恢复自主呼吸。

3)维持循环功能:溺水者心跳恢复后常伴有血压不稳定或低血压状态,应注意监测有无低血容量。有条件者可行中心静脉压(CVP)监测,结合动脉压和尿量以分析、指导输液的速度和量。若胸外按压无效,应通过心电监测观察是否有室颤存在。如有室颤可采用电除颤或药物除颤。

考点提示：淹溺补液的注意事项

4)对症处理:① 纠正血容量。海水淹溺者不宜注射盐水,可给予 5% 葡萄糖溶液或低分子右旋糖酐以稀释被浓缩的血液和增加血容量;淡水淹溺者如血液稀释严重应限制液体入量,可小剂量、低速度静脉滴注 2%~3% 氯化钠溶液。② 防治肺水肿。加压给氧的同时,可将 20%~30% 乙醇置于湿化瓶内,改善气体交换,纠正缺氧,减轻肺水肿。严重者可酌情选用强心、利尿剂减轻肺水肿。③ 防治脑水肿。常用 20% 甘露醇、呋塞米、地塞米松防治脑水肿。④ 防治肺部感染。由于淹溺时泥沙、杂物、呕吐物等异物易误吸入气道,发生肺部感染,应合理给予抗生素进行防治。⑤ 纠正水、电解质和酸碱失衡。监测病人24 小时出入量、血气分析及电解质情况,保持水、电解质和酸碱平衡。⑥ 注意其他并发症。如骨折等外伤的及时处理。

考点提示：急性肺水肿的急救处理

【常见护理诊断/问题】

1. 焦虑、恐惧　与窒息引起的濒死感有关。

2. 低效性呼吸型态　与呼吸道梗阻、肺水肿有关。

3. 气体交换受损　与淹溺后引起喉痉挛或水进入肺内有关。

4. 意识障碍:昏迷　与淹溺引起大脑缺氧和代谢性酸中毒有关。

5. 潜在并发症:急性肺水肿、肺部感染、心搏骤停等。

【护理措施】

1. 急救配合　心跳呼吸停止者,施行心肺复苏术抢救。将病人安置于抢救室内,昏迷病人应取仰卧位头偏向一侧。及时换下湿冷衣裤,加盖棉被、毛毯等保暖复温。保持呼吸道通畅,给予高流量吸氧,根据病情需要选择气管插管或气管切开并给予机械通气;建立静脉通道。

2. 病情观察　观察生命体征、心律及意识变化;监测尿液的颜色、量、性状,准确记录出入量;观察有无咳痰,痰液的颜色、性状等;有条件者行中心静脉压监测。

3. 营养护理　神志清楚者可给予高热量、高蛋白、高维生素易消化饮食,病人昏迷超过 3~5 天可给予鼻饲营养支持,满足机体代谢需要。

4. 用药护理　严格执行医嘱,准确掌握输液速度。对淡水淹溺者应从小剂量、低速度开始,避免短时间内大量液体输入,加重血液稀释。对海水淹溺出现血液浓缩者应及时给予 5% 葡萄糖和血浆等液体的输入,切忌输入生理盐水。

5. 心理护理　加强与病人及家属沟通,缓解其焦虑与恐惧心理,积极配合医疗护理工作;对自杀淹溺病人应尊重其隐私,注意正确引导,同时做好其家属的思想工作,协同帮助病人消除自杀念头。

6. 健康教育　饮酒后不宜游泳;游泳前做适当的热身运动,避免寒冷刺激导致肢体抽搐;游泳时应佩戴醒目的游泳帽,配备救生圈等救生设备;经常参加水上自救、互救等技能培训。

第三节 触电的救护

📖 导入情景

准新郎小刘在装修新房时因带电改造线路不慎发生触电,他意识丧失,全身抽搐并且裸露的电线仍然攥在手中。

工作任务

1. 正确进行现场救治。

2. 正确进行院内救治及护理。

触电,又称电击伤,是指一定量的电流通过人体引起全身或局部组织的损伤和功能障碍,甚至发生心搏呼吸骤停。

【概述】

1. 病因

(1)人体直接接触电源:如电器设备外壳老化,不接地线;不懂安全用电知识,自行安装电器;家用电器漏电等。

(2)电流或静电电荷经空气或其他介质电击人体:雷击或高压线断落在地上形成"跨步电压"而触电;雷雨天,衣服被淋湿后更易被雷击。

(3)高压电或超高压电场:人接触到高压电或者处于高压电场中,均可引起触电。

2. 发病机制 触电对人体的损伤主要是电击伤与电烧伤。人体作为导电体,在接触电流时成为电路中的一部分。电流通过产热和电化学作用引起人体器官生理功能障碍(如抽搐、心室颤动、呼吸中枢麻痹或呼吸停止等)和组织损伤。触电对人体的危害与接触电压高低、电流强弱、电流类型、频率高低、电流接触时间、接触部位、电流方向和所在环境的气象条件都有密切关系。

(1)电流类型:同样的电压下,交流电比直流电的危险性大3倍。

(2)电流强度:一般通过人体的电流越强,机体受到的损害越重,危险性也越大。

(3)电压高低:电压越高,流经人体的电流量越大,机体受到的损害也越严重。

(4)电阻大小:在一定电压下,皮肤电阻越低,通过的电流越大,造成的损伤越大。

(5)电流接触时间:人体接触电源时间越长,其损害程度越重。

(6)通电途径:电流通过人体的途径不同,对人体造成的伤害也不同。

【护理评估】

1. 健康史 具有直接或间接接触带电物体的病史。

2. 临床表现 轻者仅有瞬间感觉异常,重者可致死亡。

(1)全身表现:①轻型。表现为精神紧张、表情呆滞、面色苍白、四肢软弱、呼吸及心跳加速。部分病人可发生晕厥、短暂意识丧失。②重型。清醒病人可有恐惧、心悸和呼吸频率加快表现;昏迷病人可有肌肉抽搐、血压下降、呼吸由浅快转为不规则以至停止,心律失常以至心脏停搏。

(2)局部表现:主要表现为电流通过的部位出现电烧伤。①低压电引起的烧伤。伤口小,呈椭圆

0810
奇妙的电流
(拓展阅读)

0811
触电的发病机制(微课)

形或圆形,焦黄或灰白色,干燥,边缘整齐,与正常皮肤分界清楚,一般无内脏损伤,可因衣物点燃而出现大面积烧伤。②高压电引起电烧伤。烧伤面积不大,但可深达肌肉、血管、神经和骨骼,有"口小底大,外浅内深"的特征;有一处进口和多处出口;肌肉组织常呈夹心性坏死;电流可造成血管壁变性、坏死或血管栓塞,从而引起继发性出血或组织的继发性坏死。

(3)并发症:可有短暂精神异常、心律失常、肢体瘫痪、继发性出血或血供障碍、局部组织坏死继发感染、急性肾功能障碍、内脏破裂或穿孔、永久性失明或耳聋等。孕妇电击后可发生死胎、流产。

触电后电流对
人体的伤害
(组图)

考点提示:电灼伤的局部表现

3. 辅助检查　早期可出现肌酸磷酸激酶及其同工酶、乳酸脱氢酶、丙氨酸转氨酶的活性增高。尿液检查可见血红蛋白尿或肌红蛋白尿。心电图可出现传导阻滞、房性早搏、室性早搏、室颤等。

4. 心理 - 社会支持状况　评估病人情绪是否稳定及其对治疗的配合程度。了解病人家庭经济状况、家属及社会支持情况。部分病人可因触电引起的烧伤毁容或肢体残疾而影响社会适应力。

5. 救治措施

(1)现场救治

1)迅速脱离电源:根据触电现场情况,采用最安全、迅速的方法脱离电源。①切断电源:拉开电源闸或拔除电源插头。②拉开触电者:施救者可穿胶鞋,站在木凳上,用干燥的绳子、围巾或干衣服等拧成条状套在触电者身上拉开触电者。③挑开电线:使用绝缘物如干燥的木棒、竹竿、扁担等将电线挑开,此方法可能会产生二次触电,应谨慎使用。④切断电线:如在野外或远离电闸以及存在电磁场效应的触电现场,施救者不能接近触电者,不便将电线挑开时,可用干燥绝缘的木柄刀、斧或锄头等物将电线斩断,并妥善处理残端。

触电的现场救
治(动画)

2)防治感染:保护好电烧伤创面,防治感染。

3)轻型触电者:就地观察及休息 1~2 小时,以减轻心脏负荷,促进恢复。

4)重型触电者:对心搏骤停或呼吸停止者,应立即实施心肺复苏术,以减少并发症和后遗症,并迅速转送医院,途中不中断抢救。

考点提示:触电的现场救治

(2)院内救治

1)维持有效呼吸:呼吸停止者应立即气管插管,给予呼吸机辅助通气。

2)补液:低血容量性休克和严重电烧伤的病人,应迅速给予静脉补液,补液量较同等面积热力烧伤者要多。

3)纠正心律失常:最严重的心律失常是室颤,应尽早给予除颤。

4)创面处理:电烧伤与热力烧伤创面的处理相同。深部组织的坏死可能需要二次清创,需引起注意。

5)筋膜松解术和截肢术:肢体受高压电灼伤,引起的局部水肿和小血管内血栓形成,可使远端肢体发生缺血性坏死。有时需要进行筋膜松解术,减轻灼烧部位周围压力,改善肢体远端血液循环。严重时需做截肢手术。

【常见护理诊断 / 问题】

1. 皮肤完整性受损　与电流烧伤有关。

2. 焦虑、恐惧　与意外触电、担心预后有关。

3. 组织灌注量的改变　与触电后体液丢失及心律失常有关。

4. 有感染的危险　与触电后组织损伤、肌肉坏死、皮肤组织受损有关。

5. 潜在并发症:心律失常、脑水肿、心搏骤停等。

【护理措施】

1. 急救配合 心搏骤停或呼吸停止者应立即实施心肺复苏术,配合医生做好抢救工作,尽早建立人工气道并予以机械通气。

2. 病情观察 监测生命体征、意识、心率、肾功能等的变化,观察有无颅脑外伤、气胸、血胸、内脏破裂、四肢与骨盆骨折等合并伤。保持病人局部伤口敷料的清洁、干燥,防止脱落。

3. 营养护理 神志清楚者可给予高热量、高蛋白、高维生素易消化饮食,病人昏迷超过3~5天可给予鼻饲营养支持,满足机体代谢需要。

4. 对症护理 遵医嘱预防感染,纠正水和电解质紊乱,抗休克,防治应激性溃疡、脑水肿、急性肾衰竭等。

5. 用药护理 尽快建立静脉通路,根据医嘱给予输液,恢复循环血容量。注射破伤风抗毒素预防破伤风的发生。用药时注意观察药物的疗效及不良反应。

6. 心理护理 加强与病人的沟通,给予心理安慰,消除其恐惧心理,培养病人的自理能力,使病人保持良好的心理状态,能积极配合治疗、护理工作。

7. 健康教育 指导病人出院后自我保健,普及安全用电知识,尤其应加强未成年人的安全用电教育。

第四节 毒蛇咬伤的救护

📖 导入情景

暑假期间,大学生小郑与同学到湖南省的一处无名大山里游玩,不慎被蛇咬伤脚踝处,伤口处可见两个较深的牙痕。

工作任务

1. 正确进行现场救治。

2. 正确进行院内救治及护理。

毒蛇咬伤是我国南方农村和山区的常见生物性损伤。毒蛇咬伤人体时,毒腺排出毒液,经过毒牙注入皮下或肌肉组织内,引起局部和全身中毒症状。

【概述】

蛇毒中含有毒性蛋白质、多肽和酶类,依其对人体作用可分为三类:

1. 神经毒素 如金环蛇、银环蛇分泌的毒素,主要作用于延髓和脊神经节细胞,对神经的传导功能有选择性抑制作用,可引起呼吸肌麻痹或其他神经肌肉瘫痪。

2. 血液循环毒素(血液循环毒素、溶血毒素) 如竹叶青、五步蛇分泌的毒素,有破坏组织、溶血、抗凝的作用,对局部组织、血管壁、红细胞膜及心肌、肾组织有严重破坏作用,导致全身广泛出血、溶血,甚至心力衰竭和肾衰竭。局部症状出现早且严重。

3. 混合毒素 兼有神经毒素和血液循环毒素的作用,局部症状明显,全身症状发展也较快,但常以一种毒素为主,如蝮蛇以血液循环毒素为主,眼镜蛇以神经毒素为主。

【护理评估】

1. 毒蛇咬伤史 询问咬伤时间、部位、蛇的形态特点及咬伤后的处理经过,查看咬伤处牙痕特

毒蛇咬伤后临床表现(图题)

无毒蛇与有毒蛇的鉴别(拓展阅读)

点,判断是否毒蛇咬伤及毒蛇的种类。

2. 身体状况　取决于毒蛇的种类、蛇毒的吸收量。

(1)神经毒素类毒蛇咬伤:1~6 小时可出现头晕、视物模糊、眼睑下垂、言语不清、全身软弱、疲乏、四肢麻木、吞咽困难、胸闷、呼吸困难,甚至可导致呼吸停止、循环衰竭。伤口周围麻木,肿胀较轻,疼痛不明显。

蛇咬伤血液毒的中毒机制(图片)

(2)血液循环毒素类毒蛇咬伤:有全身出血表现,如全身广泛的皮下瘀斑、眼结膜下出血、咯血、呕血、便血、尿血等,并可引起畏寒、发热、心律失常、谵妄。严重者可因休克、心力衰竭、肝性脑病、急性肾衰竭而死亡。伤口剧烈疼痛、肿胀,并迅速向近心端扩散,皮下出现大片瘀斑。伤口内有血性液体不断渗出。

(3)混合毒素类毒蛇咬伤:兼有以上两种表现,但大多以某一种为主。

3. 心理 - 社会支持状况:评估病人情绪是否稳定及其对治疗的配合程度。了解病人家庭经济状况、家属及社会支持情况。

4. 救治措施

蛇咬伤的现场救治(视频)

(1)现场救治:毒蛇咬伤后,患肢应立即制动并放于低位,在肢体咬伤部位的近心端 10cm 处用绳带、布带、手帕或细橡皮管等绑扎以阻断静脉回流。可自上而下向创口处挤压排毒,若用吸吮法排毒,要求施救者口腔黏膜完整无破损,最好每吸一次后用清水漱口。也可用吸乳器、拔罐等吸出伤口内的蛇毒。用大量清水、肥皂水冲洗伤口及周围皮肤。有条件者可用冰块敷于咬伤部位,减慢蛇毒的吸收,局部降温的同时要注意全身的保暖。尽快送往医院,途中监护病情。在运送途中每隔 0.5~1 小时松绑一次,每次 2~3 分钟,防止绑扎远端组织缺血、缺氧。

(2)院内救治

1)伤口处理:①冲洗。使用过氧化氢、高锰酸钾溶液反复冲洗伤口,减少、破坏毒素。②破坏蛇毒。取注射用结晶胰蛋白酶 2 000U 加入 0.05% 普鲁卡因 20ml,以牙痕为中心,在伤口周围做浸润注射,或在肿胀部位上方做环状封闭 1~2 次,如病情需要可重复使用。③排毒。若伤肢肿胀明显,可于注射胰蛋白酶 30 分钟后,在局麻下切开伤口排毒减压(严重出血者例外),也可在肿胀部位针刺排毒。伤口内有毒牙者需拔除。④伤口湿敷和外敷中草药。急救处理后,可用高渗盐水或高锰酸钾溶液湿敷伤口,有利于引流毒液和消除肿胀。肢体肿胀处可外敷中草药或成品蛇药。

2)全身治疗:①解毒治疗。蛇药具有解毒、消炎、止血等作用,可选用片剂、冲剂、注射剂等不同剂型的国产蛇药。②防治感染。咬伤后需使用破伤风抗毒素和抗生素防治感染。③重症病人的治疗。部分受伤时间较长,中毒较重的病人,可出现感染性休克、多脏器功能障碍等严重并发症,应对症处理。

【常见护理诊断 / 问题】

1. 焦虑恐惧　与毒蛇咬伤、生命受到威胁有关。

2. 组织完整性受损　与毒蛇咬伤、蛇毒破坏组织有关。

3. 潜在并发症:DIC、肾衰竭、呼吸衰竭、循环衰竭、感染性休克。

【护理措施】

1. 急救配合　嘱病人卧床休息,患肢应立即制动并放于低位。伤肢绑扎时,松紧适宜,阻断浅静脉、淋巴回流,不阻断动脉血供。每隔 0.5~1 小时放松一次,每次 2~3 分钟。伤口进行冲洗、破坏蛇毒、排毒、敷药等处理。

2. 病情观察　监测生命体征、神志、尿量的改变,密切关注有无中毒性休克、器官功能衰竭、内脏出血等情况,发现问题,及时联系医师。

3. 营养护理　神志清楚者可给予高热量、高蛋白、高维生素易消化饮食,病人昏迷超过 3~5 天可给予鼻饲营养支持,满足机体代谢需要。

4. 对症护理　呼吸微弱者,可给予呼吸兴奋剂及氧气吸入,必要时机械辅助呼吸;出现休克症状时,积极给予抗休克治疗,必要时输新鲜血;肾功能不全时,予以补液、利尿等处理。

5. 用药护理　应用抗蛇毒血清中和蛇毒,可缓解症状,但需要做过敏试验。用药时注意观察药物的疗效及不良反应。

6. 心理护理　加强与病人沟通,使病人尽量保持镇静,以免心率增快、加速血液循环引起毒素扩散速度加快。使病人树立信心,积极配合治疗和护理。

7. 健康教育　宣传毒蛇咬伤后的有关知识,强化自我防范意识,在可能有毒蛇出没的地方行走活动时,可穿雨靴并将裤口、袖口扎紧;告知人们在被毒蛇咬伤后切勿慌乱奔跑,应当就地绑扎、冲洗、排毒。

第五节　犬咬伤的救护

> 📖 **导入情景**
>
> 　　5 岁的小兰与奶奶在公园里游玩时,遇到一只可爱的小狗,逗弄玩耍时被咬伤了手指,鲜血淋漓,吓得嚎啕大哭,遂紧急送到社区门诊治疗。
>
> 工作任务
>
> 1. 正确处理伤口。
>
> 2. 正确采取措施救护患儿。

【概述】

犬类动物的利齿可对人体的皮肤、肌肉等组织造成严重的机械性损伤;犬类动物口腔内菌种较多,易引起伤口周围感染;疯犬唾液中含有致病弹状病毒,可引发狂犬病,狂犬病主要由犬传播,发病后死亡率 100%。

【护理评估】

1. 健康史　询问病人被犬咬伤的详细情形,判断该犬是否为狂犬。

2. 身体状况　潜伏期长短不一,多数在 3 个月以内,潜伏期长短与年龄、伤口部位、伤口深浅、入侵病毒数量及毒力有关。初起主要表现为犬牙、犬爪对人体造成的机械性损伤,可表现为局部瘀点、损伤,周围红肿疼痛。如处理不当,后期还可能会出现伤口感染或狂犬病表现。发病初期病人伤口周围麻木、疼痛及蚁走感,逐渐扩散到整个肢体;继之出现发热、烦躁、易兴奋、乏力、吞咽困难、恐水以及咽喉疼挛,恐水是狂犬病的特殊症状;最后出现瘫痪、昏迷、循环衰竭而死亡。

3. 心理 - 社会支持状况　评估病人情绪是否稳定,并评估其对治疗的配合程度。了解家属支持情况及家庭经济状况。

4. 救治措施

(1)现场救治:立即用大量肥皂水或清水冲洗伤口(至少 15 分钟),止血,敷料遮盖保护伤口。尽快送往医院,途中监护病情。

犬咬伤的现场
救治(视频)

（2）院内救治

1）伤口处理：切除坏死组织，用大量过氧化氢冲洗伤口，然后用2%碘酒或75%乙醇涂擦伤口消毒处理。伤口深而大者应放置引流条，以利于污染物及分泌物的排出。未伤及大血管者，一般不做伤口包扎，不用油剂或粉剂置入伤口。对延误处理而伤口已结痂者，应将结痂去除后按上述原则处理。

2）预防狂犬病：接种狂犬病疫苗，一般咬伤后的第0（当天）、3、7、14、28天各注射狂犬病疫苗1个剂量（儿童用量相同）。注射部位：上臂三角肌，婴幼儿可选择大腿前外侧肌。

3）预防感染：伤口较深、污染严重者应酌情注射破伤风抗毒素，并应用抗生素预防伤口感染。

【常见护理诊断/问题】

1. 皮肤完整性受损　与犬咬伤有关。

2. 焦虑、恐惧　与意外受伤及担心预后有关。

3. 潜在并发症：狂犬病、伤口感染、窒息。

【护理措施】

1. 急救配合　伤口应用大量肥皂水彻底冲洗，如伤口过深可用注射器伸入伤口内进行灌注清洗。伤口不宜包扎、缝合，尽可能暴露。被狂犬咬伤者应按传染病进行消毒隔离，病人接触过的物品及分泌物应及时销毁处理；如病人来诊时狂犬病已经发作，应及时送传染病医院。

2. 病情观察　监测病人的生命体征、伤口情况，有无恐水、烦躁等表现。

3. 营养护理　加强营养，可给予高热量、高蛋白、高维生素易消化饮食，满足机体代谢需要。

4. 对症护理　根据病人的情况进行止血，狂犬病发作者应及时做气管切开以保持呼吸道通畅。

5. 用药护理　遵医嘱接种狂犬病疫苗；痉挛发作时给予地西泮、苯妥英钠；使用抗生素预防感染；避免辛辣刺激性饮食和剧烈运动。

6. 心理护理　向病人及家属讲述狂犬病的预防知识，提高其战胜疾病的信心，取得病人及家属的合作。

7. 健康教育　向病人及家属讲述狂犬病的传染途径、狂犬病毒的特点以及被犬咬伤后的伤口正确处理方式，以及注射狂犬疫苗的必要性与注意事项。

（刘春梅　戴友军　徐　智）

第九章　重要器官功能障碍的救护

扫一扫，
自学汇

学习目标

1. 掌握重要器官功能障碍的病因、护理评估、护理诊断、护理措施以及健康教育。
2. 熟悉重要器官功能障碍的救治措施。
3. 了解重要器官功能障碍的发病机制、辅助检查。
4. 学会按照护理程序对重要器官功能障碍病人实施整体护理。
5. 具有强烈的责任感，对待工作严肃、认真，对待病人耐心、细致。

第一节　急性呼吸衰竭的救护

导入情景

30 岁病人张某因肺炎住院已有 4 天，病情基本得到了控制。今日病人边用手机观看喜剧电影边喝果汁时由于大笑不慎引起呛咳，顿时感觉呼吸费力、缺氧、心慌，护士测量脉搏为 128 次/min，血氧饱和度为 85%。

工作任务

1. 正确对病人进行身体评估。
2. 遵医嘱积极进行抢救配合。

  呼吸衰竭（respiratory failure，RF）简称呼衰，是指各种原因引起的肺通气和（或）换气功能严重障碍，以致在静息状态下亦不能维持足够的气体交换，导致低氧血症伴（或不伴）高碳酸血症，进而引起一系列病理生理改变的临床综合征。它是一种功能障碍状态，而不是一种疾病。可因肺部疾病引起，也可能是各种疾病的并发症。按照血气分析结果可分为 Ⅰ 型呼吸衰竭和 Ⅱ 型呼吸衰竭；根据发病急缓可分为急性呼吸衰竭和慢性呼吸衰竭；根据发病机制可分为泵衰竭和肺衰竭。本节主要讲述急性呼吸衰竭。

【概述】

1. 病因

(1)气道阻塞性病变:慢性阻塞性肺疾病(chronic obstructive pulmonary diseases,COPD)、重症哮喘等引起的气道阻塞和肺通气不足,或伴有通气/血流比例失调,导致呼吸衰竭。

(2)肺组织病变:肺炎、肺气肿、肺水肿等因肺泡减少、有效弥散面积减少,肺顺应性减低、通气/血流比例失调,导致呼吸衰竭。

(3)肺血管疾病:肺栓塞、肺血管炎等可引起通气/血流比例失调,或部分静脉血未经氧合直接流入肺静脉,导致呼吸衰竭。

(4)胸廓及胸膜病变:胸廓畸形、大量胸腔积液或伴有广泛胸膜增厚与黏连、严重的气胸、胸外伤造成的连枷胸等。

(5)神经肌肉病变:脑血管疾病、颅脑损伤、脑炎以及镇静催眠药中毒,可直接或间接抑制呼吸中枢。

2. 发病机制

(1)肺泡通气不足:健康成人在静息状态下呼吸时,总肺泡通气量约为4L/min。COPD病人通气不足,会导致缺氧和二氧化碳潴留。

(2)弥散障碍:肺部疾病如肺实变、肺不张可引起肺内气体弥散面积减少,肺水肿、肺纤维化等可引起肺内气体弥散距离增宽,均导致弥散障碍。由于氧气的弥散能力仅为二氧化碳的1/20,故弥散障碍时通常以低氧血症为主。

> 考点提示:急性呼吸衰竭出现弥散障碍时多表现为低氧血症

(3)通气/血流比例(V/Q)失调:正常人静息状态下,通气/血流比例为0.8。由于COPD、肺炎等病变严重部位肺泡通气明显减少,而血流未相应减少,V/Q<0.8,使氧分压降低。当肺血管发生病变时,如肺栓塞等,使部分肺泡血流减少,V/Q>0.8,也导致氧分压下降。

【护理评估】

1. 健康史 既往有无慢性支气管炎、肺疾病、胸膜肥厚、胸廓畸形、胸部外伤或手术及神经肌肉病变等病史及诊治情况。了解本次发病是否有上呼吸道感染、创伤、手术等诱因。

2. 身体状况

(1)呼吸困难:周围性呼吸衰竭表现鼻翼扇动、呼吸急促、点头呼吸、三凹征等。中枢性呼吸衰竭表现呼吸频率、节律改变。

(2)发绀:为缺氧的典型表现。一般血氧饱和度低于85%可表现发绀。

> 考点提示:急性呼吸衰竭缺氧时典型表现

呼吸衰竭缺氧时典型表现——发绀(图片)

(3)神经系统症状:急性缺氧可致神志恍惚、烦躁、谵妄、抽搐、昏迷等。二氧化碳潴留可致失眠、烦躁等,甚至神志淡漠、昏睡、昏迷。

(4)循环系统症状:缺氧可致心率增快、血压升高,严重者可出现血压下降、心律失常、心搏骤停。二氧化碳潴留可致浅静脉充盈、皮肤温暖、潮湿多汗,甚至血压下降。

(5)其他:缺氧和二氧化碳潴留还可对胃肠道、肝、肾等功能有影响。

3. 心理-社会支持状况 病人多有恐惧、忧郁的心理,尤其使用呼吸机的病人,语言表达及沟通障碍,痛苦悲观,甚至绝望。评估病人情绪是否稳定、对治疗的配合程度。了解病人家庭经济状况、家属及社会支持情况。

4. 辅助检查

> 考点提示:急性呼吸衰竭的血气分析

(1)血气分析:PaO_2<60mmHg,伴或不伴 $PaCO_2$>50mmHg。

（2）影像学检查:X 线胸片、胸部 CT 和放射性核素肺通气 / 灌注扫描等可协助分析呼吸衰竭的病因。

（3）其他检查:肺功能的检测能够判断通气、换气功能障碍。纤维支气管镜检查对于进一步明确诊断和取得病理学证据有重要意义。

5. 救治原则及主要措施

（1）现场救治:迅速安置病人舒适体位;保持呼吸道通畅;给予吸氧,必要时简易呼吸器辅助呼吸。尽快送至医院救治,途中应加强监护。

> 考点提示:急性呼吸衰竭救治的首要措施是保持呼吸道通畅

（2）院内救治

1）保持呼吸道通畅:清理呼吸道分泌物及异物;采用祛痰药、雾化吸入、支气管扩张剂或糖皮质激素缓解支气管痉挛,经上述处理效果差者则建立人工气道,以方便吸痰、机械通气治疗。

2）氧疗:急性呼吸衰竭的给氧原则是在保证 PaO_2 迅速提高到 60mmHg 或血氧饱和度（SaO_2）达 90% 以上的前提下,尽量降低吸氧浓度。I 型呼吸衰竭给予较高浓度（≥ 35%）给氧。II 型呼吸衰竭可给予低浓度（<35%）持续吸氧。

> 考点提示:急性呼吸衰竭病人的吸氧原则

3）增加通气量、减少 CO_2 潴留:以中枢抑制为主的可给予呼吸兴奋剂。出现严重通气 / 换气功能障碍时,考虑使用机械通气。

4）纠正酸碱平衡失调:如病人出现代谢性酸中毒,应及时给予 5% 碳酸氢钠加以纠正。

5）病因治疗:针对不同病因采取措施。感染是慢性呼吸衰竭急性加重的最常见诱因,因此应积极抗感染治疗。

6）支持治疗:重症病人需转入 ICU 进行积极抢救和监测,尤其要注意防治多器官功能障碍综合征（multiple organ dysfunction syndrome,MODS）。

【常见护理诊断 / 问题】

1. 气体交换受损　与肺水肿、肺不张、换气功能障碍有关。

2. 清理呼吸道无效　与呼吸道感染、分泌物过多、无效咳嗽、咳痰无力有关。

3. 营养失调:低于机体需要量　与长期患病或代谢增高有关。

4. 语言沟通障碍　与极度呼吸困难、建立人工气道有关。

5. 焦虑　与疾病危重以及对康复信心不足有关。

6. 潜在并发症:肺性脑病、消化道出血、心力衰竭、休克等。

【护理措施】

1. 急救配合　首先安置舒适体位,保持呼吸道通畅,给予氧疗;建立静脉通路,及时给药。对高度怀疑传染性呼吸系统疾病,注意自我防护,做好隔离措施。

2. 病情观察　密切观察病人的呼吸频率、节律和深度,呼吸困难的程度,使用呼吸机辅助呼吸的情况,咳嗽、咳痰的特点。监测生命体征、意识及神经精神症状。观察有无发绀、球结膜水肿、肺部异常呼吸音等。及时了解血气分析、X 线检查等结果。

3. 一般护理

（1）体位:协助病人取半卧位或坐位等有利于改善呼吸状态的舒适体位。呼吸困难严重者,应绝对卧床休息。

（2）饮食护理:应加强营养支持,给予高热量、高蛋白、低碳水化合物和富含维生素、易消化的流质饮食,必要时给以静脉营养。若经口进食,应少食多餐。ARDS病人宜早期鼻饲,并做好口腔护理。

(3)氧疗护理:Ⅰ型呼吸衰竭需吸入较高浓度氧($FiO_2 \geq 35\%$),轻者面罩给氧,重者使用机械通气,使 $PaO_2 \geq 60mmHg$ 或 $SaO_2 \geq 90\%$。Ⅱ型呼吸衰竭应低浓度($FiO_2 < 35\%$)持续给氧,常用鼻导管或鼻塞吸氧,使 PaO_2 维持在 $60mmHg$ 左右或 SaO_2 在 90% 或略高。

> 🖐 **考点提示**:呼吸衰竭病人的吸氧要求

(4)机械通气的护理:妥善固定气管插管,密切观察病人呼吸运动及呼吸机运转情况,保证管道连接紧密,呼吸机一旦报警,立即查找原因并处理。保持呼吸道畅通,做好气管插管或气管切开置管的护理。

4. 用药护理 遵医嘱准确给药如茶碱类、β_2 受体激动剂、呼吸兴奋剂、镇静剂等,注意观察药物的疗效及不良反应。

5. 心理护理 加强与病人沟通,指导病人自我放松等各种缓解紧张、焦虑的方法,以同情、关切的态度和有条不紊的工作给病人以安全感,取得病人的信任和配合,同时做好病人家属工作,帮助病人树立治疗信心。

6. 健康教育

(1)生活指导:指导病人劳逸结合,适当耐寒锻炼,加强营养,增强体质。戒烟忌酒。避免引起病情加剧的各种诱因,如预防上呼吸道感染,避免烟雾、粉尘、寒冷空气的刺激,避免过度劳累、情绪激动,不要到人流量较大的公共场所。

> 🖐 **考点提示**:呼吸衰竭病人的健康教育内容

(2)疾病知识指导:鼓励病人进行呼吸功能锻炼如缩唇呼吸、腹式呼吸。教会病人和家属有效咳嗽、咳痰、体位引流、拍背等技术。指导家属及病人学会合理的家庭氧疗方法和注意事项,以保证安全用氧。指导病人自我病情监测,一旦病情加重及早就医。

第二节　急性心力衰竭的救护

📖 **导入情景**

某夜,"110"值班室接到电话,诉说某病人在家运动时突然出现呼吸困难,伴有窒息感,频繁咳嗽,有大量粉红色泡沫样痰。

工作任务

1. 电话中告知家属采取必要的处理措施。

2. 正确判断病人的主要护理问题。

3. 遵医嘱进行抢救配合。

急性心力衰竭(acute heart failure,AHF)是心排血量绝对或相对不足,不能满足组织代谢需要的一种病理生理状态,其主要表现为呼吸困难、泡沫样痰和肺部湿啰音。临床以急性左心衰最常见,多表现为急性肺水肿或心源性休克,抢救不及时或不合理可导致病人死亡。

【概述】

1. 病因

(1)慢性心衰急性加重:肺部感染、快速心律失常或严重缓慢性心律失常、液体输入速度过快或输液量过多、贫血等可诱发慢性心衰急性加重。

(2)急性心肌坏死和(或)损伤:如急性冠脉综合征、心肌梗死、急性重症心肌炎、围生期心肌病等,其中以心肌梗死在临床较常见。

> 考点提示:急性心力衰竭最常见的病因

(3)急性血流动力学障碍:高血压危象;急性瓣膜大量反流等。

2. 发病机制 各种原因引起心肌收缩力明显减弱,心排血量急剧、显著减少,左室舒张末期压力增高,肺静脉回流阻力增加致肺静脉压增高,继发肺毛细血管压增高,血管内液体渗出至肺间质和肺泡内,引起急性肺水肿。

【护理评估】

1. 健康史 了解病人有无冠心病、高血压病、风湿性心瓣膜病、心肌炎、心肌病等病史;有无呼吸道感染、心律失常、劳累过度、妊娠或分娩等诱发因素。

2. 身体状况

(1)症状:突发严重呼吸困难,强迫端坐呼吸,喘息不止,呼吸频率达 30~40 次/min,频繁咳嗽,咳粉红色泡沫样痰,极度烦躁不安,伴有窒息感与濒死感。

> 考点提示:急性左心衰痰液的特点

(2)体征:面色灰白或发绀,大汗淋漓,皮肤湿冷,早期可在双肺底部听到湿啰音,后期或病情进展较快双肺满布湿性啰音和哮鸣音,听诊心率快,心尖部可闻及舒张期奔马律。肺动脉瓣第二心音亢进。

> 考点提示:急性左心衰肺部听诊

3. 心理-社会支持状况 病人因呼吸极度困难而伴有濒死感,多有焦虑、恐惧。评估病人情绪是否稳定、对治疗的配合程度。了解病人家庭经济状况、家属及社会支持情况。

4. 辅助检查 可以利用血浆脑钠肽(BNP 和 NT-proBNP)、心电图、超声心动图、X 线检查、放射性核素、有创血流动力学等检查,帮助判定心衰的严重程度及预后。

5. 救治措施

(1)现场救治:迅速安置病人舒适体位;保持呼吸道通畅;吸氧;含服硝酸甘油或速效救心丸等。尽快送至医院救治,途中加强监护。

(2)院内救治

1)体位:静息时有明显呼吸困难者,置半卧位或端坐位,两腿下垂,减少静脉回心血量。

> 考点提示:急性左心衰的抢救配合

0903

急性心力衰竭病人抢救配合中的体位(视频)

2)氧疗:给予 6~8L/min 高流量吸氧,同时加入 20%~30% 乙醇湿化,降低肺泡内泡沫表面张力,使泡沫破裂,改善肺通气。必要时加压吸氧或采用机械通气,使病人血氧饱和度 ≥ 96%。

3)镇静:静脉注射吗啡 3~5mg,必要时每间隔 15 分钟注射 1 次,可重复 2~3 次;老年人可酌情减量或改为肌内注射。吗啡可缓解病人焦虑、躁动及呼吸困难症状,同时舒张外周小血管,减轻心脏前负荷。

4)快速利尿:常用呋塞米 20~40mg 或托拉塞米 10~20mg 静脉注射,4 小时后可重复 1 次。除有利尿作用外,还可扩张肺部容量静脉,降低肺毛细血管通透性,有助于急性左心衰竭的治疗。

5)使用血管扩张剂:①硝酸甘油。静脉滴注以 10μg/min 开始,每 10 分钟调整 1 次,每次增加 5~10μg,以收缩压达到 90~100mmHg 为宜。②硝普钠。静脉滴注宜从小剂量 10μg/min 开始,可酌情逐渐增加剂量至 50~250μg/min,静脉滴注,连续使用不超过 72 小时,使用期间注意避光。③重组人脑钠肽(rhBNP)。是内源性激素类物质,具有扩张血管、利尿、抑制肾素 - 血管紧张素 - 醛固酮系统和交感神经活性的作用。用药不超过 7 天。

6) 使用正性肌力药物:常用洋地黄制剂,如西地兰 0.4~0.8mg 静脉缓慢推注,必要时可重复使用,尤其适用于心房纤颤且心室率较快者。而对于急性心肌梗死 24 小时内不宜使用洋地黄类药物。另外还可以选择多巴胺、多巴酚丁胺、磷酸二酯酶抑制剂如米力农等。

7) 机械辅助治疗:主动脉内球囊反搏(IABP)可有效改善心肌灌注,降低心肌耗氧量和增加心排血量,适用于严重心肌缺血伴心源性休克药物不能纠正者、伴有血流动力学障碍的严重冠心病病人等。

8) 病因治疗:积极去除诱因和病因。

【常见护理诊断 / 问题】

1. 气体交换受损　与左心衰致肺淤血、肺水肿有关。

2. 体液过多　与右心衰致体静脉淤血、水钠潴留、低蛋白血症有关。

3. 活动无耐力　与心排血量减少有关。

4. 焦虑　与病程长、病情反复发作并加重有关。

5. 皮肤完整性受损的危险　与长期卧床、强迫体位和水肿有关。

6. 潜在并发症:洋地黄中毒、电解质紊乱。

【护理措施】

1. 急救配合　安置舒适体位,保持呼吸道通畅,给予氧疗;建立静脉通路,及时给药。遵医嘱留取动脉血气分析、脑钠肽、血糖等各种血标本。

2. 病情观察　密切观察病人意识、精神状态、呼吸频率和深度、皮肤颜色和温度、肺部啰音或哮鸣音的变化;持续床旁心电、血压、血氧饱和度监测;监测血清电解质、动脉血气分析等;准确记录出入液量。

3. 一般护理

(1)体位:静息时有明显呼吸困难者,置半卧位或端坐位,两腿下垂。端坐位时床旁应有人扶持,以降低能量消耗,并保证病人卧位的舒适与安全。

(2) 吸氧:有低氧血症和明显呼吸困难者给予高流量(6~8L/min)吸氧,加入 20%~30% 乙醇湿化。吸氧过程中监测病人血氧饱和度如不能达到 ≥ 96%,应做好机械性通气治疗的准备。

> 考点提示:急性左心衰的体位及氧疗要求

4. 用药护理　遵医嘱准确用药,密切观察药物疗效及不良反应。

(1)吗啡:密切观察用药效果及不良反应,如是否出现呼吸抑制等。有持续血压下降、休克、意识障碍、颅内出血、慢性肺部疾病、呼吸衰竭者禁用。老年病人慎用。

(2)利尿剂:合理安排用药时间,尽量避免夜间使用,以免因尿量过多影响休息。用药过程中监测尿量及电解质的变化,如低钾、低钠等,及时评估用药后效果。

(3)血管扩张剂:应用过程中定时监测血压,根据血压调整合适的维持剂量。硝普钠应现用现配,避光滴注,输液过程中密切观察滴速,并密切观察血压变化以及有无输液反应。已配溶液的保存与应用不超过 24 小时。因含有氰化物,持续用药不宜超过 72 小时。

> 考点提示:硝普钠用药的注意事项

(4)洋地黄制剂:药物应稀释后缓慢静脉注射,时间 >5 分钟,并注意观察有无洋地黄中毒表现。

⚑ 考点提示:使用洋地黄的注意事项

5. 心理护理　加强护患沟通,给予精神安慰与心理支持,解除病人的焦虑和恐惧心理,增加安全感。尽快解除病人的不适症状,减轻其痛苦,树立其战胜疾病的信心。

6. 健康教育　向病人及家属讲解急性心衰的病因及诱因,指导其积极治疗并控制基本病因,预防诱因。告知病人定期于门诊随诊,进行心电图检查、生化检查、BNP 和 NT-proBNP 测定、超声心动图及 X 线检查等,了解心功能进展情况并评估治疗效果。

第三节　急性肾损伤的救护

📖 **导入情景**

病人刘某,男性,25 岁,因与人发生口角,被对方刺伤左腰部,群众拨打"120"急救。

工作任务

1. 指挥救护队伍进行现场救护及转运。

2. 采取正确措施保护肾功能。

急性肾损伤(acute kidney injury,AKI)是由于各种原因引起的短时间内肾功能急剧减退而出现的临床综合征,主要表现为含氮代谢废物潴留,水、电解质和酸碱平衡紊乱,甚至全身各系统并发症。AKI 以往称为急性肾衰竭(acute renal failure,AHF),两者的主要区别在于 AKI 将肾功能严重受损并需要肾脏替代治疗阶段扩展至肾功能标志物轻微改变的早期阶段,更加注重疾病的早期诊断及干预。

【概述】

1. 病因　急性肾衰竭分为肾前性、肾性和肾后性三类。

(1)肾前性 AKI:是指各种原因引起肾血流灌注不足导致肾小球滤过率降低的缺血性肾损伤,早期肾脏实质组织结构完好,随着病情进展逐渐出现肾功能受损。常见原因有血容量不足、心排血量减少、周围血管扩张、肾血管收缩及肾自身调节受损等。

(2)肾性 AKI:是由肾小管、肾间质、肾血管和肾小球疾病引起的肾实质损伤。其中以肾缺血或肾毒物性物质引起的肾小管上皮细胞损伤最常见,如急性肾小管坏死。

⚑ 考点提示:肾性 AKI 最常见的病因是急性肾小管坏死

(3)肾后性 AKI:多由于急性尿路梗阻导致,如结石、肿瘤、前列腺增生、肾乳头坏死堵塞等。

2. 发病机制　急性肾损伤的发病机制十分复杂,目前仍未完全阐明。主要与三个方面有关:肾小管损伤、肾血流动力学改变和缺血 - 再灌注肾损伤。

【护理评估】

1. 健康史　询问病人有无大出血、心力衰竭、休克及严重脱水等病史;有无严重创伤、大面积烧伤、急性溶血、脓毒症、肾间质或肾实质病变等疾病;有无肾结石、尿路结石及双侧肾盂积水、前列腺增生等疾病。

2. 身体状况　临床表现包括原发疾病的表现、急性肾衰竭引起的代谢紊乱及并发症。典型病程可分为起始期、维持期和恢复期。

(1)起始期:指从肾脏受到缺血或肾毒物损害至肾小管坏死之前这一阶段。此期有严重肾缺血,但尚未发生严重肾实质损伤,经及时治疗可避免肾衰竭的发生。此期历时数小时至1~2天,主要表现为原发病的症状和体征。

考点提示:AKI 的典型病程分期

(2)维持期:又称少尿期,此期肾脏损伤已经发生。典型者为7~14天。如尿量维持在400ml/d以上,称非少尿型AKI,其病情大多数较轻,预后较好。主要表现为:①全身表现。出现消化系统、呼吸系统、循环系统、神经系统、血液系统症状,如恶

考点提示:AKI 维持期水、电解质和酸碱平衡紊乱,以高钾血症和代谢性酸中毒最常见

心、呕吐、呼吸困难、心悸、谵妄、抽搐等。另外感染也是AKI常见且严重的并发症,如发生多脏器衰竭,死亡率高。②水、电解质和酸碱平衡紊乱。表现为水潴留、代谢性酸中毒、高钾血症、低钠血症、低钙血症和高磷血症等,其中以高钾血症和代谢性酸中毒最常见。

(3)恢复期:是肾小管细胞再生、修复的过程,肾小管完整性逐渐恢复,肾小球滤过率逐渐恢复至正常或接近正常。病人开始出现多尿,每天尿量可达3 000~5 000ml,通常持续1~3周后逐渐恢复正常,部分病人可遗留不同程度的肾脏结构和功能损伤。

3. 心理 - 社会支持状况 病人多为急危重症,易产生抑郁、悲观,甚至绝望的心理。评估病人情绪是否稳定、对治疗的配合程度。了解病人家庭经济状况、家属及社会支持情况。

4. 辅助检查

(1)血液检查:可有贫血,血肌酐每日升高≥44.2μmol/L,血尿素氮(BUN)每日升高≥3.6mmol/L,血清钾浓度>5.5mmol/L,pH<7.35,可有低钠、低钙及高磷血症。

(2)尿液检查:尿液外观多浑浊,尿蛋白多为 + ~ ++,可见管型尿、少许红细胞和白细胞等。尿比重降低且固定,多在1.015以下,尿渗透浓度低于350mOsm/L,尿与血渗透浓度之比低于1.1,尿钠增高。肾衰指数[尿钠 /(尿肌酐 / 血肌酐)]常大于1。

考点提示:确诊肾性 AKI 的检查方法是肾活组织检查

(3)影像学检查:尿路超声显像、CT、X 线检查或放射性核素检查、肾血管造影等。

(4)肾活组织检查:是重要的诊断手段。在排除了肾前性及肾后性原因后,没有明确致病原因(肾缺血或肾毒素)的肾性 AKI 应尽早进行肾活组织检查。

5. 救治措施

(1)现场救治:卧位休息,保持呼吸道通畅,必要时给予吸氧;即刻建立静脉通道;尽快送至医院救治,途中应加强监护。

(2)院内救治

1)纠正可逆的病因:对于各种严重外伤、心力衰竭、急性失血等都应进行相关治疗,包括输血、等渗盐水扩容、抗感染等。停用影响肾灌注或肾毒性的药物。

考点提示:肾前性 AKI 的首要治疗措施是病因治疗

2)维持体液平衡:每日补液量应为显性失液量加上非显性失液量减去内生水量。坚持"量出为入"的原则,控制液体入量。每日大致的进液量可按前一日尿量加500ml计算。

考点提示:AKI 的补液原则是"量出为入"

3)饮食和营养:AKI 每日所需能量应为每千克体重 147kJ(35kcal),主要由碳水化合物和脂肪供应;蛋白质的摄入量应限制为 0.8g/(kg·d)。尽可能地减少钠、钾、氯的摄入量。不能口服的病人需

静脉营养补充必需氨基酸及葡萄糖等。

4) 纠正高钾血症:当血钾控制高于 6.5mmol/L,心电图可出现 QRS 波群增宽等表现,可采取紧急措施:①钙剂(10% 葡萄糖酸钙 10~20ml)稀释后缓慢(不少于 5 分钟)静脉注射;

考点提示:纠正高钾血症的主要措施

② 11.2% 乳酸钠或 5% 碳酸氢钠 100~200ml 静滴,以纠正酸中毒并同时促进钾离子向细胞内移动;③ 50% 葡萄糖溶液 50~100ml 加普通胰岛素 6~12U 缓慢静脉滴注,可促进糖原合成,使钾离子向细胞内移动;④口服离子交换树脂 15~30g,每日 3 次;⑤透析疗法,是目前最有效的治疗方法。

5) 代谢性酸中毒:应及时治疗,如 HCO_3^- 低于 15mmol/L,可选用 5% 碳酸氢钠 100~250ml 静脉滴注。对于严重酸中毒病人,应立即透析治疗。

6) 对症治疗:针对病人出现高血压、心力衰竭、贫血、感染等采取相应治疗措施。

7) 透析疗法:明显的尿毒症综合征,包括心包炎和严重脑病、高钾血症、严重代谢性酸中毒、容量负荷过重对利尿药治疗无效者都是透析治疗指征。重症病人倾向于早期进行透析,其优点是:①对容量负荷过重者可清除体内过多的水分;②清除尿毒症毒素;③纠正高钾血症和代谢性酸中毒以稳定机体的内环境;④有助于液体、热量、蛋白质及其他营养物质的摄入;⑤有利于肾损伤细胞的修复和再生。可选择腹膜透析(peritoneal dialysis,PD)、间歇性血液透析(intermittence hemodialysis,IHD)或连续性肾脏替代治疗(continuous renal replacement therapy,CRRT)。

📖 知识链接

连续性肾脏替代治疗

连续性肾脏替代治疗(CRRT)是通过体外循环血液净化方式连续、缓慢清除水及溶质的一种血液净化治疗技术,以替代肾功能。相较普通血液透析而言,CRRT 延长了血液净化治疗时间而降低了单位时间的治疗效率,使血液中溶质浓度及容量变化对机体的影响降到最低,同时采用高通透性、生物相容性好的滤器为重症病人的救治提供了极其重要的内稳态平衡。多项大型临床研究表明,与传统的急性肾损伤后所进行的血液透析相比,CRRT 可以提高肾功能恢复率。

---

8) 多尿的治疗:多尿开始时,由于肾小球滤过率尚未恢复,肾小管的浓缩功能仍较差,治疗仍应维持水、电解质和酸碱平衡,控制氮质血症和防止各种并发症。已施行透析的病人,仍应继续透析。多尿期 1 周左右后可见血肌酐和尿素氮水平逐渐降至正常范围,饮食中蛋白质摄入量可逐渐增加,并逐渐减少透析频率直至停止透析。

9) 恢复期的治疗:一般无需特殊处理,定期随访肾功能,避免使用对肾有损害的药物。

【常见护理诊断 / 问题】

1. 营养失调:低于机体需要量　与病人食欲缺乏、低蛋白质饮食及透析等因素有关。

2. 有皮肤完整性受损的危险　与体液过多、抵抗力下降有关。

3. 有感染的危险　与机体抵抗力下降和透析等有关。

4. 焦虑恐惧　与肾功能急剧恶化、病情危重有关。

5. 潜在并发症:高血压脑病、心力衰竭、心律失常及心包炎。

【护理措施】

1. 急救配合　卧床休息;保持呼吸道通畅,必要时给予吸氧;即刻建立静脉通道;做好透析相关准备;取血、尿标本及时送检。

2. 病情观察 密切观察病人有无急性肾衰竭的全身并发症、高钾血症、酸中毒、水潴留和低钠血症表现。监测病人生命体征、尿量、血尿素氮、血肌酐及血电解质的变化,发现异常,及时报告医师。

3. 一般护理

(1)休息与活动:维持期病人绝对卧床休息,保持安静,以减轻肾脏负担,下肢水肿病人抬高下肢,对意识障碍者加床档。当尿量增加、病情好转时,可逐渐增加活动量,以病人不感觉劳累为度。

(2)饮食护理:对于能进食的病人,给予优质蛋白质及含钾量低的食物,蛋白质摄入量以 0.8g/(kg·d)为宜,并适量补充必需氨基酸。同时给予高碳水化合物、高脂肪饮食,保证热量供给,保持机体的正氮平衡。不能经口进食者,可用鼻饲或静脉补充营养物质。少尿期严格记录24小时出入液量,坚持"量出为入"的原则补充入液量。恢复期病人应多饮水或遵医嘱及时补液和补充钾、钠等,防止脱水、低钾和低钠血症的发生。

(3)皮肤及口腔护理 注意个人卫生,保持皮肤清洁。对卧床及身体虚弱病人,应定时翻身,防止压疮和肺部感染。加强口腔护理。

4. 对症护理

(1)高钾血症的治疗配合:当血钾超过 6.5mmol/L,遵医嘱紧急降低血钾治疗。此外,禁用库存血,限制摄入含钾高的食物,如紫菜、菠菜、苋菜、薯类、山药、坚果、香蕉、香菇、榨菜等,停用含钾药物,并及时纠正酸中毒。

急性肾损伤病人禁止输入库存血(动画)

考点提示:AKI 病人禁止输入库存血

(2)预防感染:在各个环节加强护理。①尽量将病人安置单人房间,定时清洁消毒,避免与上呼吸道感染者接触;②留置导尿管者应加强消毒、定期更换尿管及进行尿液检查以确定有无尿路感染;③卧床及虚弱者应注意翻身,做好全身皮肤清洁,预防皮肤感染的发生;④对于意识清醒者鼓励其进行有效深呼吸及有效排痰,意识不清者可定时抽取气管内分泌物,以防止肺部感染;⑤协助做好口腔护理,预防口角炎、腮腺炎、口腔溃疡等的发生;⑥应按外科无菌技术规范进行腹膜或血液透析,注意避免其他意外损伤。

5. 用药护理 应用利尿剂及纠正高钾血症和酸中毒时,随时监测电解质;使用血管扩张剂时注意监测血压,防止低血压发生;使用肝素时注意有无皮下及内脏出血;抗感染时避免使用具有肾毒性的抗生素。

6. 心理护理 加强与病人的沟通,给予真诚的安慰和支持,通过介绍治疗进展信息,增加康复的信心,争取病人积极配合治疗;通过与社会机构的联系,为病人和家属争取社会的经济支持,解除病人的经济忧患;给予心理支持,使病人具有安全感、信赖感和良好的心理状态。

7. 透析病人的护理

(1)血液透析病人的护理:透析前向病人说明透析的目的、过程和可能出现的问题;透析中注意无菌操作;建立血管通路,妥善固定;应注意观察病人的意识、生命体征、皮肤的变化,注意有无出血、低血压、过敏等的发生;合理调节设置透析机的参数,注意设备的运转状况;详细记录透析时间、超滤液体量、抗凝剂种类、剂量于透析记录单。透析后要观察病人全身情况有无好转;留取血标本进行化验,以了解透析疗效;拔除导管时注意局部准确压迫止血,注意观察局部有无渗血、血肿。

(2)腹膜透析病人的护理:注意严格无菌操作;腹透液注入腹腔前加温至 37℃;病人取仰卧位或半卧位,鼓励其变换体位以增加肠蠕动,注意保暖;准确记录透析液进出量及时间,注意观察透析液的颜色;记录24小时出入量,保持透析管引流通畅,观察局部有无渗血;注意有无腹痛、低血压等并发症。

8. 健康教育

(1) 疾病知识指导:避免妊娠、手术和外伤。避免接触重金属和工业毒物等。学会自测尿量、体重,识别高血压脑病、左心衰竭、高钾血症及代谢性酸中毒的表现。定期随访,监测肾功能、电解质等。慎用氨基糖苷类等肾毒性抗生素。尽量避免用大剂量造影剂的影像学检查,尤其是老年人及肾血流灌注不良者。

(2) 生活指导:指导病人合理安排活动和休息,劳逸结合,防止劳累;严格遵守饮食计划,加强营养,避免发生负氮平衡;注意个人清洁卫生,避免感冒。

第四节　弥散性血管内凝血的救护

导入情景

病人,男性,48岁,一周前因家中发生煤气爆炸导致大面积烧伤入院。病人3天前发生感染性休克,T 39.6℃,腹部有瘀点、瘀斑。今日查房时发现病人神志不清、脉搏细速、呼吸浅促,测 BP 70/50mmHg。立即通知医生,启动抢救应急系统。

工作任务

1. 正确给予病人护理措施。

2. 配合医生对病人实施抢救。

弥散性血管内凝血(disseminated intravascular coagulation,DIC)是在许多疾病基础上,致病因素损伤微血管体系,导致凝血活化,全身微血管血栓形成,凝血因子大量消耗并继发纤溶亢进,引起以出血及微循环衰竭为特征的临床综合征。

【概述】

1. 病因　DIC 可由多种疾病所引起,包括严重感染、恶性肿瘤、手术及创伤、病理产科以及严重中毒或免疫反应等,其中严重感染和恶性肿瘤是主要病因。

> 考点提示:诱发 DIC 的主要病因为严重感染和恶性肿瘤

2. 发病机制　DIC 的发生是由于在各种致病因素的作用下,血液循环内出现了促动和激活凝血的过程,产生过量的凝血酶。血液的凝固性过高,破坏了体内凝血与抗凝的平衡。全身微血管内有广泛的纤维蛋白沉着,形成微血栓,造成微循环

> 考点提示:DIC 的主要发病机制是体内凝血作用和抗凝作用失去平衡

障碍、红细胞机械性损伤及溶血;当微循环内发生凝血时,大量血小板和凝血因子被消耗,从而使高凝状态转变为低凝状态;体内的继发性纤维蛋白溶解产生大量纤溶酶,使纤维蛋白原裂解。这些纤维蛋白(原)降解产物的抗凝作用可加重出血。除大量出血外,微循环内的血栓可引起微循环阻塞,导致肺、肾、肝、脑、心等器官的功能衰竭。

【护理评估】

1. 健康史　询问病人是否有感染、恶性肿瘤、病理产科、手术与创伤等病史。

2. 身体状况　除了原发病的症状、体征外,DIC 常见的临床表现是出血、休克、栓塞与溶血。

(1) 出血倾向:特点为自发性、多发性出血,可遍及全身,多见于皮肤、黏膜、伤口及穿刺部位;其

次为某些内脏出血,严重者可发生颅内出血。

考点提示:DIC 出血特点为自发性、多发性

(2)休克或微循环衰竭:为一过性或持续性血压下降,早期即出现肾、肺、大脑等器官功能不全,表现为肢体湿冷、少尿、呼吸困难、发绀及神志改变等。休克程度与出血量常不成比例,且常规处理效果不佳。顽固性休克是 DIC 病情严重及预后不良的先兆。

考点提示:顽固性休克是 DIC 病情严重及预后不良的先兆

(3)微血管栓塞:临床上常见因深部器官微血管栓塞导致的器官衰竭,表现为顽固性休克、呼吸衰竭、意识障碍、颅内高压和肾衰竭等。也可发生于浅层皮肤、消化道黏膜的微血管。

(4)微血管病性溶血:表现为进行性贫血,贫血程度与出血量不成比例,偶见皮肤、巩膜黄染。

(5)原发病临床表现。

3. 心理-社会支持状况 评估病人情绪是否稳定、对治疗的配合程度。了解病人家庭经济状况、家属及社会支持情况。

4. 辅助检查

(1)有关消耗性凝血障碍的检查:血小板计数减少,凝血酶原时间(PT)延长,纤维蛋白原定量减少,抗凝血酶Ⅲ(AT Ⅲ)的含量及活性降低,凝血因子Ⅷ:C 活性降低,部分凝血活酶时间(APTT)延长。

(2)有关纤维蛋白溶解亢进的检查:纤溶酶及纤溶酶原激活物的活性增高,纤维蛋白(原)降解产物(FDP)增多,血浆鱼精蛋白副凝固试验(3P 试验)阳性,D-二聚体定量增高或定性阳性。

(3)其他检查:血涂片检查见破碎及变形的红细胞比例超过 2% 时,对 DIC 的诊断有参考价值。检测组织因子活性或抗原浓度、凝血酶调节蛋白、血浆纤溶酶激活剂抑制物的活性和组织型纤溶酶激活物的活性等,对 DIC 的早期诊断、病情观察及疗效判断有重要意义。

5. 救治措施

(1)现场救治:迅速安置病人舒适体位;保持呼吸道通畅;吸氧;迅速建立静脉通道,积极给予抗凝、补充液体等治疗;密切观察皮肤、黏膜有无出血表现;尽快送至医院救治,途中应加强监护。

(2)院内救治

1)治疗原发病、消除诱因:积极消除控制感染、休克、酸中毒及缺氧状态等导致或促发 DIC 的重要因素。

2)抗凝治疗:常用抗凝药物为普通肝素和低分子量肝素。普通肝素目前趋向于皮下注射小剂量用药。低分子量肝素因不良反应小而广泛应用于临床。两种肝素的使用疗程应根据病情决定,并明确使用的适应证和禁忌证。

(3)血液制品的应用:在充分抗凝基础上,应进行补充血小板和凝血因子的替代治疗。包括输注血浆(包括新鲜血浆、新鲜冷冻血浆、冷沉淀、凝血酶原复合物)和血小板等。

(4)纤溶抑制剂:仅适用于 DIC 的基础病因及诱发因素已经去除或控制,并有明显纤溶亢进的临床及实验证据。主要制剂:氨基己酸(EACA)、氨甲苯酸(抗血纤溶芳酸、PAMBA)、氨甲环酸(止血环酸)、抑肽酶(aprotinin)。

【常见护理诊断/问题】

1. 有损伤的危险:出血 与 DIC 所致的凝血因子被消耗、继发性纤溶亢进、肝素应用等有关。

2. 气体交换受损 与肺栓塞有关。

3. 潜在并发症:休克、多发性微血管栓塞、呼吸衰竭、急性肾衰竭、多器官功能衰竭。

【护理措施】

1. **急救配合** 迅速建立两条静脉通道,以保证抢救药品的应用和液体补充;正确及时遵医嘱采集和送检各类标本,关注检查结果,及时报告医生,以判断病情变化和治疗效果。

2. **病情观察** 观察有无皮肤、黏膜、内脏出血症状;观察有无微循环障碍症状;观察有无高凝和栓塞症状;观察有无黄疸、溶血症状;观察实验室检查结果如血小板计数、凝血酶原时间、血浆纤维蛋白含量、3P试验等;观察原发病的病情。

3. **一般护理**

(1)卧床休息,据病情采取合适体位,注意保暖,保持病室环境安静、清洁。

(2)保持气道通畅,给予吸氧,必要时机械通气。

(3)加强口腔护理,防口腔感染。

(4)加强皮肤护理,防压疮。

(5)保持大小便通畅,必要时保留尿管。

(6)遵医嘱给予高营养,易消化的流质或半流食物,不能自主进食可通过静脉营养或鼻饲供给。

4. **对症护理**

(1)出血的护理:①皮肤出血。若有血疱、紫癜性大片坏死时,要用无菌敷料包扎;保持床铺清洁、干燥,衣服和被单应柔软,翻身操作宜轻;穿刺部位和注射部位可行压迫止血;每日应观察记录皮肤出血点的面积大小、颜色深浅、软硬度等。②鼻出血应鼻部冷敷,用0.1%肾上腺素棉条或凡士林纱布填塞鼻腔。③口腔黏膜出血用凉开水100ml加去甲肾上腺素2mg含漱,并保持口腔清洁。④呕血应按上消化道出血护理。

> **考点提示**:DIC病人出血症状的护理要点

(2)有创性操作护理:①在消耗性低凝血期和抗凝治疗期间,应尽量减少有创性检查和治疗;②静脉穿刺或注射力争一针见血,避免止血带捆扎过紧;③静脉穿刺或导管拔除后,压迫穿刺点5~10分钟,防止出血;④避免测量直肠体温和肌内注射。尽量减少袖带血压计测量血压的次数。

> **考点提示**:为DIC病人静脉穿刺时的注意事项

(3)肢体护理:肢体活动障碍常由肌肉或关节腔出血引起的继发性疼痛所致。将DIC病人置于可摇动床上,调整至合适的体位。按医嘱给予局部冷敷,减轻疼痛。

5. **用药护理**

(1)按医嘱给予抗凝剂、补充凝血因子、成分输血或抗纤溶药物治疗。正确、按时给药,严格掌握剂量如肝素,严密观察治疗效果,监测凝血时间等实验室各项指标,随时按医嘱调整剂量,预防不良反应。

(2)观察治疗反应:①输入血液或血液成分时,注意有无荨麻疹、寒战、发热、面色潮红、头痛、心悸、呼吸困难和胸痛等反应。一经发现,立即减慢输注速度或停止输注,并报告医师及时处理。②应用肝素治疗,静脉给药要缓慢注入,定时检查凝血酶原时间和部分凝血时间等凝血参数,备好鱼精蛋白。注意观察皮肤、黏膜有无新的出血、内脏出血量有无增加。

> **考点提示**:普通肝素的主要不良反应是出血

6. **心理护理** 安慰病人,鼓励其说出内心的忧虑和恐惧。在不违反保护性医疗制度的前提下,耐心向病人解释病情经过及治疗情况,取得病人配合。

7. **健康教育**

(1)疾病知识指导:向病人及家属解释疾病的发病情况和治疗配合、预后等。特别要解释疾病反复进行实验室检查的重要性和必要性,特殊治疗的目的、意义及不良反应。

(2)生活指导:保证充足的休息和睡眠,给予易消化吸收、富含营养的食物,加强皮肤护理,防止压疮,避免上呼吸道感染的发生。

第五节　多器官功能障碍综合征的救护

📖 导入情景

跑快运的大货车司机老李,不幸在高速公路遭遇交通事故。双下肢被侧翻车辆压伤长达3小时,紧急入ICU救治。病情加重,出现尿少并逐渐无尿、弥散性血管内凝血、肝功能不全等表现,陷入昏迷。

工作任务

1. 做好抢救前的准备。

2. 进行各系统器官功能监测。

3. 做好鼻饲管、导尿管的护理。

多器官功能障碍综合征(multiple organ dysfunction syndrome,MODS)是指在机体遭受严重急性损伤后,由于失控的全身炎症反应使机体在短时间内相继出现两个或两个以上的系统器官功能障碍或衰竭,以致机体内环境的稳定必须依靠临床干预才能维持的综合征。

【概述】

1. 病因

(1)严重感染:严重感染及引起的脓毒症是产生MODS的主要原因。引起感染的病原菌主要是大肠埃希氏菌和铜绿假单胞菌。老年人肺部感染作为MODS的原发病最多见,青壮年病人腹腔脓肿或肺部侵袭性感染后MODS发生率高。但临床上约半数MODS病人并无明确的感染灶。

> 🔖 考点提示:MODS的主要病因

(2)大手术和严重创伤:MODS最早发现于大手术后,严重创伤如多处骨折、挤压综合征、大面积烧(烫、冻)伤的病人,在无感染存在的情况下也可发生MODS。

(3)休克:休克尤其是休克晚期常并发MODS,合并DIC时MODS的发生率更高。严重感染和创伤引起的MODS也常有休克的参与。

(4)急性药物或毒物中毒:急性化学性中毒通常通过呼吸道侵入人体体内,急性期时可出现全身炎症反应综合征(systemic inflammatory response syndrome,SIRS)和急性呼吸窘迫综合征(ARDS),主要表现为呼吸衰竭,最终出现其他器官的损伤而导致MODS。

(5)诊疗失误:高浓度吸氧使肺泡表面活性物质破坏、肺血管内皮细胞损伤;呼气末正压通气(PEEP)时呼吸机使用不当造成心肺功能障碍;血液透析和床旁超滤吸附中可造成不均衡综合征,引起血小板减少和出血;大量输液,容易引起急性左心衰竭、肺间质水肿;大量输血后微小凝集块可导致肺功能障碍,凝血因子的消耗造成出血倾向;去甲肾上腺素等药物的大剂量使用,造成组织灌注不足、微循环障碍;长期大量使用抗生素能引起肝、肾功能损害、菌群紊乱;大剂量激素的使用可造成免疫抑制、应激性溃疡出血、继发感染等均可引起MODS。

2. 发病机制　MODS的发病机制涉及神经、体液、内分泌、免疫、营养代谢等多个方面,迄今未完全阐明,可能与全身炎症反应失控、缺血-再灌注损伤、肠道细菌与内毒素移位、细胞代谢障碍与细胞凋亡等有关。

MODS 的发病机制(拓展阅读)

【护理评估】

1. 健康史

(1)询问有无引起MODS的病因,如严重感染(尤其是腹膜炎、肺部感染、伤口感染、吻合口瘘等)、严重创伤、大手术、休克等病史。

(2)询问是否存在引起MODS的高危因素,如高龄(年龄>55岁)、复苏不充分或延迟复苏、慢性疾病、营养不良、各种原因所致的免疫抑制、大量输血、手术意外、肠道缺血性损伤等。

2. 身体状况　由于不同病人受损器官的数目、种类不一,且受原发疾病、功能障碍器官受累范围和程度,以及损伤是一次打击还是多次打击的影响,MODS的临床表现复杂、缺乏特异性。其临床特征:①从原发损伤到发生器官功能障碍有一定的时间间隔;②功能障碍的器官多是受损器官的远隔器官;③循环系统处于高排低阻的高动力状态;④持续性高代谢状态和能量利用障碍;⑤氧利用障碍,使内脏器官缺血缺氧,氧供需失衡较突出。MODS的病程一般为14~21天,经历休克、复苏、高分解代谢状态和器官功能衰竭4个阶段,MODS病人病情发展迅速,可于MODS的任一阶段死亡。MODS各个阶段的临床分期见表9-1。

表 9-1　MODS 的临床分期和临床表现

临床表现	1期	2期	3期	4期
一般情况	正常或轻度烦躁	急性病态,烦躁	一般情况差	濒死感
循环系统	需补充容量	容量依赖性高动力学	休克,CO下降,水肿	依赖血管活性药物维持血压,水肿,SvO_2升高
呼吸系统	轻度呼吸性碱中毒	呼吸急促,呼吸性碱中毒,低氧血症	ARDS,严重低氧血症	呼吸性酸中毒,气压伤,高碳酸血症
肾脏	少尿,利尿剂有效	肌酐清除率下降,轻度氮质血症	氮质血症,有血液透析指征	少尿,透析时循环不稳定
胃肠道	胃肠道胀气	不能耐受食物	应激性溃疡,肠梗阻	腹泻、缺血性肠炎
肝脏	正常或轻度胆汁淤积	高胆红素血症 PT 延长	临床黄疸	转氨酶升高,重度黄疸
代谢	高血糖,胰岛素需求升高	高分解代谢	代谢性酸中毒,血糖升高	骨骼肌萎缩,乳酸酸中毒
中枢神经系统	意识模糊	嗜睡	昏迷	昏迷
血液系统	正常或轻度异常	血小板计数下降,白细胞增多或减少	凝血功能异常	不能纠正的凝血功能障碍

3. 诊断标准　具有严重创伤、感染、休克等诱因,存在SIRS或脓毒血症临床表现:发生两个或两个以上器官序贯功能障碍应考虑MODS的诊断。目前国内多参照Fry诊断标准的综合修订标准(表9-2)。

表 9-2 MODS 的诊断标准

器官或系统	诊断标准
循环系统	收缩压低于 80mmHg(10.7kPa),持续 1h 以上,或循环需要药物支持维持稳定
呼吸系统	急性起病;氧合指数 <26.7kPa(200mmHg);胸片显示肺泡浸润实变;肺毛细血管楔压(PCWP)<18mmHg,或无左房压升高的证据
肾脏	血 Cr 浓度 >177μmol/L,伴有少尿或无尿,或需要血液透析
肝脏	总胆红素 >34μmol/L,血清转氨酶在正常值上限 2 倍以上,有或无肝性脑病
胃肠道	上消化道出血,24h 出血量 >400ml,或不能耐受食物,或消化道坏死或穿孔
血液系统	血小板计数 <50×10^9/L,或减少 25%,或出现 DIC
代谢	不能为机体提供所需能量,糖耐量降低,需用胰岛素,或出现骨骼肌萎缩、无力
中枢神经系统	GSW<7 分

MODS 的诊断依据及评分标准(拓展阅读)

4. 救治措施

(1)积极控制原发病:①控制原发病是 MODS 治疗的关键。应重视原发疾病的处理。②对于存在严重感染的病人,必须积极引流感染灶和应用有效抗菌药物。采用降阶梯治疗方案,大多危重病人感染的病原菌耐药性强,因此开始要选用广谱、强效抗菌药物,以后依据细菌培养及药敏试验结果改用敏感的窄谱抗菌药物。③创伤病人,应积极清创,并预防感染的发生。

(2)保护易受损器官:①补充血容量,预防治疗内脏缺血缺氧。补液的种类应根据丢失体液的类型而定,通常原则是先补充晶体液,后补充胶体液;速度先快、后慢,严重失血时还要补充全血,使血细胞比容不低于 30%;适当控制补液量,预防肺水肿。在补足血容量后可应用襻利尿剂,若 6 小时后仍无尿,停止利尿剂。避免使用缩血管药物,以保证肾的血流灌注;②预防应激性溃疡。应早期给予 H₂ 受体拮抗剂或质子泵抑制剂,保护胃黏膜、抑制胃酸分泌;尽可能早期恢复胃肠内营养,促进胃肠功能恢复;给予氧自由基清除剂,如维生素 C、维生素 E 等减轻胃肠道缺血—再灌注损伤;予以微生态制剂恢复肠道微生态平衡;治疗胃肠道出血。

(3)呼吸、循环功能支持:①提高氧供、降低氧耗,使 SaO₂>90%。保持气道通畅,痰液黏稠推荐超声雾化吸入法,如有气管痉挛加解痉药,上述措施无效时,则需建立人工气道如气管插管、气管切开术。根据病情选择高流量或低流量吸氧。较长期间吸纯氧可引起吸收性肺不张,其机制为肺泡内氮气被氧气所取代,氧又很容易被血液吸收,致使肺泡萎缩。尽早使用机械通气,呼吸末正压通气(PEEP)是较理想的方法。②适当补充循环血量,必要时应用正性肌力药物。

(4)营养和代谢支持:MODS 病人处于高代谢状态,加之升血糖激素分泌亢进、肝功能受损,易出现负氮平衡,治疗中加强营养更显重要。目前所普遍使用的主要是"代谢支持"的治疗理念,其原则和方法如下:增加能量总供给,通常需要达到普通病人的 1.5 倍左右,提高氮与非氮能量的摄入比,提高支链氨基酸的比例,使用长链脂肪酸以提高脂肪的利用,蛋白:脂肪:糖的比例一般达到 3:4:3,并尽可能通过胃肠道摄入营养。应用药物干预代谢,降低代谢率,促进蛋白质合成。如吲哚美辛抑制前列腺素合成,降低蛋白分解;生长因子促进蛋白合成,改善负氮平衡。

(5)连续性肾脏替代治疗:连续性肾脏替代治疗能精确调控液体平衡,保持血流动力学稳定,对心血管功能影响小,机体内环境稳定,便于营养和支持治疗,直接清除炎性介质及肺间质水肿,有利于通气功能的改善和肺部感染的控制,改善微循环和细胞摄氧能力,提高组织对氧的利用。

(6)免疫调理治疗:免疫调理的目的是恢复 SIRS、ARDS 的平衡。

(7)中医药支持:中医运用"活血化瘀""清热解读""扶正养阴"等方法,采用以当归、黄芪、大黄等为主的中药治疗取得了一定的临床效果。

【常见护理诊断/问题】

1. 低效性呼吸型态 与肺的顺应性降低、气道分泌物过多、气道阻力增加有关。

2. 活动无耐力 与心脏收缩功能降低、感染及多脏器功能障碍有关。

3. 有受伤的危险 与出血小板减少及凝血因子消耗有关。

4. 恐惧 与创伤或原发病引起的痛苦、创伤性抢救等有关。

5. 有体温改变的危险 与感染、颅内压增高、循环功能降低有关。

【护理措施】

1. 急救配合 病人病情危重,随时面临抢救,密切观察病情变化,做好抢救前的准备工作,如备好急救物品及器械。

2. 病情观察

(1)生命体征:①体温。常升高,严重感染时,体温可高达40℃以上。当体温低于35℃,往往是危急或临终表现。②脉搏。观察脉搏快慢、强弱、节律等。③呼吸。注意观察呼吸的快慢、深浅、节律等。④血压。血压能反映器官灌注情况。

> 🖰 考点提示:MODS病人的病情观察

(2)意识:注意观察意识状况及昏迷程度,昏迷病人每班给予格拉斯哥昏迷评分。

📖 **知识链接**

格拉斯哥昏迷评分法

分值	运动反应	言语反应	睁眼反应
6	能按吩咐完成动作		
5	刺痛能定位,手举向疼痛部位	能对答,*定向正确	
4	刺痛时肢体能回缩	能对答,*定向有误	能自行睁眼
3	刺痛时双上肢呈过度屈曲	胡言乱语,不能对答	呼之能睁眼
2	刺痛时四肢呈过度伸展	仅能发音,无语言	刺痛能睁眼
1	刺痛时肢体松弛,无动作	不能发音	不能睁眼

注:*定向指对时间、地点、人物的判断。

---

(3)各系统器官功能监测

1)呼吸功能监测:①观察呼吸的频率、节律和幅度;呼吸力学监测,包括潮气量、每分通气量、肺泡通气量、气道压力、肺顺应性、呼吸功、肺泡通气血流之比(V_A/Q)等。②血气分析,包括 PaO_2、$PaCO_2$、HCO_3^-、pH、BE 等。③耗氧量(VO_2)、氧输出量(DO_2)、呼吸末正压通气(PEEP)时监测毛细血管楔压(PCWP)。

2)循环功能监测:①心肌供血。心电监护、监测血氧饱和度(SaO_2),定时行 12 导联心电图检查。②前负荷。中心静脉压(CVP)、肺毛细血管楔压(PCWP);③后负荷。肺循环的总阻力指数(PVRI)、体循环的总阻力指数(TPRI);④心肌收缩力。心排血指数(CI)、左心室每搏功能指数(LVSWI)。

3)肾功能监测:①尿液监测,包括尿量、尿比重、尿钠、尿渗透压、尿蛋白等;②生化检查,尿素氮、肌酐。

4）内环境监测：①酸碱度，包括 pH、血 HCO_3^-、BE 等；②电解质，包括钾、钠、钙、镁、磷等；③血浆晶体渗透压、血浆胶体渗透压、血糖、血红蛋白、血细胞比容等；④胃黏膜 pH，胃黏膜 pH 是预测死亡的最敏感单一指标，监测胃黏膜 pH 可以指导脱机，可以早期预防应激性溃疡。

5）肝功能监测：测定血清胆红素、丙氨酸氨基转移酶、门冬氨酸氨基转移酶等。

6）凝血功能监测：凝血酶原时间（PT）、纤维蛋白原（FIB）、活化部分凝血活酶时间（APTT）、血浆凝血酶时间（TT）等，有利于早期发现和处理 DIC。

3. 一般护理

（1）卧床休息，据病情采取合适体位，注意保暖，保持病室环境安静、清洁。

（2）保持气道通畅，给予吸氧，必要时机械通气。

（3）加强口腔护理，防口腔感染。

（4）加强皮肤护理，防压疮。

（5）协助排便，必要时保留尿管。

（6）遵医嘱给予高热量，易消化的流质或半流食物，不能自主进食可通过静脉营养或鼻饲供给。

4. 对症护理　①要严格无菌操作，预防交叉感染。②注意呼吸道护理，保持呼吸道通畅，及时清除气道分泌物，掌握吸痰时机和技巧，注意呼吸道湿化，机械通气时根据血气分析结果及时调整呼吸机参数，长期使用时，每周更换两次管道并消毒。定时翻身，有利于呼吸道分泌物咳出和 ARDS 的治疗，空气要经常流通，定时消毒。③MODS 病人常需安置多种管道，如鼻饲管、尿管和引流管等，护士要注意保持引流管的通畅，同时注意导管护理，严格无菌操作，防止导管相关感染。

5. 用药护理　遵医嘱用药，注意观察药物的疗效和不良反应。洋地黄类药物易导致中毒，表现为恶心、呕吐等胃肠道反应及心电图改变；利尿剂可导致电解质紊乱，尤其低钾血症；应用血管扩张剂时根据血压调节滴速，防止直立性低血压。

6. 心理护理　强调多与病人交流，了解其心理状况和需求后给予相应的护理，建立良好的护患关系；护士要具备过硬的业务技术水平和高度的责任心，能获得病人的信任，使病人树立战胜疾病的信心，积极配合治疗和护理。

7. 健康教育

（1）疾病知识指导：向病人及家属介绍疾病的发病情况和治疗配合、预后等。

（2）生活指导：保证充足的休息和睡眠；给予易消化吸收、富含营养的食物；加强皮肤护理，防压疮；避免上呼吸道感染的发生。

（杨　林　巫章华）

扫一扫，
看总结

扫一扫，
测一测

第十章　常用救护技术

学习目标

1. 掌握常用救护技术的操作规程及护理措施。
2. 熟悉常用救护技术的适应证、禁忌证。
3. 了解常用救护技术的物品准备。
4. 学会根据病人具体情况选择正确、合理的急救技术。
5. 具有强烈的责任感和使命感，对待工作严肃、认真、耐心、细致，体谅病人的病痛。

第一节　外伤止血、包扎、固定、搬运的护理

导入情景

小张骑摩托车发生交通事故撞到花坛，群众发现后拨打"120"报警，"120"到达现场后发现小张意识不清，头盔有明显碰撞痕迹，胫骨开放性骨折伴有大出血，面色苍白，脉搏细速，98 次 /min，R 26 次 /min，BP 98/60mmHg。

工作任务

1. 正确对小张进行止血、包扎。
2. 正确对小张进行搬运。

止血、包扎、固定、搬运是院前现场救护的四项基本技术。开展现场救护时，正确有效地应用这些技术能够及时地挽救伤者生命，防止病情恶化，减少伤者痛苦以及预防并发症的发生，所以每一位急救人员都必须熟练掌握这些操作。

一、外伤止血的护理

出血（hemorrhage）是外伤常见的并发症。当机体失血量达 20%（约 800ml）时，可出现血压下降、脉搏细速、皮肤苍白、肢端厥冷、意识模糊等失血性休克症状；如失血量 ≥ 30%，将发生严重失血性休克，如不及时抢救，短时间内可危及伤员生命。因此，外伤出血病人必须及时止血。临床上常用的

止血方法有指压止血法、止血带止血法、加压包扎止血法及加垫屈肢止血法等。

> **📖 知识链接**
>
> **伤口出血分类**
>
> 1. 动脉出血　颜色鲜红,出血速度快,呈喷射状,发生在血管断裂的近心端。
> 2. 静脉出血　颜色暗红,出血相对较慢,发生在血管断裂的远心端,较动脉出血容易控制,但深静脉出血也可大量涌出。
> 3. 毛细血管出血　颜色鲜红,呈点状或片状渗出,可自行凝固止血。

(一) 适应证

凡外伤出血的伤口均需进行止血。

(二) 物品准备

常用止血材料为无菌敷料、绷带、各种止血带、三角巾。在紧急情况下,现场任何清洁而合适的物品都可以作为止血物使用,如手帕、毛巾、布条等。

(三) 止血方法

1. 指压止血法　指压止血法是根据动脉的走向,用手指、手掌或拳头压迫伤口近心端动脉经过骨骼表面的部位,阻断血液流通,达到临时止血的目的,适用于头、颈、四肢的动脉出血及较大范围的静脉出血。因动脉血供常有侧支循环,故此法止血效果有限,属于应急止血方法。

(1)头顶部出血:用拇指压迫同侧耳屏前方颧弓根部的搏动点(颞浅动脉),将动脉压向颞骨(图 10-1)。

(2)颜面部出血:用拇指或示指压迫同侧下颌骨下缘、咬肌前缘(下颌角处)的搏动点(面动脉),将动脉压向下颌骨(图 10-1)。

(3)头颈部出血:用拇指或其他四指压迫同侧气管外侧与胸锁乳突肌前缘中点之间的强搏动点(颈总动脉),用力向后压向第五颈椎横突处。绝对禁止同时压迫双侧颈总动脉,以免造成脑缺氧(图 10-1)。

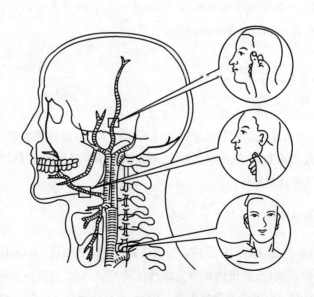

图 10-1　头颈部出血常用指压部位

(4)头后部出血:一只手固定伤员头部,另一手用拇指或其他四指压迫同侧耳后乳突下稍后方的搏动点(枕动脉),将动脉压向乳突(图10-2)。

(5)腋窝及肩部出血:用拇指或示指压迫同侧锁骨上窝中部的搏动点(锁骨下动脉),将动脉压向第一肋骨(图10-3)。

(6)上臂出血:一手将患肢抬高外展90°,另一手在腋窝中点用拇指将腋动脉压向肱骨头(图10-3)。

(7)前臂出血:用拇指或其余四指压迫上臂肱二头肌内侧沟中部的搏动点(肱动脉),将动脉压向肱骨干(图10-3)。

(8)手部出血:用双手的拇指分别压迫伤侧手腕横纹稍上处的内、外侧搏动点(尺动脉和桡动脉),将动脉分别压向尺骨和桡骨。因为桡动脉和尺动脉在手掌部有广泛吻合支,所以必须同时压迫(图10-3)。

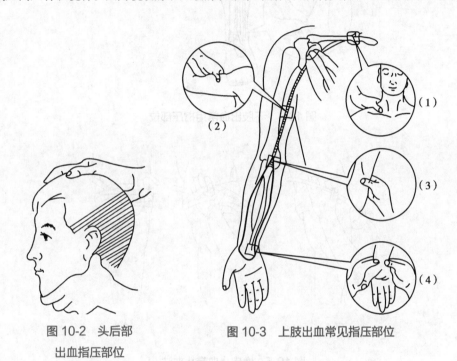

图 10-2　头后部　　　　图 10-3　上肢出血常见指压部位
出血指压部位

(9)大腿出血:用拳头或双手拇指重叠用力压迫同侧腹股沟中点稍下方的强搏动点(股动脉),将动脉压向耻骨上支(图10-4)。

(10)小腿出血:用拇指压迫腘窝中部的搏动点(腘动脉)(图10-4)。

(11)足部出血:用双手拇指分别压迫足背中部近脚踝处的搏动点(胫前动脉)及足跟与内踝之间的搏动点(胫后动脉)(图10-4)。

(12)手指(脚趾)出血:用拇指和示指分别压迫手指(脚趾)两侧的指(趾)动脉。

2. 止血带(tourniquet)止血法　适用于四肢较大血管损伤出血,用加压包扎或其他方法不能有效止血时。专用的制式止血带有橡皮止血带、卡式止血带和充气止血带等,其中以充气止血带效果最佳。紧急情况下,也可用绷带、三角巾、布带等代替。

(1)橡皮止血带止血法:借助橡皮管的弹性压迫血管而达到止血的目的。在肢体伤口近心端,用绷带、棉垫、纱布或毛巾等物做衬垫,两手将止血带中段适当拉长,左手持止血带头端,右手将止血带长的尾端绕肢体一圈压住头端,再绕一圈后,用左手示指、中指夹住尾端从止血带下拉出,使之成为一个活结。如需放松,只要将尾端拉出即可(图10-5)。

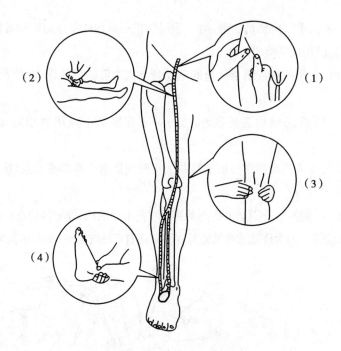

图 10-4 下肢出血常用指压部位

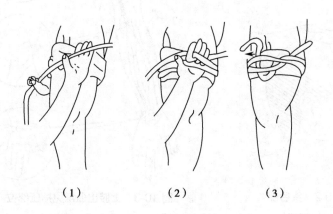

图 10-5 橡皮止血带止血法

(2)充气止血带止血法:充气止血带是根据血压计原理设计,有压力表指示压力大小,因压力均匀,止血效果较好。将压力袖带绑于伤口近心端,充气后即可起到止血的作用。

(3)卡式止血带止血法:将止血带缠在衬垫上,然后把插入式自动锁卡插入活动锁紧开关内,一只手按住活动锁紧开关,另一只手用力拉松紧带,直到不出血为止。放松时向后扳放松板,解开时按压锁紧开关即可。

(4)布料止血带止血法:将三角巾叠成带状,平整地在加有布垫的伤肢上缠绕一圈,两端向前拉紧打一活结,再将小木棒、笔杆或筷子等做绞棒插入带圈内,提起绞棒绞紧后插入活结套内,最后将活结套拉紧、固定(图 10-6)。

3. 加压包扎止血法 多用于体表及四肢的静脉或毛细血管出血,是一种比较可靠的非手术止血法。但关节脱位、骨折或伤口内有碎骨存在时不宜使用。先用无菌纱布覆盖伤口,外用布垫覆盖,覆盖面积要超过伤口周边至少 3cm,再用三角巾或绷带以适当压力包扎,松紧度以能达到止血目的为宜(图 10-7)。

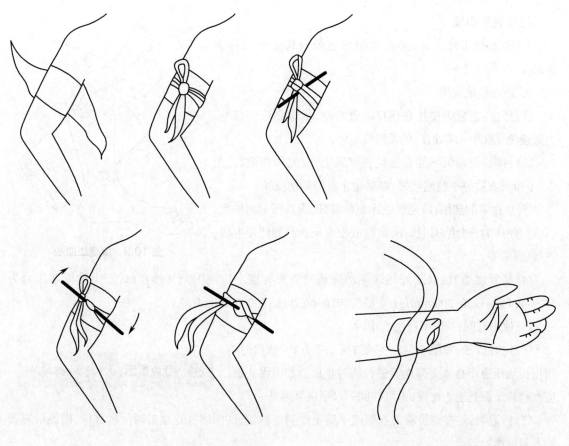

图 10-6 布料止血带止血法   图 10-7 加压包扎止血法

4. 加垫屈肢止血法　多用于肘或膝关节以下的出血,在无骨关节损伤时可使用。在肘窝、腘窝处放置一绷带卷或纱布垫,用力屈曲关节,并以绷带或三角巾扎紧,以控制关节远端血流而止血。此法伤员比较痛苦,并可能压迫到神经、血管,且不便于搬运伤员,故不宜首选,对疑有骨折或关节损伤的伤员,不可使用(图 10-8)。

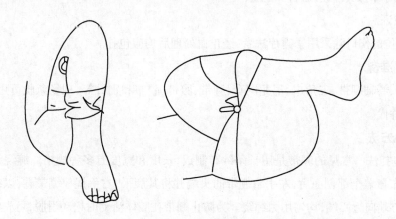

图 10-8 加垫屈肢止血法

5. 填塞止血法　对于四肢有较大、较深的伤口或穿透伤可用无菌敷料填塞在伤口内,再用加压包扎法包扎(图 10-9)。

(四)注意事项

1. 实施指压法止血,必须掌握出血处血管走形和体表标志。

2. 止血带止血法

(1)部位:止血带要扎在伤口的近心端,尽量靠近伤口处。上臂避免扎在中 1/3 处,以免损伤桡神经。

(2)衬垫:止血带不能直接扎在皮肤上,应先用棉垫、三角巾、毛巾或衣服等平整地垫好,以避免止血带勒伤皮肤。

(3)止血带的选用:以充气性止血带最好,因其压迫面积大,可以控制压力,对组织损伤小,定时放松方便。严禁使用电线、铁丝、绳索等。

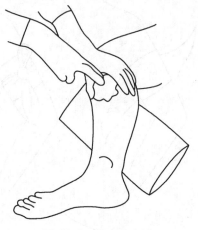

图 10-9 填塞止血法

(4)松紧度适宜:以刚好使远端动脉搏动消失为度。如使用充气性止血带,上肢标准压力为 33.3~40.0kPa(250~300mmHg),下肢为 40.0~66.7kPa(300~500mmHg)。

(5)使用时间:一般不超过 5 小时。

(6)定时放松:每隔 0.5~1 小时放松 2~3 分钟,放松时可用指压法压迫出血点上部血管进行临时止血。如需再止血,应在稍高平面扎上止血带,不可在同一水平反复缚扎。

> 🔖 **考点提示:**止血带放松时间

(7)标记明显:在伤员胸前衣服或手腕上做明显标记,注明绑扎止血带时间和部位,以便后续救护人员继续处理。

3. 加压包扎止血法及加垫屈肢止血法 不适用于关节脱位、骨折或伤口内有碎骨存在的病人。

二、外伤包扎的护理

包扎(bandaging)的目的是保护伤口,避免再次感染;固定敷料、药品及制动骨折部位;压迫止血和减轻疼痛;保护内脏、神经、血管和肌腱。

(一)适应证

体表各部位的伤口除采用暴露疗法者,经止血处理后均应包扎。

(二)物品准备

无菌敷料、卷轴绷带、三角巾、尼龙网套、胸带、腹带、胶布和别针等,现场急救可用清洁的手帕、毛巾、布条等替代。

(三)包扎方法

1. 绷带包扎法 常见的绷带是用长条纱布制成,长度和宽度有多种规格。缠绕绷带时面向伤者,用消毒纱布覆盖全部创面后,左手拿绷带的头端并将其展平,右手握住绷带卷,以绷带的外面贴近肢体,由远心端向近心端,均匀用力缠绕。为防止绷带在肢体活动时松动滑脱,可先将绷带头端折回一角,于缠绕第二圈时将其压紧。开始包扎时在同一平面环绕两圈;包扎完毕后再在同一平面环绕 2~3 圈,最后将绷带尾端剪开或撕开成两股打结,或用胶布固定末端。

(1)环形包扎法:最常用的基础包扎方法,是将绷带在伤口上做环形缠绕。常用于各种包扎的起始和结束以及粗细相等部位的包扎,如额、颈、腕、腹及腰部(图 10-10A)。

(2)蛇形包扎法:先将绷带以环形法缠绕数周,然后以绷带宽度为间隔,斜行向上缠绕,每周相互不覆盖。常用于夹板或敷料的临时固定(图10-10B)。

(3)螺旋法包扎:先以环形法缠绕数圈,然后稍微倾斜螺旋向上缠绕,使每圈遮盖上圈的1/3~1/2。常用于粗细相似的部位包扎,如手指、上臂、大腿、胸、腹等(图10-10C)。

(4)螺旋反折包扎法:与螺旋法基本相同,但缠绕时每圈都将绷带向下反折一次,反折时用左手拇指按住反折处,右手将绷带向下拉紧缠绕肢体,然后再螺旋向上。常用于直径大小不等的肢体,如小腿、前臂等。注意每圈反折处应在同一直线上,但应避开伤口和骨突处(图10-10D)。

(5)8字形包扎法:在伤处上下,或关节上下,将绷带自下而上,再自上而下,重复做8字形旋转缠绕,每圈遮盖上圈1/3~1/2。常用于固定屈曲的关节部位,如肩关节、肘关节、膝关节等(图10-10E)。

(6)回返式包扎法:先将绷带以环形包扎法缠绕数周,由头顶正中或肢体残端顶端开始呈V字形来回向两侧回返,每一次来回均覆盖前一次的1/3~1/2,直至包住整个伤处顶端,最后将绷带再环形缠绕数周把反折处压住固定。适用于头部、截肢断端的包扎(图10-10F)。

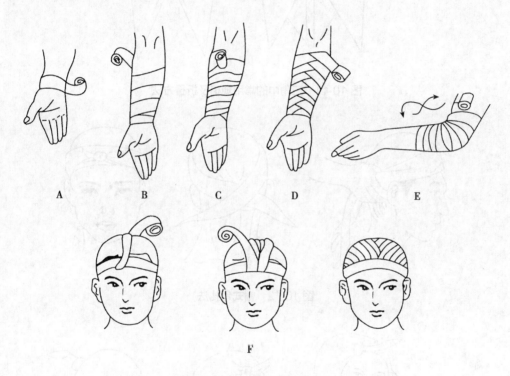

A   B   C   D   E

F

图 10-10　绷带包扎基本方法

2. 三角巾包扎法　三角巾(triangular bandage)是将边长为1m的正方形白布对角剪开,即分成两块三角巾,90°角称为顶角,其他两个角称为底角,顶角上缝一根带子称为顶角系带。三角巾的常用规格和折叠方法(图10-11)。

(1)头面部外伤

1)帽式包扎法:将三角巾底边向内反折约两指宽,放于伤员前额,顶角经头顶拉到枕部,然后将两底角经两耳上向后拉紧压住顶角,在枕部交叉再经耳上绕回前额打结固定,顶角上卷塞入底边内。该法适用于头顶部外伤(图10-12)。

2)风帽式包扎法:将三角巾顶角打一个结,放于前额中央,底边向外反折放于枕后,分别将两底角向前拉紧,包绕兜住下颌后交叉,再绕到颈后在枕部打结。该法适用于枕部、耳部外伤(图10-13)。

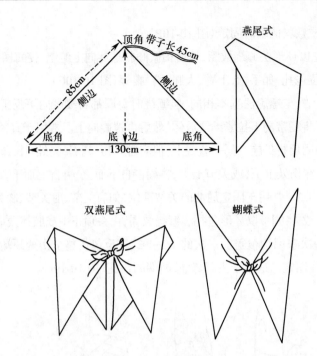

图 10-11 三角巾的常用规格及折叠方法

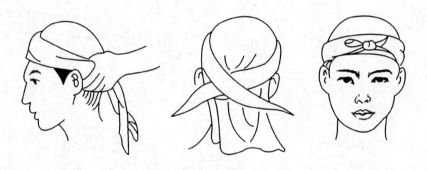

图 10-12 帽式包扎法

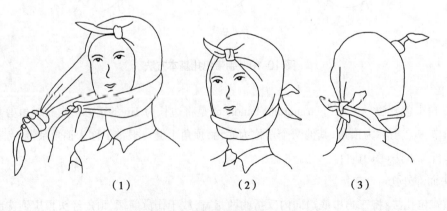

（1）　　　　　（2）　　　　　（3）

图 10-13 风帽式包扎法

3）面具式包扎法：把三角巾顶角打结放在颌下，罩住头部及面部，分别将两底角向后拉紧至枕后交叉，再绕到前额打结。在眼、鼻、口处提起三角巾，用剪刀剪洞开窗。该法适用于颜面部外伤（图10-14）。

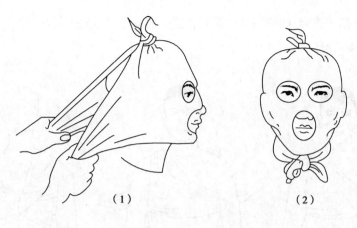

图 10-14　面具式包扎法

4)额部包扎法:将三角巾折成 3、4 指宽的带状,将其压住敷料后环绕头部打结。

5)下颌部包扎法:多作为下颌骨骨折的临时固定。三角巾折成 3、4 指宽的带状,与下 1/3 处放于下颌处,长端经耳后向上拉到头顶部到对侧耳前与短的一端交叉,然后两端均环绕头部后至对侧耳前打结(图 10-15)。

6)眼部包扎法:①单眼包扎法。将三角巾折成 3、4 指宽的带状,斜放在眼部,将下侧较长的一端经枕后绕到前额,压住上侧较短的一端,再环绕头部到健侧颞部,与翻下的另一端打结(图 10-16);②双眼包扎法。将三角巾折成 3、4 指宽的带状,将其中央部放置于枕后,两端分别经耳下向斜上盖住双眼,在额头交叉后绕至枕后或颞侧打结(图 10-17)。

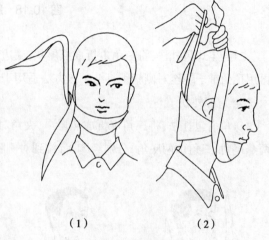

图 10-15　下颌部包扎法

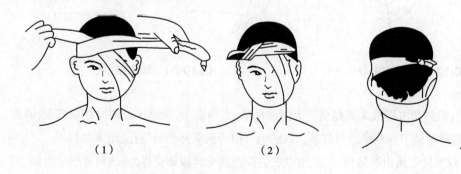

图 10-16　单眼包扎法　　　　图 10-17　双眼包扎法

(2)颈部外伤:伤员健侧手臂上举置于头顶,将三角巾折成带状,中段压紧覆盖伤口敷料,两端于健侧上臂根部打结。

(3)胸(背)部外伤

1)展开式包扎法:将三角巾的顶角越过伤肩垂至背部,使三角巾的底边正中位于伤口下方,将底边两端绕下胸(背)部至背后(胸前)打结,最后将顶角的系带穿过底边与其打结。该法适用于一侧胸(背)部外伤(图10-18)。

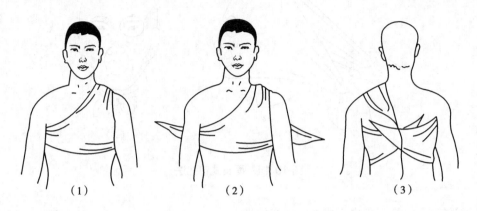

(1) (2) (3)

图 10-18 展开式包扎法

2)燕尾式包扎法:将三角巾折成燕尾状,底边横放于胸部,两燕尾角分别放置肩上,并拉至颈后,再用顶角带子绕至对侧腋下打结。该方法适用于胸(背)大面积损伤(图10-19)。

(4)肩部外伤

1)单肩包扎法:将三角巾折成燕尾巾,夹角对着伤侧颈部,先将燕尾底部包绕上臂后打结,再将两燕尾角(三角巾两底角)分别经胸、背拉到对侧腋下打结(图10-20)。

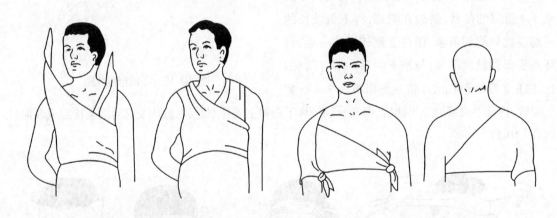

图 10-19 燕尾式包扎法 图 10-20 单肩包扎法

2)双肩包扎法:将三角巾折成两燕尾角等大的燕尾巾,夹角朝上,两燕尾分别披在双肩上,两燕尾角分别经左、右肩拉至腋下与燕尾底角打结。该法也可用于胸部外伤的包扎(图10-21)。

(5)腹部外伤:双手持三角巾两底角,将三角巾底边拉直放于胸腹部交界处,顶角置于会阴部,然后将两底角绕至伤员腰部打结,最后将顶角系带穿过会阴与底边打结。

(6)臀部外伤

1)单侧臀部包扎法:将三角巾折成燕尾巾,燕尾夹角朝下正对大腿外侧,大片在伤侧臀部压住前面的小片,顶角系带绕腰腹部到对侧与底边中央打结,两燕尾角包绕伤侧臀部至大腿根部打结。

2)双侧臀部包扎法:将两块三角巾连接成蝴蝶巾,连接处放于腰骶部,先将朝上的两底角于腹前打结,再分别将朝下的两底角由大腿后绕至腹股沟部,与其底边打结(图10-22)。

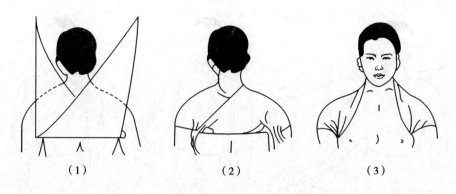

（1）　　　　　　（2）　　　　　　（3）

图 10-21　双肩包扎法

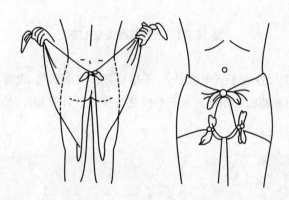

图 10-22　臀部蝴蝶式包扎法

（7）上肢外伤

1）悬吊包扎法：将三角巾一底角置于健侧肩部，顶角朝向患肢，伤肢屈肘约 90° 于三角巾上，再将三角巾向上反折，使另一底角绕到伤侧肩部，两底角于颈后打结，最后将三角巾顶角折平用安全别针固定（大悬臂带）。也可将伤肢屈肘约 90°，用三角巾折成的带巾悬吊于颈后（图 10-23）。

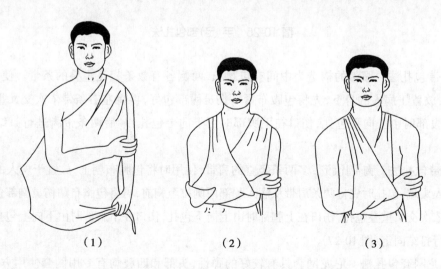

（1）　　　　　　（2）　　　　　　（3）

图 10-23　上肢悬吊包扎法

2）包裹式包扎法：将三角巾一底角打结（结的余头留长些备用）后套于患肢手上，另一底角沿手臂后侧拉至对侧肩上，用顶角包裹伤肢后适度固定，再将前臂屈至胸前，最后将两底角打结（图 10-24）。

121

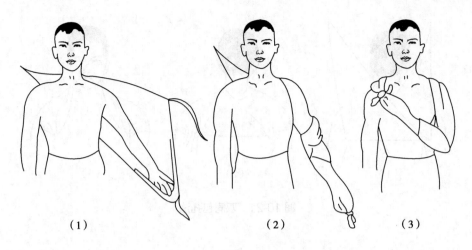

图 10-24 上肢包裹式包扎法

(8)手(足)外伤:将手(足)放于三角巾中央,手指(脚趾)对准顶角,先将顶角提起反折覆盖全部手(足)背部,再将手(足)两侧的三角巾向上折叠使之与手(足)外形相符,最后将两底角交叉后绕过腕(踝)部打结(图 10-25)。

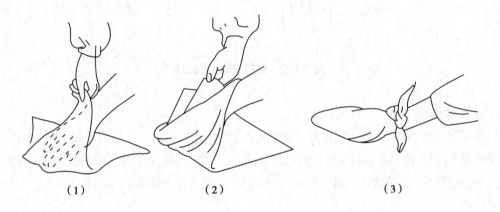

图 10-25 手(足)部包扎法

包扎(视频)

3. 腹带包扎法 腹带的构造为中间有包腹布,两侧各有数条相互重叠的条带。使用时将包腹布朝上,放置于病人的身下,先将包腹布紧贴伤员腹部包好,再将左右条带依次交叉重叠包扎,伤口在上腹部时由上向下包扎,伤口在下腹部时由下向上包扎,最后两条带脚进行打结固定(图 10-26)。

4. 胸带包扎法 胸带比腹带多两条竖直的肩带,使用时将包胸布朝上,放置于病人的身下,肩带位于病人头端,包扎时先将两条肩带从病人颈部两侧拉至胸前,再将包胸布贴伤员胸部包好,再将左右条带依次交叉重叠包扎,伤口在上胸部时由上向下包扎,伤口在下胸部时由下向上包扎,最后两条带脚进行打结固定(图 10-27)。

5. 尼龙网套包扎法 尼龙网套具有较好的弹性,头部和四肢均有专用网套使用方便。包扎前先用无菌敷料覆盖伤口并固定,再将尼龙网套套在敷料外面,使用过程中应避免网套移位(图 10-28)。

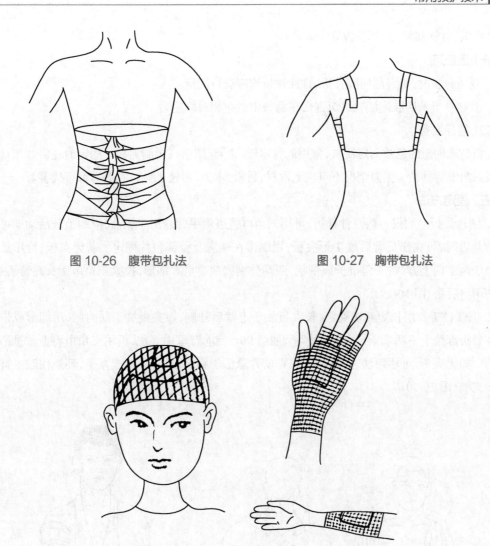

图 10-26 腹带包扎法   图 10-27 胸带包扎法

图 10-28 尼龙网套包扎法

(四) 注意事项

1. 根据受伤部位及现场材料选择合适的包扎用物和包扎方法。

2. 包扎伤口前,先简单清创并覆盖以无菌敷料,再行包扎,以减少伤口污染的机会。严禁用手或脏物触碰伤口;严禁将已脱出于体腔外的内脏送回;严禁轻易取出伤口内刺入物。

3. 包扎时要使病人处于舒适体位,皮肤皱褶处及骨隆突处要用棉垫或纱布作衬垫。肢体需要抬高时,应给予适当支撑物。四肢包扎时应将患肢保持在功能位置。

4. 包扎时动作要轻巧、快捷,以免增加出血或加重疼痛。包扎的顺序原则上应是由下到上、由左到右、由远心端到近心端,以帮助静脉血液的回流。四肢包扎时,应将指(趾)端外露,以便观察血液循环。

5. 包扎要牢固,松紧适宜。打结时应避开伤口、骨隆突处或坐卧受压部位,肢体包扎打结应打在肢体外侧。

三、外伤固定的护理

固定(fixation)的目的是限制受伤部位的活动,减少出血和肿胀,减轻疼痛,避免骨折端移位损伤周围组织、血管和神经,便于伤员转运。

(一) 适应证

1. 现场急救时,所有的四肢骨折、脊柱骨折均应进行固定。

2. 骨盆骨折及四肢广泛软组织创伤在急救中也应相对固定。

(二) 物品准备

夹板是最理想的急救固定器材,常用的有木质、金属、塑料或树脂夹板。固定时还需纱布、棉垫、绷带或三角巾等物品。紧急情况下可就地取材,竹板、木棒、树枝、毛巾、衣服等都可代替。

(三) 固定方法

1. 锁骨骨折 如仅一侧锁骨骨折,可用三角巾将患侧手臂悬吊于胸前,限制上肢活动即可。双侧锁骨骨折时,可在伤员背后放 T 形夹板,用绷带在两肩及腰部包扎固定。若无夹板,可用敷料或毛巾垫于两腋前上方,将三角巾折成带状,两端分别绕两肩呈 8 字形,拉紧三角巾两头在背后打结,尽量使两肩后张(图 10-29)。

2. 上臂骨折 用长短两块夹板,长夹板放于上臂后外侧,短夹板放于前内侧,用绷带或带状三角巾在骨折部位上下两端固定,再将肘关节屈曲 90°,使前臂呈中立位,再用三角巾将上肢悬吊固定于胸前。如无夹板,可用两块三角巾,一块将前臂悬吊于胸前,另一块折成宽带,环绕伤肢上臂包扎固定于胸壁(图 10-30)。

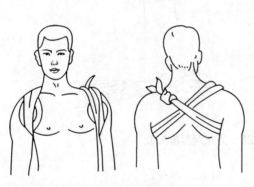

图 10-29 锁骨骨折固定

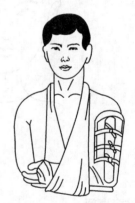

图 10-30 上臂骨折固定

3. 前臂骨折 协助伤员屈肘 90°,拇指在上。取两块夹板,长度超过肘关节至腕关节的长度,分别置于前臂内、外侧,用绷带或带状三角巾在骨折部位上下两端固定,再用三角巾将上肢悬吊固定于胸前,置于功能体位(图 10-31)。

4. 大腿骨折 在伤腿外侧放一长夹板(长度为腋窝至足跟),伤腿内侧放一短夹板(长度为大腿根部至足跟),关节与空隙部位加棉垫,再用绷带或带状三角巾等将夹板分段固定(图 10-32)。

5. 小腿骨折 在伤腿内、外侧分别放一夹板(长度为足跟至大腿),用绷带或带状三角巾分段固定。紧急情况下无夹板时,可将伤员两下肢并紧,两脚对齐,将健肢与伤肢固定在一起,须在关节和两小腿之间的空隙处加棉垫

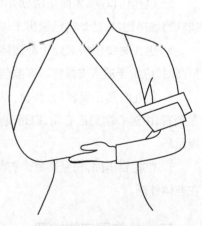

图 10-31 前臂骨折固定

以防包扎后骨折部弯曲(图 10-33)。

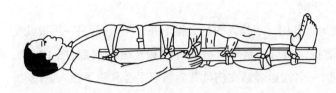
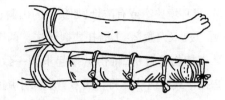

图 10-32　大腿骨折固定　　　　　　　图 10-33　小腿骨折固定

6. 脊柱骨折　立即使伤员仰卧于硬板上,并用绷带或布条将其固定在木板上。颈椎骨折伤员需用颈托固定颈部,如无颈托可用沙袋或衣物卷放置于伤员颈部两侧。

(四) 注意事项

1. 固定前应先处理危及生命的伤情和病情。

2. 骨折临时固定是为了限制伤肢活动,防止骨折断端移位,而不是复位。开放性骨折刺出的骨断端未经清创不可直接还纳伤口内,以免造成感染。

3. 夹板的宽度要与伤肢相称,长度必须超过骨折上、下两个关节。除骨折部位上、下两端需固定外,还要固定上、下两个关节,绑带不能系在骨折处。

4. 夹板与皮肤、关节及骨突出部位间要加棉垫或软织物衬垫,以加强固定和防止局部组织受压。

5. 固定应松紧适度,牢固可靠,以免影响血液循环。固定肢体时,应暴露末端以便观察末梢血运情况,如发现指(趾)端出现肿胀、剧痛、麻木、发凉、苍白或青紫等,说明血液循环不良,必须立即松解检查并重新固定。

6. 固定时应保持肢体处于功能体位,并减少不必要的搬动。

四、外伤搬运的护理

搬运(transfusion)是指伤员经过现场初步急救处理后,要及时转送到安全地带,以免再次受伤,并迅速送往医院进一步救治的急救方法。

(一) 适应证

1. 受伤后需转运到医院进一步治疗的一切伤员。

2. 受伤现场不利于现场急救,需转移到安全地带者。

(二) 物品准备

平车、担架、轮椅及约束带。紧急情况下可用木板、被服、椅子、绳索替代。

(三) 搬运方法

1. 徒手搬运法　不使用工具,适于伤势较轻且运送距离较近的伤员。

(1)单人搬运:①扶持法。搬运者站于伤员一侧,使伤员靠近搬运者,将伤员一侧上肢绕过搬运者颈部,搬运者一手抓住伤员的手,另一手扶持伤员的腰背部,搀扶行走。适用于伤势较轻、能够站立行走的伤员。②抱持法。搬运者站于伤员一侧,一手托其背部,一手托其大腿,将伤员抱起。如伤员神志清楚,可嘱其双手环抱搬运者颈部。适用于年幼体重较轻、伤势不重、无骨折伤员。③背负法。搬运者站在伤员前方,将伤员背起。适用于老幼、体轻、清醒的伤员,不适用于胸部创伤病人。④匍匍法。将伤员的伤侧朝上,腰部置于搬运者大腿上,并使伤员躯干紧靠于搬运者胸前,使伤员的头部和上肢不与地面接触,搬运者携带伤员匍匐前进。适用于无骨折、上肢无受伤、不能够站立行走的伤员,且环境狭窄或有浓烟,如狭小的山洞、火灾时。

(2)双人搬运:①椅托式搬运法。两搬运者各用一手伸入伤员大腿下并互相紧握,另一手彼此交叉支持伤员背部,将伤员托起步调一致前行。伤员可将双臂分别环绕搬运者颈肩部(图 10-34)。②拉车式搬运法。将伤员双臂交叉于胸前,一名搬运者站在伤员背后将双手经其腋下插入,分别抓住其对侧手腕,将伤员抱在怀里;另一名搬运者背向伤员站在其两腿中间,抬起伤员两腿;两人行动一致前行(图 10-35)。

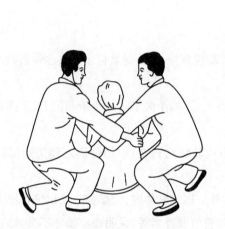

图 10-34 椅托式搬运法

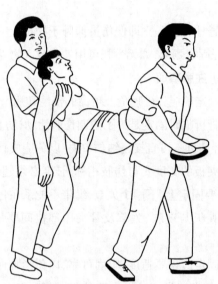

图 10-35 拉车式搬运法

(3)三人或多人搬运:三人并排站立将伤员抱起,齐步前行。多人时可面对面站立将伤员平托进行搬运(图 10-36)。

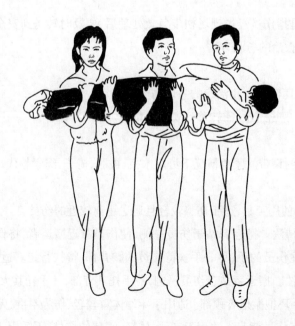

图 10-36 三人搬运法

2. 器械搬运法

(1)椅托搬运法:让伤员坐稳于椅子上,两名搬运者一前一后抬起椅子,步伐一致前行。适用于下肢骨折病人。

(2)担架搬运法:适用于伤势较重,路途较长又不适合徒手搬运的伤员。常用的担架有帆布担架、绳索担架、被服担架、门板、床板以及铲式、包裹式、充气式担架等。搬运时 3~4 人一组,将伤员平放到担架上,加以固定,并使其足部向前,头部向后,以便后面搬运者随时观察伤员的病情。

3. 特殊伤员搬运法

(1)脊柱损伤:搬运时应保持脊柱平直,严防发生弯曲和扭转。由 3~4 人将手臂伸到伤员身体下方,同时用力将伤员身体平直搬起,放置到硬质担架上。对于颈椎损伤者,应由一人托扶固定伤员头部,保持头部与躯干呈一条直线(图 10-37)。

> 🖐 **考点提示**:脊柱损伤病人搬运法

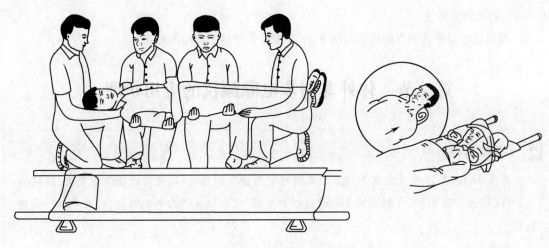

图 10-37 颈椎损伤搬运法

(2)腹部损伤:伤员仰卧于担架上,膝下加垫使双腿微曲,保证腹肌松弛。已发生腹腔内脏脱出的伤员,严禁现场还纳,避免感染。先用大小合适的碗或盆扣住内脏(有条件时可先覆盖生理盐水纱布),然后用绷带或三角巾包扎固定(图 10-38)。

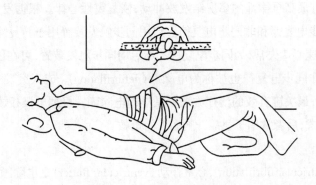

图 10-38 腹部损伤搬运法

(3)骨盆损伤:先将骨盆进行环形包扎,让伤员仰卧于硬质担架上,膝下加垫后进行搬运(图 10-39)。

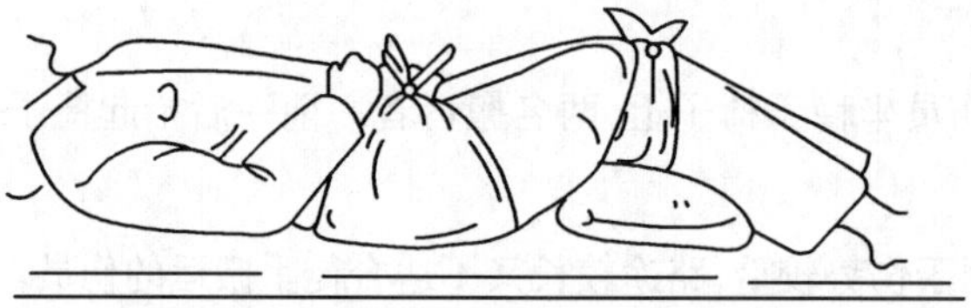

图 10-39　骨盆损伤搬运法

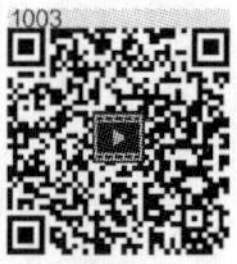

（4）身体带有刺入物的伤员：先包扎伤口，妥善固定好刺入物后才可搬运。搬运途中应避免挤压、碰撞，防止刺入物继续深入或脱出。当刺入物外露部分较长时，搬运时应有专人保护。

（5）昏迷伤员：使伤员侧卧或俯卧在担架上，头偏向一侧，以保证呼吸道通畅。

（四）注意事项

1. 根据不同的伤情与环境，灵活采用不同的搬运方法。搬运过程中要求平稳、安全，避免因搬运不当引起伤情加重。

2. 搬运途中应密切观察伤员的病情变化，并根据伤情给予相应的救护。

第二节　体外非同步电除颤仪的应用护理

> 📖 **导入情景**
>
> 　　张女士，63 岁，5 分钟前在和朋友打麻将时突然出现剧烈胸痛，随后出现意识丧失、脉搏消失、呼吸停止。"120"人员到达后立即进行心肺复苏，监护仪显示心电图为室颤，准备给予除颤处理。
>
> 　　**工作任务**
>
> 　　1. 正确选择电除颤部位。
>
> 　　2. 正确选择电除颤能量。

　　心脏电复律（cardioversion）是指在发生严重快速型心律失常时，利用外加的高能量脉冲电流，瞬间通过心脏，使全部或大部分心肌细胞在短时间内同时除极，造成心脏短暂的电活动停止，抑制异位兴奋性，然后由具有最高自律性的窦房结发放冲动，恢复窦性心律。根据发放的脉冲是否与心电图 R 波同步，分为同步电复律和非同步电复律。启用同步触发装置用于转复除心室颤动、心室扑动以外的各种异位性快速心律失常，为同步电复律。不启用同步触发装置，可在任何时间放电，主要用于转复心室颤动，为非同步电复律也被称为电除颤（defibrillation）。成人突发非创伤性心搏骤停最常的原因是心室颤动，最关键有效的治疗方法就是早期电除颤。根据电极板放置的位置，除颤可分为体外和体内两种方式，后者常用于急症开胸病人的抢救。

（一）适应证

1. 心室颤动（ventricular fibrillation）、心室扑动（ventricular flutter）是电除颤的主要适应证。

2. 无法识别 R 波的快速室性心动过速。

（二）物品准备

除颤仪、导电糊一支或 4~6 层生理盐水纱布、酒精棉球、简易呼吸器、吸氧用物、吸痰用物、急救药品等抢救物品。

（三）操作步骤

1. 立即将病人去枕平卧于硬板床上,检查并除去身上的金属及导电物质,松开衣扣,暴露胸部。

2. 了解病人有无安装起搏器,监测、分析病人心律,确认是心室颤动、心室扑动或无脉室性心动过速,需要电除颤。

3. 开启除颤仪连 接除颤仪的电源线,打开电源开关,机器设置默认"非同步"状态。

4. 选择部位 ①前 - 侧位:一个电极板(sternum)放在胸骨右缘锁骨下或 2~3 肋间(心底部),另一个电极板(apex)放在左乳头外下方或左腋前线第 5 肋间(心尖部)(图 10-40)。此法迅速便利,适用于紧急情况。②前 - 后位:一个电极板在左侧心前区标准位置,而另一个电极板置于左 /右背部肩胛下区。

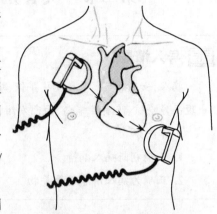

图 10-40 前 - 侧位电极板放置位置

5. 快速用酒精棉球将电极放置部位去脂擦红,范围同电极板大小,避开监护导联线及电极膜,用干纱布擦干。

6. 准备电极板 将导电糊涂于电极板上,不可涂到手柄上,或用 4~6 层盐水纱布包裹电极板。

7. 选择能量 根据不同除颤仪选择合适的能量,双向波除颤仪为 150~200J(或参照厂商推荐的电能量),单向波除颤仪为 360J。儿童每千克体重 2J,第二次可增加至每千克体重 4J。

8. 充电 按下"充电"按钮,将除颤仪充电至所选择的能量。当除颤仪发出一声持续的蜂鸣音,同时 OK 指示灯亮起,表示充电完成。

9. 放电除颤 两电极板紧压病人胸壁,使电极板与病人胸壁紧密连接,不能有空隙(压力 11~14kg)。放电前再次确认心电示波是否需要除颤,确保周围无任何人与病人接触,喊口令:"准备放电,大家离开",然后用两拇指持续按压除颤手柄上的"放电"按钮进行电击。

10. 立即胸外按压 除颤后,大多数病人会出现数秒钟的非灌流心律,需立即给予 5 个循环(大约 2 分钟)的高质量胸外心脏按压,增加组织灌流,再观察除颤后心律,需要时再次给予除颤。

11. 除颤后处理 擦干病人胸壁皮肤,关闭除颤仪,清洁除颤电极板。留存并标记除颤时自动描记的心电图纸。

体外非同步电除颤仪的应用护理(视频)

（四）注意事项

1. 除颤前要识别心电图类型,以正确选择除颤方式。

2. 除颤电极板放置部位要准确,局部皮肤无潮湿、无敷料。如带有植入性起搏器,应避开起搏器部位至少 10cm。

3. 导电糊涂抹均匀,两块电极板之间的距离应超过 10cm。

4. 电极板与病人皮肤密切接触,两电极板之间的皮肤应保持干燥,以免灼伤。

5. 放电前一定确保任何人不得接触病人、病床以及与病人接触的物品,以免触电。

6. 保证仪器整洁、干燥、完整。检查导联线无划伤、磨损、打死折。

7. 使用前要确认日期、时间是否正确,打印纸是否安装正确。

8. 使用后用软布、含氯消毒液清洁导联线、电极板、除颤手柄。显示屏只能用软布。

9. 每次用后及时充电,尽可能使用充满电的除颤仪,否则会影响电池寿命。

10. 每日应开机测试仪器的性能,保持备用状态。

第三节 气管异物清除术——Heimlich 手法

> 📖 **导入情景**
>
> 病人,女,14岁。早晨没吃早饭,中午回家,边跟妈妈说学校见闻,边狼吞虎咽地吃饭,突然出现高声呛咳、阵发性喘鸣、面色发绀、呼吸困难。
>
> **工作任务**
>
> 1. 正确判断病人病情。
>
> 2. 正确为病人清除气管异物。

气道异物阻塞是导致窒息的紧急情况,如不紧急处理,往往危及生命。Heimlich 手法是一种简便有效的抢救食物、异物卡喉所致窒息的急救方法。通过给膈肌下软组织以突然向上的压力,使胸腔内压骤然升高,驱使肺内残留的空气形成气流快速进入气管,排出堵在气管内的食物或异物。

(一) 气道异物梗阻征象

1. 当进食或口含物品说话、工作时,突然停止活动,出现哭闹、阵发性高声呛咳、阵发性喘鸣、面色发绀、呼吸困难,继而窒息、神志不清和昏迷等时,应怀疑呼吸道异物。

2. 特殊表现 由于异物进入气管后,病人感到极度不适,常不由自主用手呈 V 字紧贴在颈前喉部,面部苦不堪言。

3. 呼吸道不完全梗阻 病人可以有咳嗽、呼吸或咳嗽微弱无力,呼吸困难,当病人吸气时,可以听到异物冲击性的高啼声,皮肤、甲床、面色青紫发绀。

4. 呼吸道完全梗阻 病人面色青紫,不能呼吸,不能咳嗽,不能说话,先失去知觉,窒息,很快有生命危险。

(二) 抢救方法

1. 腹部冲击法(Heimlich 手法)适用于神志清楚的病人,也适用于 1 岁以上的儿童。施救者站于病人身后,用双臂环抱其腰部,一手握拳,以拇指侧紧顶住病人腹部,位于剑突与脐连线的中点,另一手紧握该拳,用力快速向内、向上冲击腹部,反复冲击直至异物排出(图 10-41)。

2. 自行腹部冲击法 此为病人本人的自救方法,让病人一手握拳,用拳头拇指侧顶住腹部,部位同上,另一手紧握该拳,快速、用力向内、向上冲击腹部。如果不成功,病人应迅速将上腹部倾压于椅背、桌沿、护栏或其他硬物上,然后用力冲击腹部,重复动作,直至异物排出。

3. 胸部冲击法 当病人是妊娠末期或过度肥胖时,施救者无法用双臂环抱病人腰部,可使用胸部冲击法代替 Heimlich 手法。施救者站在病人身后,上肢放于病人腋下,将病人胸部环抱。

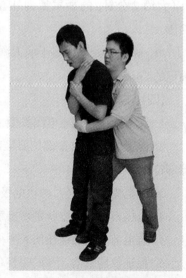

图 10-41 腹部冲击法
(Heimlich 手法)

一只拳的拇指侧在胸骨中线,避开剑突和肋骨下缘,另一只手握住拳头,向后冲击,直至把异物排出。

4. 对意识丧失者的施救方法 施救者应立即开始CPR,按30:2的按压通气比例操作。如通气时病人胸部无起伏,重新摆放头部位置,注意开放气道,再次尝试通气。每次打开气道进行通气时,观察喉咙后面是否有堵塞物存在,如果发现易于移除的异物,小心移除;如异物清除困难,通气后仍未见胸廓起伏,应考虑采取进一步的抢救措施开通气道。

5. 1岁以下儿童抢救 对于有反应的婴儿推荐使用拍背/冲胸法,即施救者取坐位,前臂放于大腿上,将患儿俯卧于施救者前臂上,手指张开托住患儿下颌并固定头部,保持头低位;用另一只手的掌根部在婴儿背部肩胛区用力叩击5次,拍背后保护婴儿颈部(图10-42)。小心将婴儿翻转过来,使其仰卧于另一只手的前臂上,前臂置于大腿上,仍维持头低位,实施5次胸部冲击,位置与胸外按压相同,每次1秒。如能看到患儿口中异物,可小心将其取出;不能看到异物,重复上述动作,直至异物排出。对于意识丧失的小儿应立即实施CPR救治。

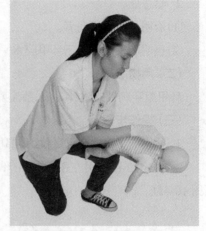

图 10-42　小儿背部叩击法

(三) 并发症

海姆立克手法虽卓有成效,但也可产生并发症,如肋骨骨折、腹部或胸腔内脏的破裂或撕裂,故除非必要时,一般不随便采用此法。如果病人呼吸道部分梗阻,气体交换良好,就应鼓励病人用力咳嗽,并自主呼吸;如病人呼吸微弱,咳嗽乏力或呼吸道完全梗阻,则立刻使用此手法。在使用本法成功抢救病人后应检查病人有无并发症的发生。

气道异物排出(视频)

第四节　人工气道的建立及护理

📖 导入情景

张某,男,39岁,因车祸造成头面部、腹部、下肢多处受伤。拨打"120"后,现场急救人员对其抢救处理后紧急送往医院,途中病人突然出现严重呼吸困难、牙关紧闭,请快速为病人建立人工气道。

工作任务

1. 急救人员为病人正确建立人工气道。

2. 急救人员迅速、安全将病人送往医院急诊科进行抢救与处理。

人工气道(artificial airway)是指运用各种辅助设备及特殊技术在生理气道与空气或其他气源之间建立的有效连接,从而保证气道的畅通,维持机体有效通气。

一、环甲膜穿刺术及护理

环甲膜穿刺术(cricothyroid membrane puncture)是通过施救者用刀、穿刺针或其他锐器,从环甲膜处刺入,建立新的呼吸通道,快速解除气道阻塞和(或)窒息的急救方法。

（一）适应证与禁忌证

1. 适应证

(1) 急性上呼吸道完全或不完全阻塞,不能及时气管切开者。

(2) 牙关紧闭经鼻插管失败。

(3) 需要气管内给药者。

2. 禁忌证

(1) 有明显出血倾向者。

(2) 已明确梗阻部位于环甲膜水平面以下者。

（二）用物准备

环甲膜穿刺针或粗针头,无菌注射器、2% 利多卡因溶液、供氧装置等。

（三）操作步骤

1. 病人准备　去枕仰卧位,头部尽量后仰,暴露颈部。

2. 确定位置　用左手示指在环状软骨与甲状软骨之间正中可触及一凹陷,即为穿刺部位 (图 10-43)。

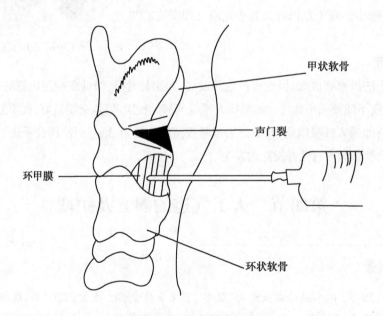

图 10-43　环甲膜穿刺点

环甲膜穿刺
（视频）

3. 消毒、麻醉　环甲膜区的皮肤常规消毒,局部麻醉,紧急情况下可不麻醉。

4. 穿刺过程　左手示指、拇指固定环甲膜两侧,右手持环甲膜穿刺针在环甲膜上垂直向下刺入。通过皮肤、筋膜及环甲膜,有落空感时,挤压双侧胸部,自针头处有气体排出。

5. 妥善固定　将针头固定于垂直位,连接上呼吸装置,或注入药物等。

6. 术后处理　整理用物,并详细记录。

（四）注意事项

1. 环甲膜穿刺是呼吸复苏的一种急救措施,穿刺针留置时间不宜超过 24 小时,应根据情况改行气管切开术或异物取出术等。

2. 进针不宜过深,避免损伤气管后壁黏膜。

3. 穿刺部位若有明显出血应及时止血,以免血液流入气管内。

4. 若血凝块或分泌物阻塞穿刺针头,可用注射器注入空气,或用少许生理盐水冲洗,以保证其畅通。

二、气管插管术及护理

气管插管术(tracheal intubation)是指将一特制的导管经口或鼻通过声门直接插入气管内的一种技术。其目的是清除呼吸道分泌物及异物、进行有效人工呼吸。根据插管时是否用喉镜显露声门,分为明视插管和盲探插管。临床急救中最常用的是经口明视插管术。

(一) 适应证与禁忌证

1. 适应证

(1)呼吸心搏骤停行心肺复苏者。

(2)呼吸功能不全需行有创机械通气者。

(3)呼吸道分泌物不能自行咳出需直接清除或吸出气管内痰液者。

(4)误吸病人插管吸引,必要时做肺泡冲洗者。

(5)某些全身麻醉者,手术时呼吸道难以保证通畅或全麻药对呼吸有明显抑制或应用肌松药者。

2. 禁忌证　气管插管没有绝对的禁忌证。然而,当病人有下列情况时应慎重考虑操作:

(1)喉头水肿、会厌炎、急性喉炎、插管易引起严重出血等。

(2)疑有颈椎骨折、脱位者。

(3)张口困难、面部骨折者。

(4)肿瘤压迫或侵犯气管壁,插管可导致肿瘤破裂者。

(二) 用物准备

1. 气管插管盘　喉镜、气管导管、管芯、牙垫、喷雾器(内装 1% 丁卡因)、5ml 注射器、开口器、听诊器、医用胶布、简易呼吸器、吸引器、吸痰管等。

2. 喉镜　镜片有直、弯两种型号,分成人、儿童、幼儿 3 种规格。成人常用弯型,因其在显露声门时可避免挑起会厌,从而减少对迷走神经的刺激。使用前应检查镜片与镜体是否松动,光源是否明亮。

3. 气管导管　成人常用带气囊的硅胶管,婴幼儿常用无气囊导管。导管内径(ID)号从 2.5~11.0mm,每一号之间内径相差 0.5mm。选择导管内径时依据病人身高、性别、体重等因素而定,成年男性通常先用内径为 8.0~9.0mm,成年女性 7.5~8.5mm;情况紧急时,男女均可选用 7.5mm。2~12 岁儿童选择可利用公式初步估计导管内径(mm)= 4 +(岁数 /4)的导管。使用前确认导管气囊不漏气,并将管芯插入导管,距导管前端开口约 1cm 处。

(三) 操作步骤

1. 体位　嘱病人仰卧位,头后仰垫薄枕使颈部抬高 10cm,使口、咽、气管处于一条轴线。

2. 麻醉　神志清楚者咽喉部表面麻醉或在全麻药、肌松药快速诱导下使其神志丧失、呼吸道松弛。

3. 给氧　吸纯氧或简易呼吸器加压给氧 2~3 分钟。

4. 置入喉镜　操作者位于病人头顶侧,用右手拇指向下推开病人的下门齿,示指抵住上门齿,借旋转力量使口张开。左手持喉镜柄将喉镜片从右嘴角斜形置入。

5. 暴露会厌　喉镜片抵咽部后转至正中位,将舌体推向左侧,此时可见悬雍垂(此为声门暴露的第一个标志),然后顺舌背将喉镜片缓慢深入至舌根,并上提喉镜,即可看到会厌(此为声门暴露的第二个标志)。

6. 暴露声门　看到会厌后,如用直喉镜片,直接挑起会厌,即可显露声门(图 10-44);如用弯喉镜片,须将喉镜片置入会厌与舌根交界处,用力向前上方提起喉镜片(切勿以门齿为支点,应以左手腕为支点),使会厌翘起,即显露声门。声门呈白色,透过声门可见呈暗黑色的气管,声门下方是食管黏膜,呈鲜红色并关闭。

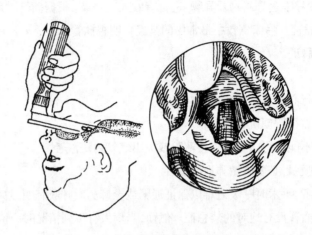

图 10-44　喉镜挑起会厌腹面暴露声门

7. 插入导管　暴露声门后,右手持已润滑好的气管导管尖端对准声门,在病人吸气末(声门打开时),轻柔地随导管沿弧形弯度插入气管内,过声门约 1cm 后快速将管芯拔出,将导管继续旋转深入气管,导管插入气管内深度成人为 4~6cm,小儿 2~3cm。

8. 确认位置　导管插入气管后置牙垫于磨牙之间,确认位置后退出喉镜。观察胸廓有无起伏,无呼吸者可轻压胸廓或连接简易呼吸器,听诊两侧肺部有无呼吸音、是否对称。如果呼吸音不对称,可能为导管插入过深,进入一侧支气管所致,可将导管稍后退,直至两侧呼吸音对称。若条件允许,可监测呼气末 CO_2 波形以确认插管位置是否正确。

9. 妥善固定　用长胶布妥善固定导管和牙垫,并用注射器向气囊内注入 5~10ml 气体,以恰好封闭气道不漏气为准,以免漏气或呕吐物分泌物倒流入气管。

10. 连接通气　充分吸引气道分泌物并连接人工通气装置。

11. 术后处理　整理用物,并详细记录。

(四) 注意事项

1. 插管时应充分暴露喉头,操作动作轻柔、准确、迅速,以防止造成长时间缺氧和损伤。

2. 对于插管困难的病人,若 30 秒内插管未成功应先给予 100% 氧气吸入后重新尝试插管,以免因缺氧时间过长而引起反射性心跳呼吸骤停。

3. 导管插入深度适宜。成人置管深度从门齿计算,男性 22~24cm,女性 20~22cm。小儿可参考公式:插管深度(cm)= 年龄 ÷2+12。

4. 注意气囊的充气与放气。气囊充气以鼻尖硬度为宜,常规使用气囊压力监测仪来监测气囊压力,高容低压套囊压力监测在 25~30mmHg,若充气压力过大,则气管壁黏膜可因受压发生缺血性损伤。

经口明视气
管插管术
(视频)

> 🖑 **考点提示:**成人置管深度(从门齿计算)。

5. 加强气道护理。注意吸入气体的湿化,防止气管内分泌物稠厚结痂,影响呼吸道通畅。吸痰时严格执行无菌操作,每次吸痰时间不超过 15 秒,必要时吸氧后再次吸引。

6. 导管留置时间不宜超过 72 小时,若病情需要较长时间置管,可考虑行气管切开术。

7. 拔管后注意观察病人反应,保持呼吸道通畅,重症病人拔管后 1 小时应查动脉血气变化。

三、气管切开术及护理

气管切开术(tracheotomy)是指切开颈段气管前壁、置入气管套导管,建立新的通道进行呼吸的一种技术。它可以维持气道通畅,减少气道阻力,为有效引流及机械通气提供条件。

(一) 适应证与禁忌证

1. 适应证

(1)喉阻塞:喉部炎症、肿瘤、外伤、异物等引起严重喉阻塞,导致严重呼吸困难、窒息,而病因又不能很快解除者,应及时进行气管切开术。

(2)下呼吸道分泌物潴留:各种原因引起的下呼吸道分泌物潴留,可考虑气管切开,如重度颅脑损伤、呼吸道烧伤、严重胸部外伤、颅脑肿瘤、昏迷、神经系病变等。

(3)预防性气管切开:对于某些口腔、鼻咽、颌面、咽喉部大手术,为便于麻醉和防止血液流入下呼吸道,保持术后呼吸道通畅,可考虑气管切开。破伤风、狂犬病病人常发生喉痉挛,宜预防性气管切开。

(4)取气管异物:经内镜下钳取不成功,可经气管切开途径取出异物。

2. 禁忌证

(1)严重出血性疾病。

(2)气管切开部位以下占位性病变引起的呼吸道梗阻者。

(3)颈部恶性肿瘤。

(二) 用物准备

气管切开手术包、不同型号气管套管、吸引器、照明灯、吸氧装置等。

(三) 操作步骤

1. 安置体位 病人仰卧,肩下垫一小枕,下颌对准胸骨上切迹,保持正中位,以便暴露和寻找气管。严重呼吸困难不能仰卧的病人亦可采取半坐卧位,头稍向后仰。小儿应由助手协助固定其头部。

2. 消毒铺巾 颈部皮肤常规消毒,操作者戴无菌手套,铺洞巾。检查气管套管气囊是否漏气。

3. 局部麻醉 用 1%~2% 利多卡因自甲状软骨下缘至胸骨上窝处,沿颈前中线做局部浸润麻醉。

4. 切开皮肤 操作者用左手拇指及中指固定环状软骨,示指置于环状软骨上方,右手持刀自环状软骨下缘至胸骨上窝处,沿颈前正中线(多采用纵切口,长度 4~5cm)切开皮肤和皮下组织(图10-45)。

5. 分离组织 用血管钳沿中线分离颈前组织,分离舌骨下肌群,以便暴露气管。分离过程中,两侧拉钩用力应平衡,并经常用手指触摸环状软骨和气管环,以便手术始终沿气管前中线进行。

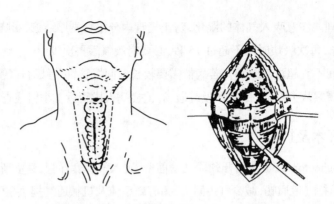

图 10-45 气管切开麻醉范围及皮肤纵切口

6. 确认气管 用示指触摸气管有一定弹性及凹凸感。不能确认时,可用注射器穿刺,抽出气体即为气管,此操作在儿童尤为重要。

7. 切开气管 确定气管后,一般在第 2、3 或 3、4 软骨环之间(通常不得低于第 5 气管环),用尖刀头自下向上挑开 2 个气管环。注意刀尖不宜插入过深,以免刺穿气管后壁,并发气管食管瘘。

8. 插入气管套管 撑开气管切口,插入大小合适、带有管芯的气管套管外管,立即取出管芯,放入内管,同时吸引分泌物,检查有无出血等。

9. 固定套管 用系带缚在病人颈部,于颈后正中打结。如皮肤切口较长,在切口上方缝合 1~2 针加以固定。套管下方切口不予缝合,以免发生皮下气肿,并便于伤口引流。用剪开的纱布块夹于套管两侧,覆盖伤口。

10. 术后处理 整理用物,并详细记录。

(四) 注意事项

1. 凡行紧急气管切开的病人,床旁应备齐急救药品和物品,以备抢救。

2. 操作过程中病人头部应始终保持正中位,防止损伤颈前血管和甲状腺,引起大出血。

3. 气管第 1 软骨环和环状软骨不可切断,防止造成喉狭窄,切开气管时刀尖向上用力不可过猛,以防穿透气管后壁形成气管食管瘘。

4. 气管套管要固定牢固,其松紧以恰能插入 1 指为度,防止套管脱出,一旦脱出,应立即重新置入。

5. 保持气道湿化和通畅,室内温度 22℃左右为宜,湿度保持在 90% 以上,气管套口覆盖 2~4 层温湿纱布,并及时吸痰,防止分泌物黏结成痂阻塞气道。

6. 保持颈部切开清洁,预防感染,气管套管的内管应每隔 4 小时取出清洗和消毒。

7. 病情好转,试堵内套管管口 1~3 天,逐步由堵 1/3、1/2 至全堵。堵管期间要密切观察病人呼吸情况,若出现呼吸困难、病人不能耐受,应及时去除栓子。一般全堵管 24~28 小时后病人活动、睡眠均无呼吸困难,即可拔管。

8. 拔管后用蝶形胶布拉紧伤口两侧皮肤,使其封闭。外敷纱布,每日或隔日换药一次,一周左右即可愈合。如不愈合,可考虑缝合。

气管切开术及护理(视频)

第五节 多功能监护仪的应用护理

导入情景

张先生,52岁,心肌梗死病史3年,5小时前于干活时突然出现剧烈胸痛,急诊入院治疗。心电图检查提示急性心肌梗死,经抢救病情趋于稳定。为及时发现病情变化,遵医嘱给予多功能监护仪进行监护。

工作任务:

1. 正确连接心电导联。

2. 正确安装血压监测袖带。

多功能监护仪能连续监测病人的心律、心率、血压、呼吸、血氧饱和度、体温等参数,多功能监护仪除能显示各参数的监测情况外,尚有报警装置,能将信息储存、回放及传输,对心律失常进行自动分析。并且通过中央站监护系统将病区多台监护仪联网,可同时监测多个病人。因此多功能监护仪可以将危重病人的信息及时、准确向医护人员报告,使医护人员随时了解病人的病情并及时处理。

(一) 适应证

1. 各种急危重症病人、抢救病人监护。

2. 手术中及手术后病人监护。

3. 心脏起搏器置入术前、后病人心率(律)监护及起搏效果的观察。

4. 急性心肌梗死、不稳定型心绞痛病人的监护。

5. 各种原因所致的心律失常病人的监护。

(二) 用物准备

主要有心电监护仪、心电血压插件连接导线、电极片、酒精棉球、生理盐水棉球、配套的血压计袖带。

(三) 多功能监护仪的操作方法

1. 备齐用物,检查仪器各部件性能是否良好,正确连接各部件及导线。

2. 核对病人床号、姓名,安置合适体位。

3. 连接监护仪电源,打开主机开关,选择"成人"或"小儿"模式。

4. 无创血压监测 选择合适部位,绑血压计袖带,有标志的箭头指向肱动脉搏动处。按测量键,设定测量时间。

5. 心电监测 暴露病人胸壁,清洁皮肤,以保证电极片能与皮肤接触良好。将电极片正确粘贴,连接心电导联线,根据情况选择导联,调节振幅。

(1)五导联:白色(RA)放置于右锁骨下,黑色(LA)放置于左锁骨下,棕色(C/V)放置于胸骨左缘或胸骨右缘第4肋间,红色(LL)放置于左锁骨中线六七肋间,绿色(RL)放置于右锁骨中线六七肋间(图10-46)。

(2)三导联:白色(RA)放置于右锁骨中线第二肋间,黑色(LA)放置于左锁骨中线第二肋间,红色(LL)放置于左下腹或左锁骨中线第六七肋间(图10-47)。

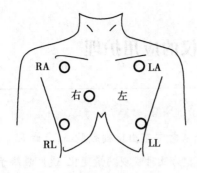

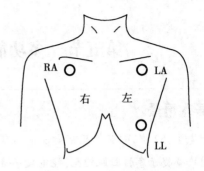

图 10-46　心电监护五导联电极放置位置　　　　图 10-47　心电监护三导联电极放置位置

6. 监测 SpO_2　将 SpO_2 传感器安放在病人身体合适部位,使光源对准指甲。

7. 呼吸监测　呼吸采用阻抗法原理。胸部安置的心电监测导联电极在监测心电图的同时获得呼吸运动曲线和呼吸频率。

8. 体温监测　将体温传感器探头放置在病人的腋下、口腔或直肠等部位,连续监测体表或中心体温变化。

9. 根据病人情况,在相对安全范围内设定各种警报上下限,打开警报系统。

10. 调至主屏,监测并记录各种监护参数。保证监测波形清晰、无干扰。

11. 停止监护　向病人解释,关闭监护仪,撤除电极片、导联线、血压计袖带等。清洁病人皮肤,安置病人,整理用物,清洁消毒监护仪及导联线。

(四) 注意事项

1. 心电监护注意事项

(1)安放电极前先做病人皮肤准备,胸毛多者剃毛,并用肥皂水洗净皮肤。可用酒精棉球清洁皮肤,减少皮肤的阻抗和便于粘贴。

(2)既往无器质性心脏病的一般危重病人,应选择 P 波明显的导联,如 Ⅱ 导联、V_1 导联等。

(3)既往有或疑有心脏器质性损害者,应以全导联(12 导联)心电图为基础,选择最佳监护导联。任何导联的 QRS 波振幅应足以触发心率计数。

(4)为了在需要时便于除颤电极板的放置,必须留住并暴露病人的心前区。

(5)密切观察心电图波形,及时处理干扰和电极脱落。常见干扰为病人活动时可呈现与心室纤维性颤动相似的心电波畸形或粗条基线;若电极松脱则显示一条直线。

(6)连续监测 72 小时需更换电极位置,以防皮肤过久刺激而受损伤。若病人对电极有过敏迹象则每天更换电极或改变位置。

(7)心电监护只是为了监护心率、心律的变化。若需分析 ST 段异常或更详细地观察心电图变化,应作常规导联心电图。

2. 无创血压监护注意事项

(1)手臂应与心脏保持在同一水平面上,掌心向上。

(2)将袖带放在所测手臂肘上 2~3cm,并将气囊准确放在肱动脉上,连接袖带的软管沿动脉左或右侧贴放,以免在肘部弯曲时软管受压,松紧度以能放入一根手指为宜。

3. 血氧监护注意事项

(1)血氧监测探头位置尽量与血压监测手臂分开,以免在测血压时血流受阻,测不到血氧。

(2)确保光发射器与光监测器位置正对,确保传感器放置处存在脉动血流。注入染料(如亚甲蓝)、血管内存在染色血红蛋白(如正铁血红蛋白)、涂有指甲油,会影响血氧监测结果。

(3)持续超长时间监测可能会导致皮肤发红、起疱,特别是新生儿或具有灌注障碍的病人。应每间隔 2 小时观察测量部位的末梢循环和皮肤情况,并更换传感器安放的位置。

第六节 机械通气的应用护理

导入情景

王先生,男,58 岁,食管癌开胸术后第 2 天出现呼吸困难,给予面罩吸氧(FiO_2 40%)后无缓解,呼吸 30 次 /min,血气分析:PaO_2 56mmHg,PCO_2 40mmHg,给予增加吸氧浓度后呼吸困难仍无改善,脉搏氧饱和度在 75% 左右,急转入 ICU。

工作任务

1. 正确选择维持呼吸的方法。

2. 正确设置呼吸机参数。

(一)概述

机械通气(mechanical ventilation)是指用人工方法或机械装置的通气来代替、控制或辅助病人呼吸,以达到增加通气量、改善气体交换、减轻呼吸功消耗、维持呼吸功能等为目的的一系列措施。根据呼吸机与病人的连接方式的不同把机械通气分为有创机械通气和无创机械通气,本章重点讲述有创机械通气。

1. 机械通气的模式

(1)控制通气(control ventilation,CV):适用于自主呼吸完全停止或较弱的重症呼吸衰竭的病人,如心跳呼吸骤停、中枢神经系统功能障碍、神经 - 肌肉疾病、药物过量、麻醉等情况。

(2)辅助通气(assist ventilation,AV):适用于有自主呼吸但通气不足者,如 COPD 急性发作、重症哮喘等。

(3)辅助控制通气(assist-control ventilation,ACV):是辅助通气和控制通气两种模式的结合。

(4)同步间歇指令通气(synchronized intermittent mandatory ventilation,SIMV):是自主呼吸与控制通气相结合的呼吸模式,能与病人的自主呼吸同步,减少病人与呼吸机的对抗,减低正压通气的血流动力学影响,用于长期带机病人的撤机前模式。

(5)压力支持通气(pressure support ventilation,PSV):属部分通气支持模式,是病人在自主呼吸的前提下,吸气相一开始,呼吸机就开始送气并使气道压迅速上升到预置的压力值,并维持气道压在这一水平。当自主吸气流速降低到最高吸气流速的 25% 时,送气停止,病人开始呼气。主要用于机械通气的撤机过渡。

(6)持续气道正压(continuous positive airway pressure,CPAP):在自主呼吸条件下,整个呼吸周期内气道均保持正压,由病人完成全部的呼吸功。适用于肺顺应性下降及肺不张、阻塞性睡眠呼吸暂停综合征等。

(7)呼气末正压通气(positive end expiratory pressure,PEEP):呼吸机在吸气时将气体压入肺脏,在呼气时仍保持气道内正压,至呼气终末仍处于预设正压水平。一般终末正压在 5~10cmH$_2$O,用于肺顺应性差的病人,如急性呼吸窘迫综合征及肺水肿等。

(8)双相气道正压通气:是指给予两种不同水平的气道正压,为高压力水平(P_high)和低压力水平(P_{low})之间定时切换,且其高压时间、低压时间、高压水平、低压水平各自可调,该模式允许病人在两种水平上呼吸。通气和换气障碍型呼吸衰竭兼可使用,如重症肺炎、COPD急性发作等。

2. 常见参数的设置及调解

(1)呼吸频率:呼吸频率的选择根据分钟通气量、目标$PaCO_2$水平进行,一般成人通常设定为12~20次/min。

(2)潮气量(tidal volume,VT):在容量控制通气模式下,潮气量通常选择5~12ml/kg,并结合呼吸系统的顺应性、阻力进行调整。在压力控制通气模式时,潮气量主要由预设的压力、吸气时间、呼吸系统的阻力及顺应性决定。最终应根据动脉血气分析进行调整。

(3)吸气压力:一般成人先预设15~20cmH₂O,小儿12~15cmH₂O,然后根据潮气量进行调整。原则上以最低的吸气压力获得满意的潮气量,避免出现气压伤和影响循环功能。

(4)峰值流速:理想的峰流速应能满足病人吸气峰流速的需要,成人常用的流速设置在40~60L/min,根据分钟通气量和呼吸系统的阻力和肺的顺应性调整,流速波形在临床常用减速波或方波。

(5)呼吸比(I:E):I:E的选择是基于病人的自主呼吸水平、氧合状态及血流动力学,通常设置吸气时间为0.8~1.2秒或呼吸比为1:(1.5~3),适当的设置能保持良好的人-机同步性。

(6)触发灵敏度:一般情况下,压力触发常为-1.5~-0.5cmH₂O,流速触发常为2~5L/min。

(7)吸入氧浓度(FiO_2):机械通气初始阶段,可给予高浓度的氧(甚至是纯氧)以迅速纠正严重缺氧,以后根据目标PaO_2、PEEP水平、MAP水平和血流动力学状态,酌情降低FiO_2至50%以下,并设法维持$SaO_2>90\%$。

(8)呼气末正压:设置PEEP的作用是使萎陷的肺泡复张,增加功能残气量,提高肺顺应性,改善通气和换气功能。PEEP常应用于以ARDS为代表的I型呼吸衰竭,一般初值设在5cmH₂O,然后根据氧饱和度进行调整,直至获得满意的氧饱和度。

(9)报警参数:包括压力报警、呼出潮气量报警、呼出分钟通气量报警、呼吸频率报警、窒息时间报警等(表10-1)。

表10-1 常见报警参数设置

报警参数	上限	下限
气道压力	吸气峰压+(5~10)cmH₂O	吸气峰压-(5~10)cmH₂O
呼出潮气量	V_T实测+1/3V_T实测	V_T实测-1/3V_T实测
呼出分钟通气量	MV实测+1/3MV实测	MV实测+1/3MV实测
呼吸频率	<35次/min	6~8次/min
窒息时间	30s	15s

(二)用物准备

根据病人病情选择合适的呼吸机、呼吸机管道、过滤器和湿化装置、氧源、压缩空气源、电源、听诊器、吸痰器及吸痰用物。机械通气需建立人工气道者,准备气管插管包、气管切开包。

(三)适应证与禁忌证

1. 适应证

(1)各种原因所致的心跳呼吸停止,需行心肺复苏。

(2)呼吸频率大于40次/min或小于5次/min。

有创机械通气的应用护理(视频)

(3)COPD 急性发作、重症哮喘、连枷胸、淹溺等所致的严重通气不足。

(4)严重肺部感染、ARDS 等所致的严重换气功能障碍。

(5)呼吸中枢控制失调、神经肌肉疾患。

(6)呼吸性酸碱平衡失调。

(7)大手术后通气弥散功能障碍。

(8)重症肌无力、多发性神经根炎、脊髓灰质炎、高位截瘫等所致呼吸功能障碍等。

2. 禁忌证 机械通气严格讲没有绝对禁忌证,但对于一些特殊情况机械通气时可能使病情加重如:

(1)大咯血或严重误吸引起的窒息。

(2)张力性气胸及纵隔气肿未行引流。

(3)肺大疱、肺囊肿、气管 - 食管瘘。

(4)低血容量性休克未补足血容量前。

(四) 操作方法

1. 连接好电源、气源和呼吸机湿化管道系统,启动呼吸机。

2. 设置呼吸机模式、参数和报警上下限。

3. 机器自检各功能部件有无障碍,呼吸机各功能部件检查无异常。

4. 用模拟肺测试呼吸机处于正常运行状态,将呼吸机调至待机模式备用。

5. 向清醒病人解释使用呼吸机的目的、注意事项等。

6. 机械通气需建立人工气道者,配合医生做好气管插管或气管切开。

7. 取下模拟肺,连接病人的人工气道。

8. 选择舒适的体位,若无禁忌建议床头抬高 30°~45°。

9. 洗手、整理用物,记录使用时间、有关呼吸模式及设置参数情况等。

(五) 机械通气期间的监测和护理

1. 机械通气监测 呼吸机治疗的病人须专人护理,密切观察治疗反应和病情变化,并做详细记录。除生命体征、神经精神症状外,重点观察呼吸情况,包括呼吸频率、胸廓起伏幅度、呼吸肌运动、有无呼吸困难、自主呼吸与机械呼吸的协调等。定时监测血气分析。综合病人的临床表现和通气指标判断呼吸机治疗的效果(表 10-2)。

表 10-2　机械通气效果的观察

	通气好转	通气不足
神志	稳定且逐渐好转	逐渐恶化
末梢循环	甲床红润,循环良好	有发绀现象或过度潮红
血压、脉搏	稳定	波动明显
胸廓起伏	平稳起伏	不明显或呼吸困难
血气分析	正常	$PaCO_2 \uparrow$、$PaO_2 \downarrow$、$pH \downarrow$
潮气量和分钟潮气量	正常	降低
人机协调	协调	不协调或出现对抗

2. 机械通气的护理

(1)一般护理

1）环境：室温控制在（24±1.5）℃，湿度控制在 55%~65%。

2）体位：病情许可应取半坐卧位（床头抬高 30°~45°）。

3）眼睛护理：昏迷病人为防止眼球干燥及角膜溃烂，可滴氯霉素眼药水或涂四环素眼膏，再用凡士林纱布覆盖眼睛。

4）口腔护理：机械通气病人，每日应用生理盐水或漱口水口腔护理 2~3 次，或根据口腔 pH 值选择漱口液。经口气管插管病人，应有两人进行口腔护理，注意防止气管导管脱出。

5）皮肤护理：机械通气者，由于病情危重、营养不足、末梢循环差、机体抵抗力下降等原因，容易发生压疮。应使用气垫床、根据病区翻身变换体位、保持皮肤清洁干燥、加强营养，增强病人的抵抗力。保持会阴清洁，每天会阴护理 1~2 次。

6）心理护理：机械通气病人常有焦虑和恐惧出现，主要与对机械通气的不理解、沟通交流障碍和撤机等有关。因此，神志清醒的病人应认真做好心理护理，应耐心细致地解释机械通气的目的、实施方法、病人可能会出现的感受和配合注意事项，消除病人顾虑。

（2）人工气道管理

1）人工气道的固定：气管插管病人应妥善固定导管，防止导管随呼吸移动。对使用胶布固定导管的病人要注意保护面部皮肤，防止皮肤损伤和过敏。气管切开病人气管导管固定带的松紧度以可通过一根手指为宜。密切观察气管切口处皮肤情况，评估有无炎症和分泌物。

2）人工气道的湿化：对吸入气体进行温化和湿化是维持气道黏膜完整、保证气道分泌物的排出，降低呼吸道感染发生的重要手段之一。如果机械通气病人人工气道湿化不足，会在人工气道或气管和支气管内形成痰痂，影响通气治疗的效果，严重者甚至造成气道堵塞导致窒息，直接威胁病人生命。①湿化方法：机械通气病人气道湿化主要靠呼吸机湿化装置进行，理想的气道湿化状态是使吸入气体温度达 37℃，相对湿度达 100%，湿化器内需加入无菌蒸馏水，不能加入生理盐水或其他药液。②湿化标准分级：湿化满意。病人安静，分泌物稀薄，能顺利吸出或咳出，导管内没有结痂，呼吸道通畅，听诊无干鸣音或大量痰鸣音。湿化不足。痰液黏稠不易吸出或咳出，导管内有痰痂、血痂，严重者可突然出现吸气性呼吸困难。湿化过度。病人频繁咳嗽，烦躁不安，痰液过度稀薄需不断吸引，甚至可自行喷出；严重者可出现缺氧性发绀、血氧饱和度下降及心率、血压的改变，听诊肺部和气管内痰鸣音多。

3）气道分泌物清除：①气道分泌物吸引指征。吸引是一种具有潜在损害的操作，不能把吸引作为一个常规，应在有临床指征时进行。气道分泌物吸引指征包括：在气管导管内看见明显分泌物；病人频繁或持续呛咳；听诊在气管和支气管处有明显痰鸣音；可疑为分泌物引起的 SpO_2 降低；气道峰值压力升高；病人突发呼吸困难，口唇、黏膜发绀等。②负压吸引压力。一般适宜负压为 150~200mmHg。③吸引方式。包括开放和密闭式吸引方式。密闭式吸引方式对呼吸和循环影响较小，可减少吸引过程中肺容量损失和环境污染，临床常用。④吸痰注意事项：吸痰前、后给予高浓度吸氧，可避免出现低氧血症。吸痰管直径不应超过导管内径的 1/2，以避免气道内较大的负压和尽量减少 PaO_2 的下降。每次吸引时间不超过 15 秒，以减少低氧血症的发生率。为颅脑损伤病人吸痰时，两次吸引的间隔时间应尽量超过 10 分钟，以免引起颅内压累积性升高。

4）气囊管理：①气囊压力。常规使用气囊压力监测仪来监测人工气道气囊压力，高容低压套囊压力监测在 25~30mmHg。②气囊上滞留物的清除。目的是清除气管插管套囊与气管壁间隙的分泌物，防止分泌物积聚引起气管黏膜糜烂及感染。临床上利用带有侧孔的气管插管或气管切开套管，进行持续声门下吸引或气道冲洗，以清除声门下至插管气囊之间的分泌物。

(3)机械通气并发症的预防和处理

1)气管导管堵塞:常常由痰栓、异物、导管扭曲、气囊脱出嵌顿导管口、导管远端开口嵌顿于气管隆突、脱管等引起。表现为不同程度的呼吸困难,严重时出现窒息、发绀和SpO_2下降。出现气道堵塞时应针对原因立即处理,清除呼吸道分泌物、调整人工气道位置、抽出气囊气体调整气囊位置等,必要时配合医生进行纤维支气管镜检查清除气道分泌物及调整导管位置。经处理气道梗阻仍不缓解,则应立即拔除气管导管,重新建立人工气道。

2)气管导管脱出:表现为呼吸机低潮气量报警、喉部发声和窒息等,常见原因是气管插管下端离声门太近、固定不牢、气管套管带太松、咳嗽、移动体位或头后仰过伸等。出现脱管应紧急处理,保持气道通畅,应用面罩-球囊控制通气和供氧,必要时重新气管内插管。

3)喉损伤:随着插管时间延长,喉损伤机会增多。喉损伤中以喉头水肿最为常见,也可有溃疡、坏死、声带肉芽肿形成及喉瘢痕狭窄。

4)气管黏膜损伤:可有溃疡、坏死、出血,甚至气管食管瘘等,常与插管时机械性损伤、反复气道内不规范吸痰、导管放置时间过长或气囊压力过大,使导管压迫气道和气囊压迫气管黏膜有关。为避免气道损伤,插管前应选择合适的导管,低压高容气囊的应用使气管黏膜损伤明显减少。插管时应动作轻柔,带管过程中保持导管中立位,合理吸痰,做好气囊护理等。

5)呼吸机相关肺损伤(ventilator-induced lung injury,VILI):指机械通气对正常肺组织造成的损伤或使已损伤的肺组织进一步加重,包括气压伤、容积伤、萎陷伤和生物伤,临床表现为肺间质气肿、皮下气肿、纵隔气肿、心包积气、气胸和肺水肿等。为了避免和减少呼吸机相关肺损伤的发生,机械通气应避免高潮气量和高平台压,吸气末平台压不超过$30\sim35cmH_2O$,以避免气压伤、容积伤,同时设定合适PEEP,以预防萎陷伤。出现张力性气胸应立即行胸腔闭式引流。

6)呼吸机相关肺炎(ventilator-associated pneumonia,VAP):指机械通气48小时后发生的院内获得性肺炎。预防措施主要包括:①半卧位,床头抬高30°~45°;②避免镇静时间过长和程度过深;③避免口咽部和胃内容物反流入口腔误吸;④进行持续声门下吸引;⑤规范使用呼吸机管道,不同病人之间必须更换呼吸机管道,长期带机病人定期更换;⑥做好口腔护理;⑦尽早撤机等。

(4)呼吸机撤离的护理

1)撤机指征:①导致机械通气的病因好转或去除。②氧合指标$PaO_2/FiO_2>150\sim200$,PEEP $\leqslant 5\sim8cmH_2O$,$FiO_2 \leqslant 40\%\sim50\%$,pH $\geqslant 7.25$。COPD病人:pH>7.3,$PaO_2 \geqslant 60mmHg$,$FiO_2<40\%$。③血流动力学稳定,没有心肌缺血动态变化,临床上没有显著的低血压,不需要血管活性药的治疗或只需要小剂量的血管活性药物如多巴胺或多巴酚丁胺 $<5\sim10\mu g/(kg\cdot min)$。④病人自主呼吸能力强,咳嗽反射良好。

2)撤机方法:①自主呼吸试验(spontaneous breathing trial,SBT)。是指在人工气道机械通气撤离前,让病人通过T管自主呼吸、低水平CPAP或低水平PSV下呼吸,通过短时间(一般为30~120分钟)的密切观察,判断其自主呼吸能力是否恢复,以帮助医务人员决定是否撤机的一种技术。②直接撤机。适用于原心肺功能好,支持时间短的病人。若病人自主呼吸良好,且不耐受气管插管,可直接撤离呼吸机,让其自主呼吸。③呼吸模式过渡撤机。适用于原心肺功能较差,支持时间较长的病人,通过改变呼吸支持模式和参数降低呼吸机支持水平逐步过渡撤机,如使用SIMV、PSV等模式过渡。④间接撤机。在脱机间隙使用射流给氧、T形管给氧等间接支持,逐渐延长脱机时间,宜在白天进行。

3)撤机后监护:撤机后密切观察病人的呼吸情况,一旦出现以下变化,应立即进行二次气管插管机械辅助通气:①发绀、呼吸频率 >30 次 /min,出现三凹征、鼻翼扇动等呼吸困难表现;②心脏手术后病人出现低心排量;③血压升高或降低超过 20mmHg,心率增加或减慢超过 20 次 /min 或突然出现心律失常;④ PaO_2<60mmHg, $PaCO_2$>55mmHg;⑤烦躁不安、出汗及尿量进行性减少;⑥拔管后喉头水肿或痉挛导致通气困难。

(六) 常见报警的原因与处理

呼吸机警报系统是呼吸机必备的功能之一,临床上在使用呼吸机过程中,应重视各种报警装置的警报。任何报警都必须引起足够的重视,尽快找出报警的原因,并进行相应的处理。

1. 电源报警

(1)原因:停电、电源插头脱落、电源掉闸或蓄电池电量低。

(2)处理:将呼吸机与病人断开并用呼吸球囊人工通气;检查修复电源。

2. 气源报警

(1)原因:压缩氧气或空气压力低、气源接头未插到位、氧浓度分析错误。

(2)处理:将呼吸机与病人断开,给病人行呼吸球囊人工通气,同时调整和更换气源或校对 FiO_2 分析仪,必要时更换氧电池。

3. 气道高压

(1)原因:呛咳、肺顺应性降低(肺水肿、支气管痉挛、肺纤维化等)、分泌物过多气道阻力增加、导管移位、呼吸回路阻力增加(如管路积水、打折等)、吸入气量太多或高压报警限设置不当以及病人兴奋、激动、烦躁不安。

(2)处理:吸痰、解除支气管痉挛、检查呼吸回路并保持通畅、检查导管位置、调整呼吸机参数、安抚病人、使用药物镇静。

4. 气道低压

(1)原因:呼吸回路漏气、导管脱出、气囊充气不良、气体经胸腔闭式引流管漏出、气管食管瘘、峰流速低、设置 V_t 低、气道阻力降低、肺顺应性增加。

(2)处理:检查呼吸回路、检查导管位置、检查气囊压力、检查胸腔闭式引流管、重新设置峰流速和潮气量、检查病人是否出现较强自主呼吸。

5. 通气不足报警

(1)原因:机械故障、管道连接不好或人工气道漏气;病人与呼吸机脱离;氧气压力不足。

(2)处理:维持或更换空气压缩机,及时更换损坏的部件;正确连接电源;正确连接管道;防止管道打折、受压,保持管道正确角度,及时处理储水瓶的积水;保持中心供氧系统或氧气瓶压力正常。

6. 吸氧浓度报警

(1)原因:人为设置氧浓度报警的上下限有误、空气 - 氧气混合器失灵、氧电池耗尽。

(2)处理:正确设置报警限度,及时更换氧混合器与氧电池。

7. 人机对抗

(1)原因:病人不配合;自主呼吸增强;高热、抽搐、疼痛、体位不适;心肺功能改变、缺氧加重;人工气道不通畅、移位、固定不好或受牵拉刺激病人;呼吸机同步性能差或触发灵敏度调节不当,参数设置不当。

(2)处理:取得病人理解与配合;改变卧位;积极治疗原发疾病;保持呼吸道通畅;调整呼吸机模式和参数;合理固定气管导管和呼吸机管道;必要时进行镇静、镇痛。

第七节 采集动脉血气标本的护理技术

📖 **导入情景**

护士小张值夜班时,一位58岁男性病人,体重65kg,以吸入性肺炎收入呼吸内科治疗,因"呼吸困难加重,意识模糊"转入ICU治疗。病人意识模糊,口唇发绀,呼吸困难,R 35次/min,SpO_2 85%,P 125次/min,BP 85/46mmHg,医嘱:立即动脉血气分析。

工作任务

1. 正确选择动脉穿刺部位。

2. 正确采集标本,保证检验结果准确。

动脉血气分析可用来监测病人的呼吸功能状态、组织氧合、酸碱情况,为危重病人的诊断与治疗提供可靠依据。目前临床常用的监测指标有:血液酸碱度(pH)、动脉血二氧化碳分压($PaCO_2$)、动脉血氧分压(PaO_2)、动脉血氧饱和度(SaO_2)、动脉血氧含量(CaO_2)、碱剩余(BE)。

(一) 适应证

1. 判断呼吸功能 动脉血气分析是判断呼吸功能的客观指标,根据动脉血气分析结果可以将呼吸衰竭分为 I 型呼吸衰竭和 II 型呼吸衰竭。

2. 监测组织氧合状态 组织氧合状态的测定包括氧输送、氧耗量、氧摄取率、动脉血氧分压、混合静脉血氧分压、动脉血氧饱和度、混合血氧饱和度和动脉血氧乳酸水平等。

3. 判断酸碱平衡紊乱 依据血气分析可判断酸碱平衡紊乱状态。

4. 检测电解质 部分血气分析仪直接测量出血液中的电解质水平(如钠、钾、镁、钙),可判断有无电解质紊乱存在。

(二) 用物准备

消毒棉球、无菌纱布、胶布、标签、血气分析采血针。

(三) 操作方法

1. 选择穿刺部位 穿刺采血部位主要有桡动脉、肱动脉、股动脉及足背动脉,桡动脉最适宜穿刺,其位置表浅(图10-48、图10-49)。

2. 触摸动脉搏动 以动脉搏动最明显处为穿刺点。

3. 常规消毒 以选择的动脉穿刺点为中心,消毒直径3cm范围内的皮肤,同时消毒穿刺时按压动脉搏动的手指,一般为示指和中指。

4. 穿刺采血 于桡动脉搏动最明显处,用两指上下固定欲穿刺的动脉。右手持穿刺针,斜面向上,穿刺针与皮肤呈15°~30°朝向近心方向斜刺向动脉搏动点,逐渐进针,直到看见红色血液进入采血针内,动脉血自动流入注射器,待针管内血量达1~2ml时拔针,局部压迫5~10分钟止血。如果未见回血,退出穿刺针至皮下,勿完全拔出,根据动脉搏动位置重新调整穿刺方向,直到鲜红色血液自动流入注射器为止。

5. 采血后将针头刺入橡皮塞,严格隔离空气。将注射器放在两手手掌之间转动,混匀抗凝剂后立即送检。

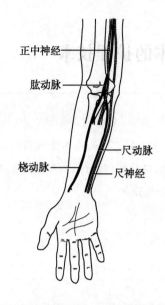

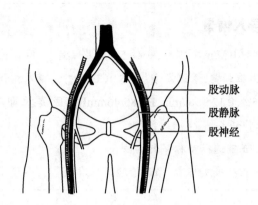

图 10-48 桡动脉穿刺点   图 10-49 股动脉穿刺点

采集动脉血气标本的护理技术（视频）

（四）注意事项

1. 操作过程　必须严格遵守无菌原则。

2. 掌握好采血时机　吸氧病人应在停氧后 30 分钟再采血，以更好地了解血气的实际状况。必须吸氧病人，送检时在化验单上注明吸氧浓度。

3. 采血量　采血时是利用动脉的压力使血自动充盈至注射器的。若病人血压较低，动脉压力不能使血液充盈注射器，可缓慢抽动针栓，以获取足够的血量，一般为 1~2ml。

4. 穿刺点按压　穿刺针拔出后应立即以无菌纱布按压穿刺点 5~10 分钟，防止发生血肿。

5. 标本处理　标本采集后应尽快送检。因标本中氧可被白细胞、血小板、网织红细胞消耗，造成血液 pH 下降，动脉血氧分压下降，动脉血二氧化碳分压增高。

第八节　动脉穿刺置管术及动脉压的监护

📖 **导入情景**

病人，男性，45 岁。既往有冠心病史 5 年，因雷管爆炸受伤伴昏迷、气急、四肢湿冷，受伤 3 小时急诊入院，入院后即行气管插管呼吸机辅助呼吸、医嘱予以血流动力学监测。

工作任务

1. 遵医嘱为病人进行动脉穿刺置管术。

2. 正确监测病人动脉血压变化。

一、动脉穿刺置管术

危重病人若出现低温、外周血管收缩、血容量不足以及低血压等，采用无创动脉血压监测易受机械因素等影响测量结果，最好进行动脉置管，进行有创动脉血压监测，可以得到连续、较准确的血压数值。危重病人有时需监测血气，动脉置管还便于抽取动脉血标本做血气分析等检查。

（一）适应证与禁忌证

1. 适应证

（1）重度休克病人加压输血、输液，提高冠状动脉灌注量及增加有效血容量。

（2）危重及大手术病人需进行有创血压监测。

（3）需反复抽取动脉血标本做血气分析。

（4）实施某些特殊检查，如选择性动脉造影及左心室造影。

（5）实施某些治疗，如经动脉注射抗癌药物行区域性化疗。

2. 禁忌证

（1）动脉侧支循环试验（Allen's test）阳性。

（2）有出血倾向或溶栓治疗期间的病人。

（3）穿刺部位有感染者。

（二）用物准备

注射盘、5ml 无菌注射器、肝素生理盐水溶液 2.5U/ml、动脉穿刺插管包（内含弯盘 1 个、洞巾 1 块、纱布 4 块、2ml 注射器 1 支、动脉穿刺套管针 1 根）、三通开关及相关导管、无菌手套、2% 利多卡因溶液、动脉压检测仪、无菌贴膜。

（三）操作步骤

1. 确定穿刺部位　常用桡动脉、股动脉、肱动脉等，以桡动脉为首选。

2. 固定手和前臂　手腕下放一小垫枕，腕关节背曲。

3. 消毒与麻醉　常规皮肤消毒、带无菌手套，铺洞巾、2% 利多卡因溶液局部麻醉。

4. 穿刺置管　于桡动脉搏动最明显处，用两指上下固定欲穿刺的动脉。右手持动脉插管套针，将穿刺针与皮肤呈 15°~30° 朝向近心方向斜刺向动脉搏动点，如针尖部传来搏动感，表示已触及动脉，快速推入刺入动脉，见鲜红动脉血回流后压低套管针约 10°，向前推动穿刺针 1~2mm，使穿刺针尖完全进入动脉管腔，然后将外套管继续推入动脉，抽出针芯，连接测压管，无菌贴膜固定外套管。撤去洞巾，用抽好肝素生理盐水的注射器连接三通，回抽注射器有回血确定外套管在动脉内并通畅，将外套管及三通充满肝素生理盐水，而后根据需要，接上动脉压监测仪或动脉加压输血装置等。

5. 操作完毕，注明穿刺日期和时间，整理用物并记录。

6. 拔管　治疗完毕拔针后，立即用无菌敷料压迫穿刺处至少 5 分钟，防止出血。

（四）注意事项

1. 准确判断穿刺点，应选择动脉搏动最明显处。

2. 严格无菌技术操作，以防感染。

3. 外套管应固定牢靠，防止脱出。

4. 严密观察术侧远端手指或足趾的颜色、温度，评估有无远端肢体缺血。

5. 发现血凝块堵管可用注射器抽吸，不可推注冲洗。

6. 置管时间原则上不超过 7 天，预防导管源性感染。

7. 留置导管期间用 2~10U/ml 肝素液持续冲洗，冲洗速度为 2~3ml/h，保证导管通畅，避免局部血栓形成和远端栓塞。

二、动脉压的监护

动脉压监测（arterial blood pressure，ABP）是将动脉导管置入动脉内，通过压力监测仪器进行实时连续的动脉内测压的方法,又称为"有创动脉血压监测"。动脉血压直接测定法比袖带测量法更为准确,可以准确、可靠和连续地监测动脉血压。

(一) 适应证与禁忌证

1. 适应证

(1)血流动力学不稳定或潜在危险的病人。

(2)重症病人、复杂大手术的术中和术后监护者。

(3)需低温或控制性降压病人。

(4)需要血管活性药物调控的病人。

(5)呼吸、心搏停止后复苏的病人。

(6)需反复抽取动脉血标本病人。

2. 禁忌证

(1)进行桡动脉穿刺时 Allen's test 阳性。

(2)出血倾向或溶栓治疗期间。

(3)穿刺局部有感染。

(4)侧支循环差。

(二) 用物准备

注射盘、弯盘、多功能监测仪、压力套装 1 套、袋装肝素生理盐水溶液 2.5U/ml、加压袋、管道固定装置等。

(三) 操作步骤

1. 连接压力套装　换能器一端的导线与压力监测仪导线连接,换能器与导线并列的管路与肝素生理盐水连接,加压袋压力 300mmHg 洗换能器管路、排气,连接动脉导管。

2. 监护仪准备　打开多功能监测仪电源开关,根据病人的具体情况设定血压报警界限(图10-50)。

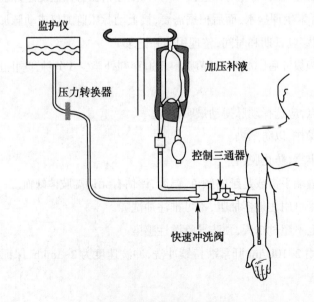

图 10-50　测压系统示意图

3. 参照点的选择及调零　换能器的气液面应以右心房水平作为参照点调零。通常将仰卧位腋中线第4肋间水平(侧卧位胸骨右缘第4肋间水平)作为病人的参照点。将压力传感器置于参照点水平,关闭换能器三通病人端,开放大气端,选择多功能监测仪上动脉血压调零按钮,仪器自动调定零点,待监护仪显示"0",表示调零结束。

4. 监测动脉压　开放换能器测压管三通的病人端,关闭大气端,可持续监测动脉压波形和压力。

5. 病人体位改变时,及时调零。

(四) 注意事项

1. 测压前必须先调零。

2. 一般情况下有创直接测压较无创测压所得结果高5~20mmHg,股动脉收缩压较桡动脉收缩压高10~20mmHg,而舒张压低15~20mmHg。

3. 压力传感器位置应平齐于第4肋间腋中线水平,即相于右心房水平。过低或过高均可造成测量误差。

4. 测压通路需保持通畅,经常用肝素盐水冲洗,冲洗时压力曲线为垂直上下则提示管路畅通无阻。

5. 测压装置的延长管不宜长于100cm,直径应大于0.3cm,质地需较硬,以防压力衰减。

6. 测压装置中输液管内需用压力为300mmHg的加压袋、以3ml/h的速度均匀冲洗管路。

第九节　中心静脉压的监护

📖 **导入情景**

　　张某,男性,45岁,因高空作业时不慎从10m高的吊塔上面跌落,造成多发性损伤。现场病人存在窒息、腹腔内脏脱出,股骨开放性骨折,病人血压低、脉细速,呼吸急促,急诊入院并转入ICU。进入ICU后快速建立多条静脉通路、呼吸机辅助呼吸、止血、医嘱予以血流动力学监测。

　　工作任务

　　1. 能够正确连接监测压力套装。

　　2. 正确进行压力换能器的零点调节。

　　3. 正确进行简易中心静脉压的测量。

中心静脉压(central venous pressure,CVP)是指胸腔内的上、下腔静脉压或右心房交界处的压力,其正常值为5~12cmH$_2$O(0.49~1.18kPa),CVP与血容量、静脉张力、右心功能等密切相关,临床中主要用于各种严重创伤、休克、急性循环衰竭等危重病人的监测。

(一) 适应证

1. 各类大、中型手术,尤其是心血管、颅脑和胸部大而复杂的手术。

2. 严重创伤、各种休克及急性循环功能衰竭等危重病人。

3. 需大量快速静脉输血、输液或需肠外营养者。

（二）用物准备

1. 多功能监测仪测量用物 多功能监测仪、压力套装 1 套、袋装肝素生理盐水溶液 2.5U/ml、加压袋、注射盘、弯盘、碘伏、棉签等。

2. 简易中心静脉压测量用物 简易测压装置、生理盐水、输液器、无菌三通开关、注射盘、弯盘、碘伏、棉签等。

（三）操作步骤

1. 采用多功能监测仪测量中心静脉压

（1）连接压力套装。换能器一端的导线与压力监测仪导线连接，换能器与导线并列的管路与肝素生理盐水连接，加压袋压力 300mmHg 冲洗换能器管路、排气，连接中心静脉导管。

（2）监护仪准备。打开多功能监测仪电源开关。

（3）零点调节。压力换能器的零点应置于仰卧位第 4 肋间腋中线水平（侧卧位胸骨右缘第 4 肋间水平），关闭换能器三通病人端，开放大气端，选择多功能监测仪上中心静脉压调零按钮，仪器自动调定零点，待监护仪显示"0"，表示调零结束。

（4）监测中心静脉压。关闭换能器大气端，开放病人端。监测仪屏幕连续显示中心静脉压曲线变化和中心静脉压值。

（5）病人体位改变时，及时调零。

2. 中心静脉压简易测压法

（1）输液器连接生理盐水排气，连接中心静脉导管的三通。

（2）固定测压装置并调零。将一直径 0.8~1.0cm 测压管和刻有"cm"的标尺，一起固定在输液支架上，标尺零点对准仰卧位第 4 肋间腋中线水平（侧卧位胸骨右缘第 4 肋间水平）。

（3）接测压装置：三通开关另一端与中心静脉导管相连（连接管内应充满液体，排出气泡）（图10-51）。

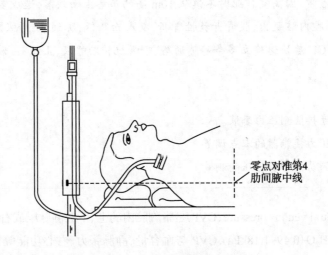

图 10-51 中心静脉压简易测压法

（4）测定 CVP：转动三通开关，使输液管与测压管相通，当测压管内液柱高于 CVP 的预计值时，关闭输液管，转动三通开关，使测压管与 CVP 导管相通，液面自行下降，当液面下降至一定水平不再下降时，液柱凹面所对应的数值即为 CVP。

（5）测压完毕，调节三通开关，关闭测压管，重新使静脉导管与输液管相通，保持静脉导管通畅。

(四) 注意事项

1. 操作过程中严格执行无菌操作,置管期间加强观察与护理。

2. 正确调节零点。通常以右心房中部水平线作为理想标准零点,仰卧位时,相当于第 4 肋间腋中线平面。体位改变后,测压前应重新调零。

3. 测压前测压管内液柱一定高于 CVP 的预计值,否则测压时中心静脉导管回血,影响测量结果且容易堵管。

4. 保持管道畅通、无空气,较长时间测压时,由于血液反流、血凝块等导致通道不畅,会影响测压值的准确性。

5. 注意胸内压的影响。影响中心静脉压的因素除了心功能、血容量和血管张力外,还有胸内压。如病人咳嗽、屏气、伤口疼痛、呼吸受限以及麻醉和手术等因素均可通过影响胸内压而改变中心静脉压的测量值。

(万紫旭)

中心静脉压的监护(视频)

扫一扫,看总结

扫一扫,测一测

实训指导

实训 1　外伤止血的护理

【实训目的】

1. 让学生掌握外伤止血技术。

2. 让学生熟练掌握绷带、止血带的使用方法。

【实训准备】

1. 物品准备　无菌敷料、绑带、止血带。

2. 病人准备　根据出血部位选择合适体位。

3. 环境准备　模拟抢救现场。

【实训学时】

0.5 学时

【实训方法与结果】

1. 实训方法

(1) 布置任务：外伤导致病人出血的案例；思考如何快速、有效的止血。

(2) 讲解外伤止血的作用。

(3) 请一名同学作为病人进行操作方法演示。

(4) 讨论总结注意事项。

(5) 学生两人一组进行训练。

(6) 老师巡视并指导。

2. 操作步骤

(1) 指压止血法：用手指、手掌或拳头压迫伤口近心端动脉经过骨骼表面的部位，达到止血的目的。

(2) 止血带止血法：用止血压迫出血点的近心端，达到止血的目的。

(3) 加压包扎止血法：在无菌纱布及布垫覆伤口的基础上，用三角巾或绷带以适当的压力包扎，达到止血的目的。

(4) 加垫屈肢止血法：在关节窝处放置绷带卷或纱布垫，用力屈曲关节，并以绷带或三角巾扎紧，以控制关节远端血流而止血。

3. 实训结果

(1) 通过练习学生掌握了外伤止血技术。

(2)通过练习学生熟练掌握绷带、止血带的使用方法。

【实训评价】

1. 学生操作熟练。

2. 关心、体贴病人。

3. 止血效果良好,无缺血坏死等并发症。

实训 2　外伤包扎的护理

【实训目的】

1. 让学生掌握外伤包扎技术。

2. 让学生熟练掌握三角巾、卷轴绷带、弹力绷带外伤包扎的方法。

【实训准备】

1. 物品准备　无菌敷料、三角巾、卷轴绷带、弹力绷带。

2. 病人准备　根据外伤部位选择合适体位。

3. 环境准备　模拟抢救现场。

【实训学时】

0.5 学时

【实训方法与结果】

1.实训方法

(1)布置任务:病人外伤的案例;思考如何进行有效的包扎。

(2)讲解外伤包扎术的作用。

(3)请一名同学作为病人进行操作方法演示。

(4)讨论总结注意事项。

(5)学生两人一组进行训练。

(6)老师巡视并指导。

2.操作步骤

(1)绷带包扎法:各种包扎技术的基础,根据包扎补位的不同情况,采取不同的包扎方法:环形包扎法、蛇形包扎法、螺旋法包扎、螺旋反折包扎法、8 字形包扎法、回返形包扎法。

(2)三角巾包扎法:三角巾既可折叠成带式作为悬吊带用于肢体创伤及头、肘、手或膝部较小伤口的包扎,也可展开或折成燕尾式用于躯干或四肢大面积创伤的包扎,还可两块连接成燕尾式或蝴蝶状进行包扎。

1)头面部外伤:帽式包扎法、风帽式包扎法、面具式包扎法、十字包扎法。

2)颈部外伤:伤员健侧手臂上举置于头顶,将三角巾折成带状,中段压紧覆盖伤口料,两端于健侧上臂根部打结。

3)胸(背)部外伤:展开式包扎法、燕尾式包扎法。

4)肩部外伤:单肩包扎法、双肩包扎法。

5)腹部外伤:双手持三角巾两底角,将三角巾底边拉直放于胸腹部交界处,顶角置于会阴部,然后将两底角绕至伤员腰部打结,最后将顶角系带穿过会阴与底边打结。

6)臀部外伤:单侧臀部包扎法、双侧臀部包扎法。

7)上肢外伤:悬吊包扎法、包裹式包扎法。

8)手(足)外伤:将手(足)放于三角巾中央,手指(脚趾)对准顶角,先将顶角提起反折覆盖全部手(足)背部,再将手(足)两侧的三角巾向上折叠使之与手(足)外形相符,最后将两底角交叉后绕过腕(踝)部打结。

3. 实训结果

(1)通过练习学生掌握外伤包扎技术。

(2)通过练习学生熟练掌握三角巾、卷轴绷带、弹力绷带的使用方法。

【实训评价】

1. 学生操作熟练。

2. 关心、体贴病人。

实训3　外伤固定的护理

【实训目的】

1. 让学生掌握外伤固定技术。

2. 让学生熟练掌握各种夹板及其他固定物的使用方法。

【实训准备】

1. 物品准备　木质、金属、充气性塑料夹板、可塑性树脂夹板、纱布、棉垫、绷带、三角巾等。

2. 病人准备　根据骨折部位选择合适体位。

3. 环境准备　模拟抢救现场。

【实训学时】

0.5学时

【实训方法与结果】

1. 实训方法

(1)布置任务:病人外伤病例;思考有效固定的方法。

(2)讲解外伤固定的作用。

(3)请一名同学作为病人进行固定方法演示。

(4)讨论总结注意事项。

(5)学生两人一组进行训练。

(6)老师巡视并指导。

2. 操作步骤

(1)锁骨骨折:①仅一侧锁骨骨折,可用三角巾将患侧手臂悬吊于胸前,限制上肢活动即可。②双侧锁骨骨折,在伤员背后放T形夹板,用绷带在两肩及腰部包扎固定。若无夹板,用敷料或毛巾垫于两腋前上方,将折成带状的三角巾两端分别绕两肩呈8字形,拉紧三角巾两头在背后打结,尽量使两肩后张。

(2)上臂骨折:将夹板放于伤臂外侧,用绷带或带状三角巾在骨折部位上下两端固定,再将肘关节屈曲90°,使前臂呈中立位,再用三角巾将上肢悬吊固定于胸前。如无夹板,可用两块三角巾,一块将前臂悬吊于胸前,另一块折成宽带,环绕伤肢上臂包扎固定于胸侧。

(3)前臂骨折:协助伤员屈肘90°,拇指在上。取两块长度超过肘关节至腕关节的夹板,分别置于前臂内、外侧,用绷带或带状三角巾在骨折部位上下两端固定,再用三角巾将上肢悬吊固定于胸前。

(4)大腿骨折:在伤腿外侧放一长夹板(长度为腋窝至足跟),伤腿内侧放一短夹板(长度为大腿根部至足跟),关节与空隙部位加棉垫,再用绷带或带状三角巾等将夹板分段固定。

(5)小腿骨折:在伤腿内、外侧分别放一夹板(长度为足跟至大腿),用绷带分段固定。紧急情况下无夹板时,可将伤员两下肢并紧,两脚对齐,将健肢与伤肢固定在一起,须在关节和两小腿之间的空隙处加棉垫以防包扎后骨折部弯曲。

(6)脊柱骨折:立即使伤员俯卧于硬板上,不可使其移动。必要时可用绷带或带状三角巾将其固定在木板上,胸部与腹部需垫上软枕。

3. 实训结果

(1)通过练习学生掌握外伤固定技术。

(2)通过练习学生掌握了各种夹板及其他固定物的使用方法。

【实训评价】

1. 学生操作熟练。

2. 关心、体贴病人。

实训 4 外伤搬运的护理

【实训目的】

让学生掌握外伤搬运技术

【实训准备】

1. 物品准备 担架、轮椅、平车、固定物。

2. 病人准备 根据外伤部位选择合适体位。

3. 环境准备 模拟抢救现场。

【实训学时】

0.5 学时

【实训方法与结果】

1. 实训方法

(1)布置任务:病人外伤病例;思考如何安全、快速的转运病人。

(2)讲解各种搬运方法的作用。

(3)请一名同学作为病人及多名同学辅助进行搬运方法演示。

(4)讨论总结注意事项。

(5)学生五人一组进行训练。

(6)老师巡视并指导。

2. 操作步骤

(1)徒手搬运法:适于伤势较轻且运送距离较近的伤员。

1)单人搬运:①扶行法。搬运者站于伤员一侧,将伤员一侧上肢绕过搬运者颈部,搬运者一手抓住伤员的手,另一手扶持伤员的腰背部,搀扶行走。②抱持法。搬运者一手托住伤员背部,一手托起大腿,将伤员抱起。如伤员神志清楚,可嘱其双手环抱搬运者颈部。③背负法。搬运者用肩背部将伤员背起。适用于老幼、体轻、清醒的伤员。④爬行法。将伤员的双手用布条或绳子系牢,搭在搬运者颈后,然后骑跨在伤员身上,爬行前进。

2)双人搬运:①椅托式。两名搬运者各用一手伸入伤员大腿下并互相紧握,另一手彼此交叉支持伤员背部,将伤员托起步调一致前行。②拉车式。将伤员双臂交叉于胸前,一名搬运者站在伤员背后将双手经其腋下插入,分别抓住其对侧手腕,将伤员抱在怀里;另一名搬运者背向伤员站在其两腿中间,抬起伤员两腿;两人行动一致。

3)三人或多人搬运:三人并排站立将伤员抱起,齐步前行。

(2)器械搬运法

1)椅托搬运法:让伤员坐稳于椅子上,两名搬运者一前一后抬起椅子,步伐一致前行。

2)担架搬运法:3~4人一组,将伤员平放到担架上,加以固定,并使其足部向前,头部向后,搬运者要行动一致,平稳前进。

3. 实训结果 通过练习学生掌握了外伤搬运技术。

【实训评价】

1. 学生操作熟练。

2. 关心、体贴病人。

3. 安全转运病人,未发生二次损伤。

实训5 体外非同步电除颤仪的应用护理

【实训目的】

1. 让学生掌握心脏电除颤仪的功能。

2. 让学生掌握规范使用心脏电除颤仪。

【实训准备】

1. 物品准备 心肺复苏模拟人、电除颤仪、导电糊、生理盐水、纱布(4~6块)、酒精棉球。

2. 病人准备 去枕平卧于硬板床,去除身上的金属及导电物品,松开衣扣,暴露胸部。

3. 环境准备 模拟病房或模拟抢救现场。

【实训学时】

0.5学时

【实训方法与结果】

1. 实训方法

(1)布置任务:危重病人到达急诊科案例;思考心脏电除颤仪的使用方法。

(2)讲解心脏电除颤仪的功能。

(3)利用模拟人进行操作方法演示。

(4)讨论总结注意事项。

(5)学生两人一组进行训练。

(6)老师巡视并指导。

2. 操作步骤

(1)了解病人有无安装起搏器,监测、分析心律,确认需要电除颤。

(2)连接电源线并开启除颤仪,设置默认"非同步"状态。

(3)选择正确的电击部位。

(4)放置电极板部位的皮肤去脂擦红。

(5)电极板上涂抹导电糊,或用4~6层盐水纱布包裹。

(6)选择合适的能量。

(7)将除颤仪充电至所选择的能量。

(8)放置电极板、放电除颤。

(9)除颤后立即给予胸外心脏按压。

(10)处理用物,留存心电图并记录。

3. 实训结果

(1)通过练习学生掌握心脏电除颤仪的功能。

(2)通过练习学生掌握规范使用心脏电除颤仪。

【实训评价】

1. 学生操作熟练。

2. 保护病人隐私。

3. 病人皮肤完整、无破溃。

实训 6　气管异物清除术——Heimlich 手法

【实训目的】

1. 让学生掌握病人异物卡喉的表现。

2. 让学生掌握 Heimlich 手法的正确应用。

【实训准备】

1. 病人准备　同学将手以 V 字型手势放置于颈部模拟病人。

2. 环境准备　模拟病房或模拟抢救现场。

【实训学时】

0.5 学时

【实训方法与结果】

1. 实训方法

(1)布置任务:病人异物卡喉的案例;思考如何进行有效、及时的异物清除。

(2)讲解 Heimlich 手法的作用。

(3)请一名同学作为病人进行操作方法演示。

(4)讨论总结注意事项。

(5)学生两人一组进行训练。

(6)老师巡视并指导。

2. 操作步骤

(1)腹部冲击法:施救者站于病人身后,用双臂环抱其腰部,一手握拳,以拇指侧紧顶住病人腹部,位于剑突与脐的腹中线部位,另一手紧握该拳,用力快速向内、向上冲击腹部,反复冲击直至异物排出。

(2)自行腹部冲击法:病人一手握拳,用拳头拇指侧顶住腹部,部位同上,另一手紧握该拳,快速、用力向内、向上冲击腹部。如果不成功,病人应迅速将上腹部倾压于椅背、桌沿、护栏或其他硬物上,然后用力冲击腹部,重复动作,直至异物排出。

(3)胸部冲击法:当病人是妊娠末期或过度肥胖时,施救者无法用双臂环抱病人腰部,可使用胸部冲击法。施救者站在病人身后,上肢放于病人腋下,将病人胸部环抱。一只拳的拇指侧在胸骨中线,避开剑突和肋骨下缘,另一只手握住拳头,向后冲击,直至把异物排出。

(4)1岁以下儿童:施救者取坐位,前臂放于大腿上,将患儿俯卧位于其上,手指张开托住患儿下颌并固定头部,保持头低位;用另一只手的掌根部在婴儿背部肩胛区用力叩击5次,拍背后保护婴儿颈部。小心将婴儿翻转过来,使其仰卧于另一只手的前臂上,前臂置于大腿上,仍维持头低位,实施5次胸部冲击,位置与胸外按压相同,每次1秒钟。如能看患儿口中异物,可小心将其取出;不能看到异物,重复上述动作,直至异物排出。

3. 实训结果

(1)通过练习让学生掌握气道异物的表现。

(2)通过练习让学生熟练掌握常见的气道异物排出方法。

【实训评价】

1. 学生操作熟练。

2. 关心、体贴病人。

实训 7　环甲膜穿刺术及护理

【实训目的】

1. 让学生掌握环甲膜穿刺术的操作方法。

2. 让学生掌握环甲膜穿刺病人的护理。

【实训准备】

1. 物品准备　环甲膜穿刺模型、环甲膜穿刺针或(粗针头),注射器、吸氧装置等。

2. 病人准备　取仰卧位,去枕,头部尽量后仰,暴露颈部。

3. 环境准备　模拟病房或模拟抢救现场。

【实训学时】

0.5 学时

【实训方法与结果】

1. 实训方法

(1)布置任务:危重病人到达急诊科案例;思考如何快速为病人建立人工气道?

(2)讲解环甲膜穿刺的作用。

(3)利用模型演示环甲膜穿刺术的操作方法。

(4)讨论并总结环甲膜穿刺病人的护理。

(5)学生两人一组进行分组训练。

(6)老师巡视各组并指导。

2. 操作步骤

(1)确定环甲膜穿刺位置:用左手示指在环状软骨与甲状软骨之间正中可触及一凹陷,即为穿刺部位(环甲膜)。

(2)常规消毒:消毒穿刺部位的皮肤。

(3)穿刺过程:左手示指、拇指固定环甲膜两侧,右手持环甲膜穿刺针在环甲膜上垂直向下刺入。

(4)妥善固定:将针头固定于垂直位,连接上呼吸装置,或注入药物等。

(5)术后处理:整理用物,并详细记录。

3. 实训结果

(1)通过练习学生掌握了环甲膜穿刺术的操作方法。

(2)通过练习学生掌握了环甲膜穿刺病人的护理。

【实训评价】

1. 学生操作过程熟练、方法正确。

2. 学生对病人充分体现人文关怀。

实训 8　经口气管插管术及护理

【实训目的】

1. 让学生掌握经口气管插管术。

2. 让学生掌握经口气管插管病人的护理。

【实训准备】

1. 物品准备　气管插管模型、喉镜、气管导管和管芯、麻醉喷雾器(内装 1% 丁卡因)、消毒凡士林、牙垫、胶布、简易呼吸器等。

2. 病人准备　仰卧位,头尽量后仰,颈部上抬,使口、咽、气管位于一条轴线,必要时肩背部或颈部垫一小枕。

3. 环境准备　模拟病房。

【实训学时】

0.5 学时

【实训方法与结果】

1. 实训方法

(1)布置任务:通过案例引导;请学生思考经口气管插管的方法。

(2)讲解气管插管的作用。

(3)利用模型演示经口气管插管术的操作方法。

(4)讨论总结气管插管病人的护理。

(5)学生两人一组进行训练。

(6)老师巡视并进行指导。

2. 操作步骤

(1)麻醉:神志清楚者咽喉部表面麻醉或在全麻药、肌松药快速诱导下使其神志消失、呼吸道松弛。

(2)给氧:吸纯氧或简易呼吸器加压给氧 2~3 分钟。

(3)置入喉镜:操作者站在病人头侧,以右手拇指、示指为开口器使口张开,左手拿咽喉镜从右口角斜形置入。依次暴露声门的第 1、2 个标志。

(4)暴露声门:看到会厌边缘后,可继续稍深入,使喉镜前端置于会厌与舌根交界处,然后上提喉镜即可看到声门。

(5)插入导管:右手持气管导管,在病人吸气末,顺势轻柔地将导管插入。过声门约 1cm 后应快速将管芯拔出,将导管继续旋转深入气管,深度成人为 4~6cm,小儿 2~3cm。

(6)确认位置:放置牙垫,然后退出喉镜。观察胸廓有无起伏,应用简易呼吸器、听诊器等证实导管已准确插入气管

(7)妥善固定:用长胶布妥善固定导管和牙垫,用注射器向气管导管前端的套囊注入适量空气(一般注 3~5ml),以鼻尖硬度为准。

(8)连接通气:充分吸引气道分泌物并连接人工通气装置。

(9)术后处理:整理用物,并详细记录。

3. 实训结果

(1)通过练习学生掌握了经口气管插管术的操作方法。

(2)通过练习学生了解经口气管插管术病人的护理。

【实训评价】

1. 学生操作过程熟练、方法正确。

2. 学生对病人充分体现人文关怀。

实训 9　气管切开术及护理

【实训目的】

1. 让学生了解气管切开术。

2. 使学生掌握气管切开病人的护理。

【实训准备】

1. 物品准备　气管切开模型、气管切开手术包、不同型号气管套管、吸引器、照明灯、吸氧装置等。

2. 病人准备　病人仰卧,肩下垫一小枕,下颌对准胸骨上切迹,保持正中位。

3. 环境准备　模拟病房。

【实训学时】

0.5 学时

【实训方法与结果】

1. 实训方法

(1)布置任务:危重病人到达急诊科案例;思考气管切开的方法。

(2)讲解气管切开的作用。

(3)利用模拟人进行气管切开操作方法演示。

(4)讨论并总结气管切开病人的护理。

(5)学生两人一组进行分组训练。

(6)老师巡视各组并指导。

2. 操作步骤

(1)消毒、铺巾:颈部皮肤常规消毒,操作者戴无菌手套,铺洞巾。

(2)局部麻醉:用 1%~2% 利多卡因自甲状软骨下缘至胸骨上窝处,沿颈前中线做局部浸润麻醉。

(3)切开皮肤:沿颈前正中线(多采用纵行切口)切开皮肤和皮下组织。

(4)分离组织:切开皮肤、皮下组织和颈浅筋膜,用血管钳沿中线分离颈前组织,分离舌骨下肌群,以便暴露气管。

(5)确认气管:用示指触摸有一定弹性及凹凸感。

(6)切开气管:用尖刀头自下向上在第 2、3 或 3、4 软骨环之间,挑开 2 个气管环。

(7)插入气管套管:插入大小合适、带有管芯的气管套管外管,立即取出管芯,放入内管。

(8)固定套管:用系带缚在病人颈部,于颈后正中打结。

(9)术后处理:整理用物,并详细记录。

3. 实训结果

(1)通过练习学生掌握了气管切开的操作方法。

(2)通过练习学生掌握了气管切开病人的护理。

【实训评价】

1. 学生操作过程熟练、方法正确。

2. 学生对病人充分体现人文关怀。

实训 10　多功能监护仪的应用护理

【实训目的】

1. 使学生掌握多功能监护仪的功能。

2. 使学生掌握规范使用多功能监护仪。

【实训准备】

1. 物品准备　多功能监护仪、插线板、电极片、盐水纱布。

2. 病人准备　平卧或半卧位,松开衣扣,暴露胸壁。

3. 环境准备　模拟病房。

【实训学时】

0.5 学时

【实训方法与结果】

1. 实训方法

(1)布置任务:危重病人到达急诊科案例;思考怎样用多功能监护仪进行病情监护。

(2)讲解多功能监护仪的功能。

(3)请一个学生作为病人进行操作方法演示。

(4)讨论总结注意事项。

(5)学生两人一组进行训练。

(6)老师巡视并指导。

2. 操作步骤

(1)检查仪器各部件性能是否良好,正确连接各部件及导线。

(2)连接监护仪器,打开主机开关,选择"成人"或"小儿"模式。

(3)清洁放电极片部位的皮肤。

(4)安放电极、连接电极连线。

(5)放置 SpO_2 传感器。

(6)选择合适部位,绑血压计袖带,有标志的箭头指向肱动脉搏动处,无创血压监测。按测量键,设定测量时间。

(7)设置监测状态、调整报警上下限。

(8)及时发现和处理异常。

(9)处理用物,洗手、记录。

3. 实训结果

(1)通过练习学生掌握多功能监护仪的功能。

(2)通过练习学生掌握规范使用多功能监护仪。

【实训评价】

1. 学生操作熟练。

2. 关心、体贴病人。

3. 病人皮肤完整、无破溃。

实训 11 机械通气的应用护理

【实训目的】

1. 让学生掌握呼吸机的功能。

2. 让学生掌握规范使用呼吸机。

【实训准备】

1. 物品准备 呼吸机、呼吸机管道、过滤器和湿化装置、氧源、压缩空气源、电源、听诊器、吸痰器及吸痰用物等。

2. 病人准备 仰卧位或半卧位。

3. 环境准备 模拟病房。

【实训学时】

0.5 学时

【实训方法与结果】

1. 实训方法

(1)布置任务:危重病人到达急诊科案例;思考呼吸机的使用方法。

(2)讲解呼吸机的功能。

(3)利用模拟人进行操作方法演示。

(4)讨论总结注意事项。

(5)学生两人一组进行训练。

(6)老师巡视并指导。

2. 操作步骤

(1)连接好电源、氧气源和呼吸机湿化管道系统,启动呼吸机。

(2)设置呼吸机模式、参数和报警上下限。

(3)检查呼吸机各功能部件有无故障。

(4)用模拟肺测试呼吸机处于正常运作状态,将呼吸机调至待机模式备用。

(5)取下模拟肺,连接病人的人工气道。

(6)洗手、整理用物,记录使用时间、有关呼吸模式及设置参数情况等。

3. 实训结果

(1)通过练习学生掌握呼吸机的功能。

(2)通过练习学生掌握规范使用呼吸机。

【实训评价】

1. 学生操作熟练。

2. 关心、体贴病人。

实训 12　采集动脉血气标本的护理技术

【实训目的】

1. 让学生掌握采集动脉血气标本的操作方法。

2. 让学生掌握采集动脉血气标本操作的注意事项。

【实训准备】

1. 物品准备　动脉穿刺模型、消毒棉球、无菌纱布、胶布、穿针标签、血气分析采血针。

2. 病人准备　仰卧位,暴露穿刺部位。

3. 环境准备　模拟病房。

【实训学时】

0.5 学时

1. 实训方法

(1)布置任务:危重病人到达 ICU 案例,思考如何采集动脉血气标本。

(2)讲解采集动脉血气标本的目的和意义。

(3)演示采集动脉血气标本的操作方法。

(4)讨论并总结注意事项。

(5)学生两人一组进行分组训练。

(6)老师巡视各组并指导。

2. 操作步骤

(1)触摸动脉搏动:以动脉搏动最明显处为穿刺点。

(2)常规消毒:以动脉穿刺点为中心,消毒皮肤,同时消毒穿刺时按压动脉搏动的手指,一般为示指和中指。

(3)穿刺采血:穿刺针斜面向上直接逆动脉血流方向穿刺,逐渐进针,直到看见红色血液进入采血针内,动脉血将自行充盈注射器,待针管内血量达 1~2ml 时拔针,局部压迫 5~10 分钟止血。

(4)采血后将针头刺入橡皮塞,严格隔离空气。将注射器放在两手手掌之间转动,混匀抗凝剂后立即送检。

(5)术后处理:整理用物,并详细记录。

3. 实训结果

(1)通过练习学生掌握采集动脉血气标本的操作方法。

(2)通过练习学生掌握采集动脉血气标本操作的注意事项。

【实训评价】

1. 学生操作过程熟练、方法正确。

2. 学生对病人充分体现人文关怀。

实训 13　动脉穿刺置管术及动脉压的监护

【实训目的】

1. 学生掌握动脉穿刺置管及动脉血压监测的操作方法。

2. 学生掌握动脉穿刺置管及动脉血压监测的注意事项。

【实训准备】

1. 物品准备　无菌 5ml 注射器、袋装肝素生理盐水溶液 2.5U/ml、动脉穿刺插管包、三通开关及相关导管、无菌手套、2% 利多卡因溶液、无菌贴膜、床边多功能监测仪器、换能器、加压袋、管道固定装置等。

2. 病人准备　仰卧位,暴露穿刺部位。以左侧桡动脉穿刺为例,腕下放一小垫枕,腕关节背曲。

3. 环境准备　模拟病房。

【实训学时】

0.5 学时

【实训方法与结果】

1. 实训方法

(1)布置任务:危重病人到达 ICU 案例;思考如何进行动脉穿刺置管及监测病人动脉血压。

(2)讲解动脉穿刺置管及监测动脉血压的目的和意义。

(3)演示动脉穿刺置管及动脉血压监测的操作方法。

(4)讨论并总结注意事项。

(5)学生进行分组训练。

(6)老师巡视各组并指导。

2. 操作步骤

(1)常规消毒:常规皮肤消毒、铺洞巾、戴无菌手套、2% 利多卡因溶液局部麻醉。

(2)穿刺置管:桡动脉搏动最明显处,用两指上下固定欲穿刺的动脉。右手持动脉插管套针与皮肤呈 15°~30° 刺入动脉,见动脉血回流,压低套管针约 10°,退出针芯少许,将外套管继续推进顺入动脉,压住动脉,拔出针芯连接三通,无菌贴膜固定外套管,撤去洞巾,将外套管及三通充满肝素生理盐水。

(3)连接压力套装:换能器一端的导线与压力监测仪导线、袋装肝素生理盐水连接,加压袋压力 300mmHg 冲洗换能器管路、排气,连接动脉导管。

(4)监护仪准备:打开多功能监测仪电源开关,根据病人的具体情况设定血压报警界限。

(5)参照点的选择及调零:换能器的气液面应以右心房水平作为参照点调零。

(6)监测动脉压和波形:将换能器压管的三通转向动脉导管,可持续监测动脉压波形和压力。

(7)术后处理:整理用物,并详细记录。

3. 实训结果

(1)通过练习学生掌握了动脉穿刺及动脉血压监测的操作方法。

(2)通过练习学生掌握了动脉穿刺及动脉血压监测的注意事项。

【实训评价】

1. 学生操作过程熟练、方法正确。

2. 学生对病人充分体现人文关怀。

实训 14 中心静脉压的监护

【实训目的】

1. 让学生掌握中心静脉压监测的操作方法。

2. 让学生掌握中心静脉压监测操作的注意事项。

【实训准备】

1. 物品准备 压力测量仪或多功能监测仪、简易测压装置、压力套装 1 套、袋装肝素生理盐水溶液 2.5U/ml、加压袋、注射盘、弯盘、碘伏、棉签、生理盐水、输液器、无菌三通开关等。

2. 病人准备 仰卧位,松开衣扣,暴露中心静脉导管。

3. 环境准备 模拟病房。

【实训学时】

0.5 学时

【实训方法与结果】

1. 实训方法

(1)布置任务:危重病人到达 ICU 案例;思考如何为病人监测中心静脉血压?

(2)讲解监测中心静脉血压的目的和意义。

(3)利用模拟装置演示监测中心静脉血压的操作方法。

(4)讨论并总结注意事项。

(5)学生两人一组进行分组训练。

(6)老师巡视各组并指导。

2. 操作步骤

(1)多功能监测仪

1)连接压力套装:换能器与压力监测仪导线、袋装肝素生理盐水连接,加压袋压力 300mmHg 冲洗换能器管路、排气,连接中心静脉导管。

2)监护仪准备:打开多功能监测仪电源开关。

3)零点调节:压力换能器的零点应置于仰卧位第 4 肋间腋中线水平(侧卧位胸骨右缘第 4 肋间水平),调零。

4)监测中心静脉压:关闭换能器大气端,开放病人端,监测中心静脉压。

5)病人体位改变时,及时调零。

6)整理用物,并详细记录。

(2)简易中心静脉压测量

1)输液器连接生理盐水排气,连接中心静脉导管的三通。

2)固定测压装置并调零。标尺零点对准仰卧位第 4 肋间腋中线水平(侧卧位胸骨右缘第 4 肋间水平)。

3)连接测压装置:将三通开关另一端与测压管连接。

4)测定 CVP:转动三通开关,使输液管与测压管相通,当测压管内液柱高于 CVP 的预计值时,关闭输液管,使测压管与 CVP 导管相通,液面自行下降,当液面下降至一定水平不再下降时,液柱凹面所对应的数值即为CVP。

5)测压完毕,调节三通开关,关闭测压管,重新使静脉导管与输液管相通,保持静脉导管通畅。

6)整理用物,并详细记录。

3. 实训结果

(1)通过练习学生掌握了中心静脉压监测的操作方法。

(2)通过练习学生掌握了中心静脉压监测的注意事项。

【实训评价】

1. 学生操作过程熟练、方法正确。

2. 学生对病人充分体现人文关怀。

（万紫旭）

附录 1 成人心搏骤停心肺复苏抢救流程

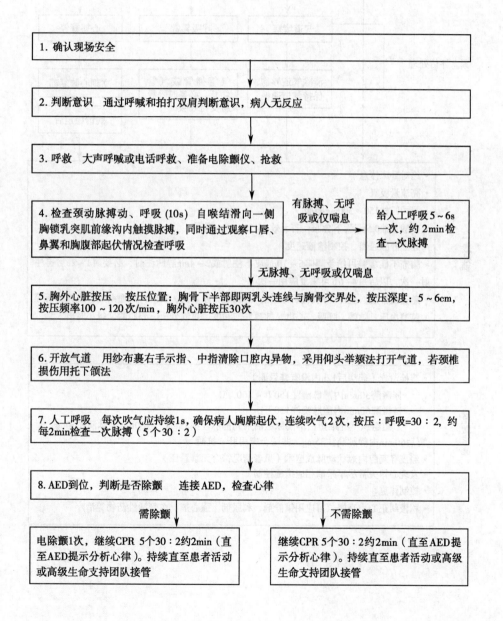

1. 确认现场安全

2. 判断意识 通过呼喊和拍打双肩判断意识，病人无反应

3. 呼救 大声呼喊或电话呼救、准备电除颤仪、抢救

4. 检查颈动脉搏动、呼吸（10s）自喉结滑向一侧胸锁乳突肌前缘沟内触摸脉搏，同时通过观察口唇、鼻翼和胸腹部起伏情况检查呼吸 ——有脉搏、无呼吸或仅喘息→ 给人工呼吸5～6s一次，约2min检查一次脉搏

无脉搏、无呼吸或仅喘息

5. 胸外心脏按压 按压位置：胸骨下半部即两乳头连线与胸骨交界处，按压深度：5～6cm，按压频率100～120次/min，胸外心脏按压30次

6. 开放气道 用纱布裹右手示指、中指清除口腔内异物，采用仰头举颏法打开气道，若颈椎损伤用托下颌法

7. 人工呼吸 每次吹气应持续1s，确保病人胸廓起伏，连续吹气2次，按压：呼吸=30：2，约每2min检查一次脉搏（5个30：2）

8. AED到位，判断是否除颤 连接AED，检查心律

需除颤 → 电除颤1次，继续CPR 5个30：2约2min（直至AED提示分析心律）。持续直至患者活动或高级生命支持团队接管

不需除颤 → 继续CPR 5个30：2约2min（直至AED提示分析心律）。持续直至患者活动或高级生命支持团队接管

附录 2 急性心肌梗死抢救流程

判断急性心肌梗死

> 三项具备两项即可确诊
> - **典型的临床表现**：疼痛时间长，同时伴有烦躁不安、出汗、恐惧或濒死感；可有心律失常、低血压、休克、心力衰竭等
> - **心电图**：急性期S-T段明显抬高，弓背向上，反映心肌损伤。异常深、宽的Q波反映心肌坏死
> - 化验心肌酶升高

紧急评估处理

气道堵塞	呼吸异常	心搏骤停
清除气道异物，保持气道通畅	气管插管或气管切开，必要时呼吸机支持呼吸	立刻心肺复苏
		病情稳定后

一般处理

> - 绝对卧床休息
> - 高流量吸氧
> - 阿司匹林150～300mg嚼服
> - 硝酸甘油0.5mg舌下含服，若无效5～20μg/min静滴
> - 建立静脉通道，控制输液速度
> - 胸痛不能缓解可给予吗啡5～10mg皮下注射或2～4mg静脉注射，必要时1～2h后再注射一次，以后每4～6h可重复应用一次
> - 急查血常规，血钾、钠、氯，血糖，心肌酶，尿素氮，肌酐，凝血系列，血气分析等
> - 监测血压、脉搏、呼吸、心电、脉搏氧饱和度、血气分析、心肌酶、每小时出入量

抢救措施

> - 溶栓治疗（起病后12h内没有禁忌证）
>   *尿激酶30min内静脉滴注150万～200万U
>   *链激酶60min内静脉滴注150万U
>   *重组织型纤维蛋白溶酶原激活剂先静脉注射15mg，后30h内静脉滴注50mg，再后60min内静脉滴注35mg，并联合应用肝素抗凝
> - 经皮穿刺腔内冠状动脉成型术（患者情况符合无禁忌证）
> - 发现心律失常尽早采取相应措施控制
> - 控制休克
> - 积极纠正心力衰竭，可应用镇静剂、利尿剂、强心剂、血管活性药物等治疗

附录3 成人致命性快速性心律失常抢救流程

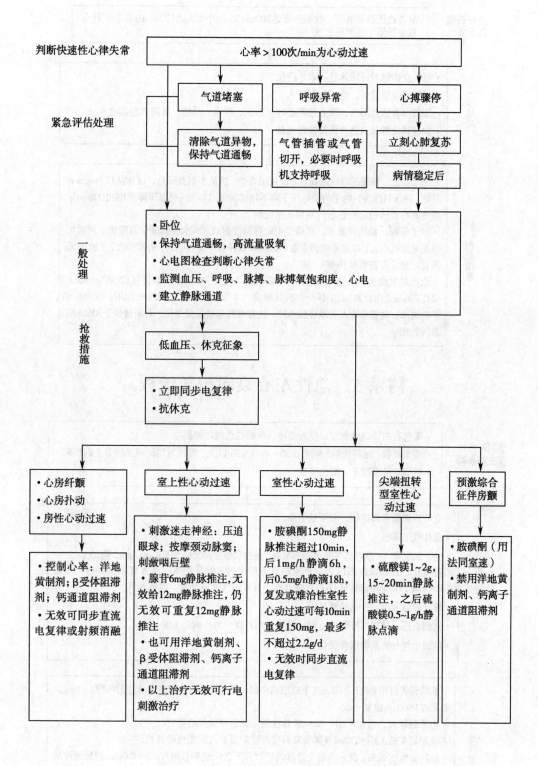

判断快速性心律失常 → 心率>100次/min为心动过速

紧急评估处理
- 气道堵塞 → 清除气道异物，保持气道通畅
- 呼吸异常 → 气管插管或气管切开，必要时呼吸机支持呼吸
- 心搏骤停 → 立刻心肺复苏 → 病情稳定后

一般处理
- 卧位
- 保持气道通畅，高流量吸氧
- 心电图检查判断心律失常
- 监测血压、呼吸、脉搏、脉搏氧饱和度、心电
- 建立静脉通道

抢救措施
- 低血压、休克征象
- 立即同步电复律
- 抗休克

- **心房纤颤**
- **心房扑动**
- **房性心动过速**
  - 控制心率：洋地黄制剂；β受体阻滞剂；钙通道阻滞剂
  - 无效可同步直流电复律或射频消融

- **室上性心动过速**
  - 刺激迷走神经：压迫眼球；按摩颈动脉窦；刺激咽后壁
  - 腺苷6mg静脉推注，无效给12mg静脉推注，仍无效可重复12mg静脉推注
  - 也可用洋地黄制剂、β受体阻滞剂、钙离子通道阻滞剂
  - 以上治疗无效可行电刺激治疗

- **室性心动过速**
  - 胺碘酮150mg静脉推注超过10min，后1mg/h静滴6h，后0.5mg/h静滴18h，复发或难治性室性心动过速可每10min重复150mg，最多不超过2.2g/d
  - 无效时同步直流电复律

- **尖端扭转型室性心动过速**
  - 硫酸镁1~2g，15~20min静脉推注，之后硫酸镁0.5~1g/h静脉点滴

- **预激综合征伴房颤**
  - 胺碘酮（用法同室速）
  - 禁用洋地黄制剂、钙离子通道阻滞剂

附录 4　高血压急症抢救流程

判断高血压危象 → 患者血压显著增高，收缩压高达200mmHg，舒张压达120mmHg以上，伴有重要脏器功能障碍表现

一般处理

- 患者立即绝对卧床休息，取半卧位
- 保持呼吸道通畅，给予氧气吸入
- 连接多参数监测仪，重点监测心电、血压、呼吸、脉搏、脉搏氧饱和度
- 快速建立静脉通路并保持液路通畅

抢救措施

- 给予高效、快速的降压药物。如应用硝普钠，应从小剂量开始，通常从12.5μg/min开始，降压目标为1h内平均动脉压下降不超过25%，以后2~6h血压降至160/100mmHg，后逐渐将血压控制到患者的相对正常范围
- 对于烦躁、抽搐的患者，可给予安定静脉注射或10%水合氯醛保留灌肠。同时加强安全防范措施，如加床挡防止患者因躁动或神志不清而坠床，去除义齿，于上下牙间置牙垫，以防舌咬伤等
- 患者发生脑水肿需静脉输入20%甘露醇脱水时，一般滴速要维持在120滴/min以上，要在30min之内将250ml液体全部静脉输完，才能起到脱水、降颅压作用。同时可给予呋塞米、地塞米松入壶减轻脑水肿。注意观察患者尿量变化，若尿量少于30ml/h应及时处理

附录 5　急性左心衰竭抢救流程

判断急性左心衰竭

- 面色苍白、口唇发绀、皮肤湿冷、咳粉红色泡沫样痰
- 端坐呼吸、呼吸浅快、频率在30~40次/min以上、吸气时肋间隙及锁骨上窝凹陷
- 听诊双肺满布干、湿性啰音

一般处理

- 立即协助患者取坐位，双下肢下垂
- 保持气道通畅
- 给予氧气吸入：双腔鼻导管或面罩吸氧，最初氧浓度100%，流量6~8L/min，用20%~30%乙醇湿化，持续或间断吸入；严重缺氧者可用面罩加压给氧，吸入氧浓度40%~60%，如PaO_2低于60mmHg或$PaCO_2$进行性升高，可采用气管内插管、机械通气
- 建立静脉通道，控制输液速度
- 监测血压、脉搏、呼吸、心电、脉搏氧饱和度、每小时出入量
- 监测血气分析及电解质变化

抢救措施

- 症状轻者可用吗啡5~10mg皮下或肌内注射；严重者3min内缓慢静脉注射吗啡3~5mg，必要时15min可重复一次
- 给予利尿剂，呋塞米20~40mg静脉注射，4h后可重复给药1次
- 应用氨茶碱0.25g用20ml液体稀释后应用注射泵泵入或缓慢静脉推注
- 应用血管扩张药，首先未建立静脉途径时舌下含化硝酸甘油片0.3~0.6mg，静脉滴注从每千克体重10μg/min开始，根据病情逐渐增加剂量，维持收缩压在100mmHg左右
- 对于急性左心衰伴有心房颤动或室上性心动过速、心室率快的患者，给予西地兰0.2~0.4mg稀释后缓慢静注，2h后可酌情重复给药
- 限制液体和钠盐的摄入，根据尿量调整入量

附录6 急性上消化道出血抢救流程

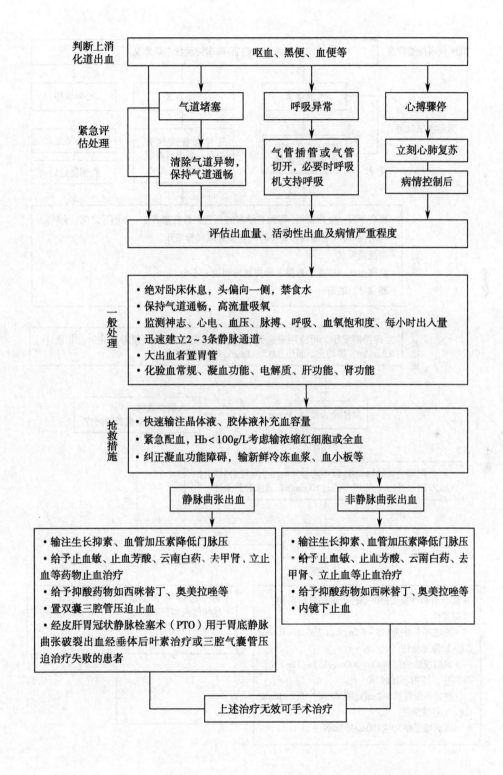

判断上消
化道出血
呕血、黑便、血便等

紧急评
估处理

| 气道堵塞 | 呼吸异常 | 心搏骤停 |

清除气道异物，保持气道通畅

气管插管或气管切开，必要时呼吸机支持呼吸

立刻心肺复苏

病情控制后

评估出血量、活动性出血及病情严重程度

一般处理
• 绝对卧床休息，头偏向一侧，禁食水
• 保持气道通畅，高流量吸氧
• 监测神志、心电、血压、脉搏、呼吸、血氧饱和度、每小时出入量
• 迅速建立2~3条静脉通道
• 大出血者置胃管
• 化验血常规、凝血功能、电解质、肝功能、肾功能

抢救措施
• 快速输注晶体液、胶体液补充血容量
• 紧急配血，Hb<100g/L考虑输浓缩红细胞或全血
• 纠正凝血功能障碍，输新鲜冷冻血浆、血小板等

| 静脉曲张出血 | 非静脉曲张出血 |

静脉曲张出血：
• 输注生长抑素、血管加压素降低门脉压
• 给予止血敏、止血芳酸、云南白药、去甲肾、立止血等药物止血治疗
• 给予抑酸药物如西咪替丁、奥美拉唑等
• 置双囊三腔管压迫止血
• 经皮肝胃冠状静脉栓塞术（PTO）用于胃底静脉曲张破裂出血经垂体后叶素治疗或三腔气囊管压迫治疗失败的患者

非静脉曲张出血：
• 输注生长抑素、血管加压素降低门脉压
• 给予止血敏、止血芳酸、云南白药、去甲肾、立止血等止血治疗
• 给予抑酸药物如西咪替丁、奥美拉唑等
• 内镜下止血

上述治疗无效可手术治疗

附录 7 癫痫持续状态抢救流程

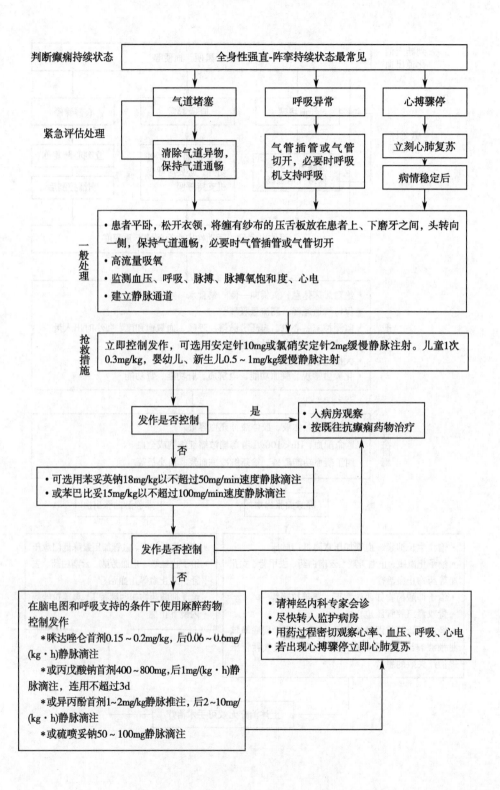

附录8　休克抢救流程

判断休克 → ・患者收缩压＜90mmHg、脉压＜20mmHg

一般处理
・头和躯干抬高20°～30°、下肢抬高15°～20°
・高流量吸氧，保持气道通畅，必要时气管插管、呼吸机支持
・建立至少两条大静脉通道
・监测呼吸、脉搏、血压、中心静脉压、心电。留置导尿管，记录每小时出入量
・如果有明显的体表出血尽早外科止血，以直接压迫为主

抢救措施
・初步容量复苏，先晶体后胶体，晶：胶=3：1，第1～2h内快速静脉输注1 000～2 000ml
・容量复苏后血压仍不能迅速恢复，加用血管收缩剂多巴胺15～20μg/（kg・min），若无效换去甲肾上腺素0.5～30μg/min升高血压。血容量补足、血压和中心静脉压正常后，仍有外周血管阻力增加表现如四肢冰冷、皮肤花斑、尿少，加用血管扩张剂酚妥拉明、硝普钠等
・意识障碍者用纳洛酮0.4～0.8mg静脉注射，继以2～4mg入液静脉滴注
・经机械通气和液体复苏无效的严重酸中毒可给予5% NaHCO$_3$ 100～200ml静脉滴注
・监测循环发现DIC给肝素抗凝，病情控制后或有出血倾向酌情补充血浆、凝血因子等凝血底物

据病因诊断抢救

低血容量性休克　　心源性休克　　过敏性休克　　神经源性休克　　感染性休克

低血容量性休克
・补充血容量，先快后慢，缺什么补什么，晶：胶=3：1
・处理原发病，如内脏出血先恢复血容量后及时手术，大血管出血止血同时抗休克
・使用血管活性药物，方法同抢救措施第二步
・纠正严重酸中毒，方法同抢救措施第四步
・防治DIC方法同抢救措施第五步
・保护重要脏器功能，发现脏器功能障碍给予相应措施抢救

过敏性休克
・肾上腺素成人0.5～1mg，小儿0.01～0.02mg/kg
・肾上腺皮质激素，地塞米松10～20mg或甲泼尼松100～300mg静注或氢化可的松100～200mg静点
・升高血压，多巴胺、间羟胺、去甲肾上腺素稀释后静点或静注
・脱敏治疗，异丙嗪25～50mg肌内注射
・补液5%葡萄糖盐水1 000ml

感染性休克
・控制感染，找到感染灶据经验给予广谱高效抗生素抗菌治疗
・补充血容量，缺什么补什么，纠正电解质紊乱
・使用血管活性药物，方法同抢救措施第二步
・使用皮质激素地塞米松10～20mg静注或氢化可的松200～300mg静点
・纠正严重酸中毒，方法同抢救措施第四步
・防治DIC方法同抢救措施第五步

心源性休克
・纠正心律失常、电解质紊乱
・若血容量不足给予补充胶体液，速度同抢救措施第一步
・若血压允许给予硝酸甘油5mg/h稀释后静注，若血压低给予多巴胺、多巴酚丁胺、正肾稀释后静注
・吗啡3～5mg静注，必要时15min可重复一次
・急性左心衰可给予西地兰0.2～0.4mg稀释后缓慢静注；呋塞米40mg静脉注射，用药30min无效者可重复

神经源性休克
・静脉输入晶体液维持MAP＞70mmHg，否则给多巴胺、多巴酚丁胺、正肾稀释后静注
・严重心动过缓给予阿托品0.5～1mg静脉注射，必要时5min后重复，总量不超过3mg，无效考虑安装起搏器
・脊髓损伤8h内给予甲泼尼松龙15～30mg/kg至少30min静脉注射，据病情48h内可每4～6h重复

附录 9 致命性哮喘抢救流程

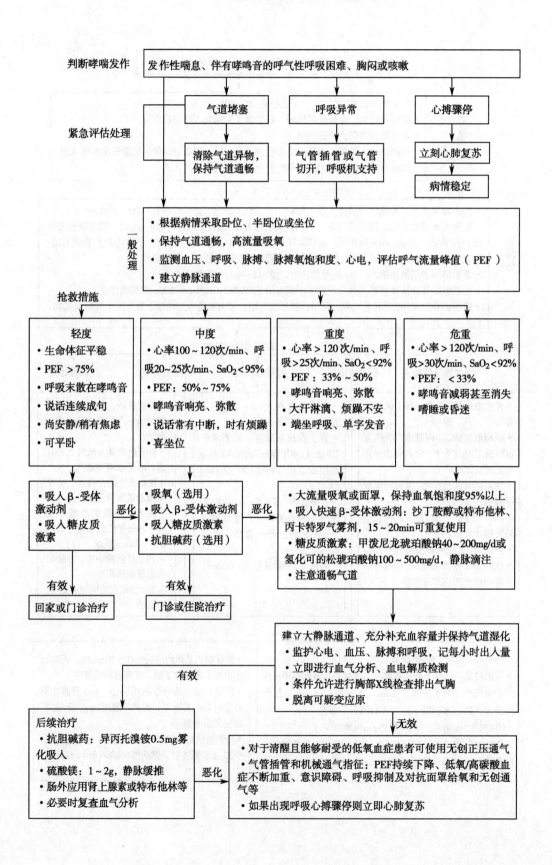

附录 10 急性中毒抢救流程

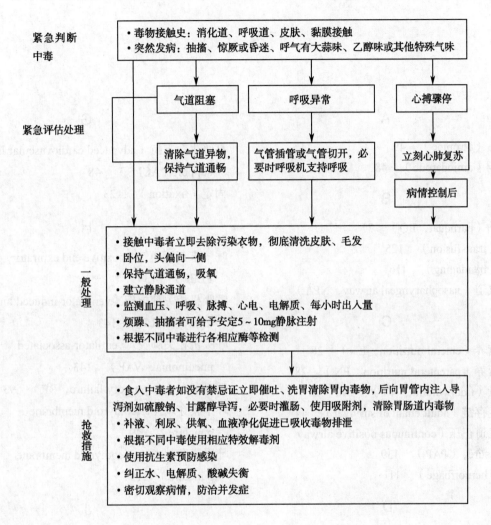

紧急判断
中毒

- 毒物接触史：消化道、呼吸道、皮肤、黏膜接触
- 突然发病：抽搐、惊厥或昏迷、呼气有大蒜味、乙醇味或其他特殊气味

| 气道阻塞 | 呼吸异常 | 心搏骤停 |

紧急评估处理

| 清除气道异物，保持气道通畅 | 气管插管或气管切开，必要时呼吸机支持呼吸 | 立刻心肺复苏 |

病情控制后

一般处理

- 接触中毒者立即去除污染衣物，彻底清洗皮肤、毛发
- 卧位，头偏向一侧
- 保持气道通畅，吸氧
- 建立静脉通道
- 监测血压、呼吸、脉搏、心电、电解质、每小时出入量
- 烦躁、抽搐者可给予安定5～10mg静脉注射
- 根据不同中毒进行各相应酶等检测

抢救措施

- 食入中毒者如没有禁忌证立即催吐、洗胃清除胃内毒物，后向胃管内注入导泻剂如硫酸钠、甘露醇导泻，必要时灌肠、使用吸附剂，清除胃肠道内毒物
- 补液、利尿、供氧、血液净化促进已吸收毒物排泄
- 根据不同中毒使用相应特效解毒剂
- 使用抗生素预防感染
- 纠正水、电解质、酸碱失衡
- 密切观察病情，防治并发症

（狄树亭）

中英文名词对照索引

参考文献

［1］狄树亭,万紫旭.急危重症护理[M].北京:人民卫生出版社,2016.

［2］张波,桂莉.急危重症护理学[M].4版.北京:人民卫生出版社,2017.

［3］沈洪,刘中民.急诊与灾难医学[M].3版.北京:人民卫生出版社,2018.

［4］王慧珍.急危重症护理学[M].3版.北京:人民卫生出版社,2014.

［5］薛丽平.急救护理学[M].北京:人民卫生出版社,2015.

［6］白梦清,黄素芳.急救护理[M].北京:人民卫生出版社,2014.

［7］王为民,来和平.急救护理技术[M].3版.北京:人民卫生出版社,2015.

［8］傅一明.急救护理技术[M].2版.北京:人民卫生出版社,2013.

［9］中国红十字会总会.救护员指南[M].2版.北京:社会科学文献出版社,2007.

［10］全国护士执业资格考试用书编写专家委员会.全国护士执业资格考试指导[M].北京:人民卫生出版社,2018.

［11］全国护士执业资格考试用书编写专家委员会.全国护士执业资格考试指导要点精编[M].北京:人民卫生出版社,2017.

［12］李小寒,尚少梅.护理学基础[M].5版.北京:人民卫生出版社,2013.

［13］赵小义,朱红.国家护士执业资格考试综合训练与模拟冲刺[M].西安:第四军医大学出版社,2012.

［14］佘金文,周理云.急重症护理学[M].北京:人民卫生出版社,2013.

［15］孙刚,刘玉法,高美.院前急救概要[M].北京:军事医学科学出版社,2010.

［16］陈孝平,汪建平.外科学[M].8版.北京:人民卫生出版社,2013.

［17］吕树森.外科学[M].3版.北京:人民卫生出版社,2013.

［18］徐丽华,钱培芬.重症护理学[M].北京:人民卫生出版社,2013.

［19］肖洪俊,王瑞.急危重症护理[M].北京:人民卫生出版社,2014.

［20］李勇,俞宝明.外科护理[M].3版.北京:人民卫生出版社,2015.

［21］熊云新,叶国英.外科护理学[M].3版.北京:人民卫生出版社,2014

［22］葛均波.内科学[M].8版.北京:人民卫生出版社,2013.

［23］张孟.急救护理[M].2版.南京:东南大学出版社,2013.

［24］尤黎明.内科护理学[M].6版.北京:人民卫生出版社,2018